箱庭疗法
摆出心世界

Sandplay Therapy: Expression and Construction of the Psyche

陈顺森 著

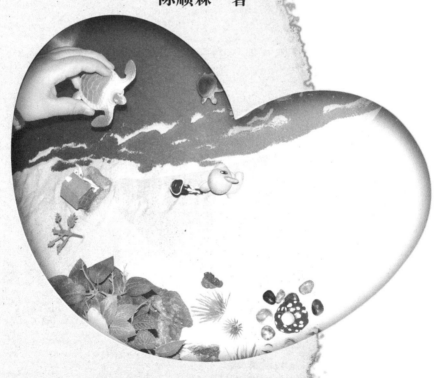

河北大学出版社
·保定·

出 版 人：耿金龙
责任编辑：翟永兴
装帧设计：王占梅
责任印制：靳云飞

图书在版编目（ＣＩＰ）数据

箱庭疗法：摆出心世界 ／ 陈顺森著 . —— 保定：
河北大学出版社，2013.12（2019年2月重印）
ISBN 978-7-5666-0527-6

Ⅰ．①箱… Ⅱ．①陈… Ⅲ．①精神疗法 Ⅳ.
①R749.055

中国版本图书馆 CIP 数据核字（2014）第 048817 号

出版发行：河北大学出版社
　　　地址：河北省保定市七一东路 2666 号　邮编：071000
　　　电话：0312-5073033　　0312-5073029
　　　邮箱：hbdxcbs818@163.com　网址：www.hbdxcbs.com
经　　销：全国新华书店
印　　刷：保定市文昌印刷有限公司
幅面尺寸：185 mm × 245 mm
印　　张：29.25
字　　数：450 千字
版　　次：2013 年 12 月第 1 版
印　　次：2019 年 2 月第 3 次印刷
书　　号：ISBN 978-7-5666-0527-6
定　　价：88.00 元

序

　　箱庭疗法是我在 1998 年从日本引进中国的。由于因缘和合，其发展则首先是从河北大学开始的，而陈顺森是我在河北大学指导的第一个用箱庭疗法做硕士论文的学生，由此我命名他为我的大弟子。所以，当今天翻阅着陈顺森厚实的书稿而为他写序并知道策划在河北大学出版社出版，作为他的导师可谓感慨万分。

　　1998 年，应我的老师林崇德教授（现北京师范大学资深教授）及董奇教授（现北京师范大学校长）、申继亮教授（现教育部基础教育二司副司长）的委派和河北大学的邀请，我前去河北大学帮助心理学科硕士点的保全和建设。当时河北大学给我提供了较好的学术研究和临床实践的平台，我也开始在河北大学给学生们上箱庭疗法的理论与实践、荣格的分析心理学等课程，也指导学生们在心理咨询中应用箱庭疗法。尽管当时有不少同学对箱庭疗法表现出兴趣，但真正将其作为研究课题并表达想做的，还是在 2001 年陈顺森入门之后。

　　当时陈顺森只是抱着来进修的态度从大南方漳州来到河北大学，而他本人又是学中文的，到我这学习也是莫名的偶然。记得我当时正准备离开研究室回北京，所以只是给他五分钟表达的时间，也正是他对心理学以及对我的近于无知，恰到好处地与我所遵循并贯穿万世师表孔子"有教无类"的思想和我的"来者不拒、去者不追"理念相吻合，所以也就收下了他。当时的情景近似于"吾有知乎哉？无知也，有鄙夫问于我，空空如也，我叩其两端而竭焉"。2002 年，陈顺森如愿以偿考上了我的硕士研究生。三年的在学期间尽管也曾有过一些"奢侈的烦恼"，但也往往被我的"莫妄想"所棒喝。我也一直很赏识陈顺森初心不忘、刻苦努力的态度，而我一贯倡导的"创造机会，体验挫折，表扬努力，享受过程"的教书育人理念在他身上也有很好的体现。

值得一提的是，我第一次陪伴陈顺森制作箱庭时他放光的眼睛和打算将箱庭疗法作为研究课题的表达给我留下深刻印象，至今仍记忆犹新。很惭愧，由于时空有限，陈顺森在学期间我只陪伴他制作过六次箱庭，其箱庭作品以及由此给他带来的个人成长从拙著《箱庭疗法》的相关章节中可见一斑。如先哲所言："是故学然后知不足，教然后知困。知不足，然后能自反也；知困，然后自强也。故曰：教学相长也。"也正是陈顺森恰到好处地通过箱庭表达内心世界和个人成长，而我作为他的老师也通过箱庭了解并见证他的成长，箱庭让我能够以此为媒介倾听学生们的心声，从中也吸取无限的能量。

之后，在陈顺森和另一学生寇延的带动下，学生们承担了河北大学心理咨询中心的工作，在心理咨询中积极应用箱庭疗法这一技术。陈顺森本人标榜自己考试焦虑，所以我也就支持他将考试焦虑作为研究课题，其案例也已收录到拙著《箱庭疗法》第十七章：对一个重度考试焦虑学生的箱庭疗法。研究很好地证明了通过箱庭制作可以洞察来访者的心理成长和发展的过程，也可以促进来访者的自我整合，考试成绩的提高是自我成长的必然，用我的话说就是"副产品"。

2005年陈顺森完成了由我指导的第一篇用箱庭疗法做的硕士论文并通过答辩，可以说这是在中国箱庭疗法的学术研究和临床实践中具有重大意义的事件。其后，陈顺森带着"丰收的喜悦"（毕业箱庭的主题，见《箱庭疗法》彩图4）圆满了在我身边四年的学习生活回到漳州师范学院（现闽南师范大学）并开始了他的第二人生。次年当我应邀前去漳州师范学院访问的时候，他已经筹建了箱庭疗法学研中心，开设了箱庭疗法的课程并建立了多个箱庭室。近些年又得到了长足的发展，大有"青出于蓝而胜于蓝"的势头，也实现了我所不可能实现的愿望。

陈顺森也有幸得到天津师范大学沈德立教授（故人）和白学军教授的厚爱，三年的博士生涯中他能潜心于自闭症的眼动研究并在2012年获得博士学位，对于目前他打算开展的自闭症眼动研究和箱庭疗法的结合将起到推动作用。在这本书中尽管还没有体现，期待今后能成为陈顺森生涯主题的归结。

近些年来许多大中小学心理咨询中心（心理辅导室）配备了箱庭设备。

箱庭疗法在学校心理健康教育中得到广泛认可和长足发展，正是因为箱庭疗法已不仅仅是一种心理疾病的治疗方法，更成为学生解决心理困惑、带来更多快乐并促进心理成长的一种可以起"调心"作用的心理游戏。也正在于我一直强调的，作为治疗者要用"真诚、无条件的积极关注和共感理解"的态度与来访者建立信任关系，陪伴来访者制作箱庭、欣赏来访者箱庭作品、倾听来访者箱庭故事。由此，箱庭可以处理情绪，情绪得到处理，而表达本身就是在处理，表达即治疗，这是箱庭疗法可以起到咨询与治疗效果、达到心理调适、心灵抚慰的一个方面。而更重要的一个方面是，如同许多人所体验到的那样，箱庭作为一个工具通过非言语的形式将压抑在无意识中那尘封已久的苦闷和负面情绪再现或表达，在此基础上使内界得到梳理，痛苦和悲伤得到缓解或疏泄，以唤醒自我治愈力并获得生的力量。

箱庭疗法超越理论与言语的解释，其非言语性、强调自由与受保护的空间、相信所有的人都会成长并具有"自我治愈力"的理念以及我所倡导的"人文关怀、明心见性、以心传心、无为而化"的精髓，不仅为来访者提供了"助人自助"的心理临床应用技术，同时给学习者以及接触箱庭疗法的人们一种新的人生哲学。

毫无疑问，这本书是陈顺森近几年来将箱庭疗法作为一门学问和研究工作的集大成，也是他自身人生哲学的践行。而这首先得感恩所有提供案例的来访者，正是有来访者的信任并愿意通过箱庭来表达自己的内心世界，才有这些珍贵的箱庭作品以及顺森的成就。

我确信本书的出版将为箱庭疗法在中国的发展添砖加瓦，当然更期待需要获得心理援助的人们以及箱庭疗法的学习者能从中受益。

是为序！

北京师范大学心理学院
教授/博士生导师　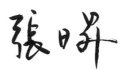

2013 年 12 月 20 日 于东京八潮

目　录

引　言

　　几乎每个人走进箱庭室都会被其间陈列着形形色色的玩具模型所吸引，都可能产生一种想接近它们的愿望。当然，他们也会对箱庭室内的沙箱感兴趣，并且尝试着用手去触摸一下细细的柔软的沙子。也许就在触摸沙子的刹那，或者因见到某个玩具模型，来访者心底里的一根弦被拨动了，继而萌生念头在沙箱中表现出一幅极富个人意义的箱庭作品，也可能连自己也说不清楚为什么会摆出那样的场面。而随后陪伴者（咨询师）与制作者（来访者）对箱庭作品所承载的内涵进行分享交流，从而完整地完成一次箱庭咨询或体验过程。

　　箱庭疗法（Sandplay therapy，国内也称沙盘游戏疗法、沙游戏疗法）是心理治疗体系中一种极具创造性和表现力的治疗形式。其实施过程是：在咨询者的陪伴下，来访者从玩具架上自由挑选一些玩具模型在一个特制的沙箱里进行创作，直到形成一幅箱庭作品，从而以不同的形式探索和表达其深层的心灵，再现其多维的现实生活，使来访者的无意识整合到意识中，即"无意识意识化"。从本质上说，箱庭疗法是一种从人的心理深层面来促进人格变容的心理治疗方法。

　　箱庭疗法一大突出特点就是将心理内容以物化方式呈现出来，让原本"看不见、摸不着"、"发展变化"、"性相近，习相远"的"心"变成了可视化的实体（张日昇，2010）。但是，需要明确的是，这种可视化并不意味着咨访双方就能从意识水平上对作品内容予以理性理解或口头描述。虽然，箱庭中所发生的内容可能反映了历史或以时间为顺序呈现的清晰情况，但同时，箱庭作品也展示了心灵的一些微妙经验。

　　由于荣格学派箱庭疗法强调荣格分析心理学的理论背景，常令人误以为箱庭表达的就一定是无意识的内容。其实，箱庭作品可以说是咨访双方的个体意识、个体无意识以及集体意识、集体无意识交互作用的结果。就此而言，箱庭与其说是来访者的作品，毋宁说是来访者与咨询者合作的作品。

箱庭疗法通过洞察无意识世界、扩大意识疆域来帮助需要表达的个体，不论儿童、成人抑或老人。荣格发现，通过在泥土、岩石和水中玩耍，他恢复了平衡和创造性的生活，并将由此体验到的情感转化为心象（image）。在这样的游戏表现活动中，个体以主动想象（active imagination）的方式，发现无意识中的内在资源，并将其整合到意识中来。Amatruda（1997）认为："通过箱庭，个体踏上前往无意识幽暗丛林的旅程，在无意识中，个体发现其内在的智慧，带着从中获得的礼物回到社会和现实世界中来。"箱庭，通过有形化的作品，帮助个体具象地表达真实自我，跟随着内在智慧和精神的指引追求其全部的潜能。

第一章　箱庭疗法的渊源

　　箱庭疗法的起始年份并无确切的说法。但一般认为，英国作家威尔斯（H. G. Wells）那本写实性著作《地板游戏》（*Floor Games*，1911）诱发了劳恩菲尔德（M. Lowenfeld）创立"世界技法"（World Technique）。因而，将在沙箱内进行游戏的形式运用于心理干预可追溯到20世纪20年代。许多著名的儿童心理学家、学者如克莱因（M. Klein）、安娜·弗洛伊德（A. Freud）、艾里克森（E. Erikson）和荣格（C. Jung），都支持通过使用玩具和模型对来访者进行评估和干预。

　　1939年，劳恩菲尔德创造了"世界技法"，即让儿童在沙箱中创造一个世界。沙盘游戏作为一种特定的心理治疗体系也由此正式确立。20世纪50年代，荣格分析学者卡尔夫（D. Kalff）将这种游戏与荣格分析心理学相结合，并命名为"沙游戏疗法"（sandplay therapy）。1965年，日本分析心理学家河合隼雄将此疗法介绍到日本，并凭直感命名为"箱庭疗法"。1998年，北京师范大学博士生导师张日昇教授从日本将"箱庭疗法"正式介绍到中国，立足于东方文化和中国传统园林、盆景艺术的精髓，考虑到其对东方文化的继承和与中国传统园林庭院、盆景盆栽艺术的相似性，在"箱子里制作庭园"可以更好地表现卡尔夫的"sandplay"原意，故沿用河合隼雄将其介绍到日本时命名"HAKONIWA"的汉字"箱庭"这一名称（张日昇，2012）。"箱庭"与"盆景"二词的结构相同，"箱"与"盆"都是一个容器，而"庭"与"景"都是行为的结果，我们可以将盆景看作是制作者的箱庭，也可以将箱庭看作是来访者创造的特殊盆景。由此可见，将"sandplay"命名为"箱庭"，更具有东方文化的特色。

第一节　箱庭疗法的发端

　　用物件在一个容器里建构一个场景的活动形式在中国文化中早已存在，如盆景、园林、假山、过家家等艺术或游戏形式，但将这种形式作为心理咨询与治疗的方法或途径却成为舶来品，也只有百年的发展历程。

一、威尔斯与"地板游戏"

　　英国著名作家威尔斯（H. G. Wells）原本与心理治疗没有什么关系，但他那本写实著作《地板游戏》（*Floor Games*，1911）因首次展示了箱庭疗法基本原理的雏形而成为箱庭疗法发展史中不可忽略的一节。在书中，他记录了自己与两个儿子一起分享的自发游戏过程。他采用木片、纸张、塑料、人物和动物模型跟他的两个儿子玩地板游戏。他们通过创造性想象，建造各种各样的城市和岛屿。

　　与箱庭疗法很相似的是，威尔斯父子的"地板游戏"是在地板上划定的区域内进行，各式玩具放在一旁的盒子中，孩子自由地选择玩具在划定的区域内摆放。这一基本配置与当前的箱庭（一个限定规格的沙箱，一些供选择的玩具模型）相似。

　　威尔斯认为，自己在陪伴孩子做想象性游戏时的态度应该是全身心投入、温暖亲切的。他一直坚定地认为，游戏能促进个体的创造性思维，孩子开心投入到"地板游戏"时，展示出了令人兴奋的想象力和创造性。虽然作为作家的他当时并未意识到游戏在儿童心理治疗中的作用，对游戏的心理意义也不感兴趣，但他观察到孩子从这种"地板游戏"中获得了一种"意想不到的愉悦"（strange pleasure）。

　　他的另一本著作《小型战争》（*Little Wars*），题目下有一解说："这是男孩的游戏，适合于12岁至150岁，也适合于那些喜欢男孩游戏和书籍的高智商女孩。"（a game for boys from twelve years of age to one hundred and fifty and for that more intelligent sort of girl who likes boys' games and books.）这种游戏方式更具有箱庭疗法的雏形。游戏从"地板"移到了"桌面"，游戏中使用的玩具模型也更像后来箱庭疗法所使用的玩具模型了。

尽管威尔斯不是心理咨询者，但他对儿童发展中游戏的重要性的认识和实践，开启了一种儿童游戏治疗的先河。

二、劳恩菲尔德与"世界技法"

劳恩菲尔德于 1925 年在伦敦开始了对儿童的精神病学治疗。作为儿科医生，她阅读了威尔斯的著作，开始重视起威尔斯所进行的"地板游戏"的实践，并且意识到它的广泛应用前景。她试图寻找一种可以吸引住儿童的媒介，并利用其为儿童与咨询者建立一种交流的语言系统。她发现了运用小玩具作为媒介使儿童了解他们内心深处、前言语思维和情感的潜在价值，相信这是一种无需言语的交流方法。在儿童心理研究所（Institute of Child Psychology, ICP）的临床应用中，她收集了许多小物件放到抽屉中供患儿游戏使用，还使用了一个装有部分沙子的金属箱。她发现许多儿童从抽屉中取出玩具模型，放到金属沙箱中开始创建"世界"。1929 年，一些儿童将这神奇的箱子称为"世界"，并自发地开始在沙箱中精细地制作微型世界与场景，劳恩菲尔德的"世界技法"因此诞生（Bowyer，1970；Lowenfeld，1979/1993）。她对儿童的"世界"深感兴趣，并将它们记录下来。她认为，儿童将他们的内在世界投射到沙盘内的世界中，这个"世界"是儿童对世界的反映。我们所生活的星球，有山有河，有森林有沙漠，有动物群、多种多样的人，对所有个体来说，他们对社会的观看和感知方式，他们的愿望和工作，爱与恨，都存在差异。箱庭中的世界与儿童的实际世界是类似的。对劳恩菲尔德来说，沙箱内的世界反映了儿童的前言语、无意识生活，并为儿童提供一个令人满意的、具有表现力的与咨询者沟通的经验与机会（Mitchell & Friedman，1994），因此，沙箱内的"世界"就可以作为一种临床干预。在对"地板游戏"扬弃的基础上，劳恩菲尔德创造了"世界技法"，并于 1939 年发表了第一篇有关"世界"的论文，正式将这种方法命名为"世界技法"（World Technique）。

劳恩菲尔德认为，在一个限定的空间内摆放玩具模型有利于儿童表达他们心灵深处的非言语思想和情感，而且这样一种游戏的方式也便于研究人员的记录和分析。

劳恩菲尔德（1979）对"世界技法"的治疗与转化功效的四种特性进行了说明。

（1）多维度本质：可创造出各种可能性世界的装备包括可塑造的沙子、无固定形状的物体和"世界"橱柜，这样就可以在单一的框架内同时呈现心灵的不同水平和不同要素组合而成的过程和概念。

（2）世界技法提供的动态可能性：沙箱中的世界既可以是静态的，也可以是动态的，尤其是动态"世界"对儿童更具有价值。对于儿童来说，其内心世界与外部世界都是动态的，他们自己的体验以及构成他们周遭世界的所有东西都可构成一个个生动的故事，这些故事可以无休止地重复或者改编，或在某一情境下结束，即使这个世界的所有要素全部解构，也不影响接下来故事的开始。这些都可以直接在沙箱中表现出来，由分析师进行分析。沙箱中世界的内容也正如他们无尽的复述中呈现的那样得以实现。

（3）"世界技法"表现出迄今未知的心理状态的魔力：世界技法所使用的玩具模型、沙箱可以表现个体意识的内容，也可以表现出个体未意识到的内容，尤其是在表现个体情绪等心理状态方面具有非常强大的力量。

（4）技巧的独立性：制作一个"世界"，不需要任何特殊的技术。玩具橱柜中的一切都可以用来表现任何东西，而且还可以用橡皮泥等可塑物来表现橱柜中没有的东西。

作为箱庭疗法的起源，世界技法的这四种特性也可以在自由和受保护的空间（free and protected space）里帮助成人来访者与他们的直觉建立起联结。

劳恩菲尔德的"世界技法"中许多原则直接被箱庭疗法所继承。

首先，"世界技法"的配置。世界技法中的沙盘规格是 $29.5 \times 20.5 \times 2.8$ 英寸（1英寸＝2.54厘米），沙盘放置在齐腰的高度，其目的是为了让来访者在制作作品时不需要转头就能将"整个世界"置于视野之内。也因此，为了满足不同身高儿童的需要，游戏室内还应准备有不同高度的桌子来摆放沙盘。世界技法中的沙盘内侧涂成蓝色，给人一种水的感觉；整个盘子应防水、防腐蚀；盘中沙子的量最好是盘子容积的一半。另外，还提供了水（盛在提桶中）和其他玩沙的工具（如铁铲、铁锹、漏斗、筛子等）。当然，劳恩菲尔德盛放玩具的橱子与当前使用的箱庭玩具陈列架不一样，她使用的是多层抽屉式的，各式各样的玩具放在抽屉中，很像盛放中药的药柜。这种多层抽屉的设计是劳恩菲尔德"世界技法"配置中的一个重要组成部分。她认为，开放的架子上所展示的各式玩具一下子全部进入孩子的视线只会使他们感到迷惑。

其次，咨询者对儿童游戏作品持不解释的态度。在她看来，世界技法是一种治疗技术，儿童的游戏就相当于成人的梦和无意识幻想，对游戏作品的解释是没有必要的，因为游戏过程本身就是治疗。在游戏中，儿童可以充分地表达自己可接受的和不可接受的情感、思想和行为。

第三，游戏的目标与功能。在"世界技法"实践过程中，劳恩菲尔德形成并提出了儿童游戏治疗的三个目标：① 为孩子提供一种安全感以减轻其焦虑，接受孩子所创造的一切，少对孩子的行为进行反应；② 通过想象性的游戏，使孩子所压抑的过度情感能量得到释放；③ 给孩子提供一种稳定的体系，加强孩子与自身的斗争，使他们获得内心的平衡稳定，消除他们对自身攻击性冲动的非现实性疑虑。劳恩菲尔德还归纳了游戏的四个重要功能，即接触环境，连结意识，情感经验，将情感外化地表达、放松和娱乐。

虽然劳恩菲尔德拒绝对世界技法作品作解释，但她提出了一个对"世界"进行分类的系统（De Domenico，1999）。

1. 现实和表征的"世界"

（1）完全表征的"世界"：已知情景和事件的真实再现；焦点主要在细节和客观性上；

（2）不完全表征的"世界"：世界中的一些元素并不像其他的那样真实。

2. 以虚拟方式使用真实物体

来访者没有明确的目的要做一个什么样的"世界"，甚至他们不知道什么时候结束"世界"的创作。

3. 幻想的演示

把幻想作为"世界"的组织原则。

4. 混合世界

由前三类世界组合成的世界，这个世界可以细分为不同的组成部分，或没有任何感知联系的随机物品摆放。通常那些智力发展障碍和情感混乱的儿童会创作这样的作品。

5. 对心理能量的基本描述

（1）向某一方向运动的世界：能量、心象要素朝相同的方向移动；

（2）动态的世界；

（3）隐含动态的世界；

（4）静态的世界。

6. 连贯或不连贯的世界

主要依据主题和空间配置判断。

7. 戏剧（故事）世界

（1）随时间推移有相同主题和连贯的故事情节；

（2）由多个主题或不同故事组合而成的"世界"。

8. 反映不同时间段的"世界"

（1）过去或历史时间的"世界"；

（2）当前的"世界"；

（3）史前"世界"；

（4）未来"世界"。

劳恩菲尔德所创立的世界技法，通过让儿童在沙箱内创作的方式，形象而直观，归纳出一套科学的"能量理论"（theory of energy）。她对儿童的"世界"作品进行了忠实、客观、准确的记录，并慷慨地将自己所创造的技法与其他咨询者分享，在她的指导下，衍生出多种新的技法，如后文所提及的卡尔夫的沙游戏疗法（sandplay therapy）、河合隼雄的箱庭疗法，以及 De Domenico 的"沙盘—世界游戏"（sandtray-worldplay）。劳恩菲尔德的工作，开启了一种用非言语表达情感和思想的心理临床体系，尤其适用于存在心理与行为问题的儿童。英国诺丁汉大学儿童发展研究中心 J. Newson 和 E. Newson（2000）将她的有关世界技法的著作列入影响专业发展的六本书籍之第四部，足见其贡献之巨、影响之甚。

第二节　卡尔夫与沙游戏疗法的创立

1954 年，荣格的学生、荣格儿童分析家卡尔夫（D. Kalff）听了劳恩菲尔德两场关于"世界技法"的讲座。"世界技法"给她留下了深刻的印象，引起了她进一步探求这一种方法的浓厚兴趣和好奇心，觉得需要到伦敦跟随其学习。当卡尔夫告诉荣格她参加的讲座时，荣格回忆起 1937 年参加的劳恩菲尔德就该疗法所做的一个讲座，荣格鼓励卡尔夫更多地了解这种方法。在荣格支持下，卡尔夫于 1956 年到伦敦跟随劳恩菲尔德学习"世界技法"。在劳恩菲尔德的督导下学习了一年后，卡尔夫返回瑞士，将该方法与荣格心理学、东方哲学思想相结合，创立了她自己的方法。在征得劳恩菲尔德同意后，她将其自己的心理治疗方法命名为 sandspiel（德文）或 sandplay（英文），以使她荣格主义取向的技术区别于劳恩菲尔德的"世界技法"（Mitchell & Friedman，1994），卡尔夫也因此被尊为荣格学派沙游戏疗法的创始人。卡尔夫于 1962 年首次介绍了 sandplay，并于 1966 年出版专著《沙游戏疗法：一种通达心灵的治疗方法》（*Sandplay：A Psychotherapeutic Approach to the Psyche*）。由于某些原因，她未能获得荣格学派的分析师资格。为了让他人承认并接受她，她在出版这部专著时特意谈及这一疗法的哲学性背景，并注重解释的方法，她以希腊、罗马神话、佛教、东方哲学等为背景，特意强调了对沙游戏作品（箱庭）的解释。这种过于注重沙游戏解释的表现方式，可能使后学者误以为沙游戏（箱庭）是以解释为中心的疗法（山中康裕，2004）。

卡尔夫（1980）认为，沙箱是来访者以象征形式表达他们个人内部世界的一个处所（Boik & Goodwin，2000；Steinhardt，2000）；沙游戏疗法是一种自然的治疗形式，它促进来访者对原型、象征和个人世界的表达，而这些内容呈现了来访者外在的现实问题。因此，这种方法能使原型和内在的世界得以表达，同时使个体与外部的日常现实建立联结。她认为，来访者在一个安全的环境中获得机会去构建他们自己的具体意象时，他们将调和其内部和外部自我分离的各方面，获得一个平稳一致、意识与无意识整合的全新整体。

卡尔夫发现，对成人进行心理分析时，让来访者在有限空间中使用玩具模型和沙子构建一个作品，心理分析的言语和非言语工作效率都得到了提高。箱庭治疗能提高自我管理和愈合心灵的力量（自性），带来前语言阶段的回归感，缺乏母爱所引起的自我残缺和脆弱可以在此得到治疗。

卡尔夫把母子一体性的共生体验当作生理和情感安全感的原型体验。未出生时母子一体，孩子所得到的信息全部来源于母亲，母亲为孩子提供安全感；出生后母子分离，孩子的安全感只能来源于自己的无意识；接着孩子的自性（Self）继续发展，对孩子的心灵、身体和精神产生影响并与它们产生联接。一个健康的自我来源于这个核心自性。这意味着健康的自我要体验到原始的母子一体性，即万物统一性。事实上，自我来自大众集体，它也有适应大众集体的能力，不断成长的人格慢慢学会以健康方式使用它的生命力，考虑自己的同时也考虑他人（De Domenico，2002）。

箱庭创作实际上重复着这个正常发展的过程，咨询者与来访者的关系反映了母子间的关系，咨询者被唤醒的自性表现为母亲自性的存在，母亲——孩子是一对一的紧密联结。咨询者是来访者自性在箱庭中表现的见证者，来访者自性从咨询者自性中分离出来。

和劳恩菲尔德不同，卡尔夫积极使用并支持来访者对咨询者的移情，认为咨访关系对箱庭的制作过程具有促进作用。对她而言，咨询者是来访者自我的保护者：咨询者调节并支持强大的"无意识"治愈力量，即难以言表的、强大的心理表现。咨询者不仅仅提供"自由并受保护"的空间，实际上也是来访者制作箱庭过程的保护者。卡尔夫认为，对来访者进行任何理论的解释、意义的经验讨论、箱庭情景的重新审视，都要等到转化的治疗过程发生后进行，甚至有时是在箱庭治疗结束许多年后进行的，因此她高度强调箱庭制作过程尽可能不说话，保持最大可能的静默。有时，卡尔夫会将来访者的箱庭作品与其生活状况联系起来（De Domenico，2002）。

卡尔夫对中国思想有很深的造诣，在她的著作中，从心理学视角将宋代哲学家周敦颐（濂溪）的太极图整合到她的自性理论，以说明新生命的诞生、个人的发展是超越文化和传统，具有宇宙的含义。在整合东西方传统的努力过程中，卡尔夫深受藏传佛教的鼓舞。她将藏传佛教的仪式中砂曼陀罗的制作活动看作是一种保存自我与世界的和谐、平静、平稳的心灵活动（Shaia，2001）。她还与日本禅宗大师铃木大拙有过深刻的交流，她认为，箱庭制作者就类似于禅宗弟子，是为了追求智慧而来，咨询者有如禅师，并不直接提供问题的答案，而是鼓励其将自身内部的资源和想象诱导出来，从而解决问题（Mitchell & Friedman，1994）。她指出，箱庭与禅宗都强调，自性的实现并不能从外在的权威如老师或著作中获得，最终只能在其自身内部找到。

卡尔夫认为，来访者在沙箱里所创建的作品可被理解成对个体心灵境遇的三维表现。一个无意识的问题就像一出戏剧一样在沙箱中表现出来，个体内在世界的冲突被转移到外部世界，因而变得可观察了。通过使内在问题可视化，儿童获得尝试解决这些问题的机会。

卡尔夫认为，箱庭治疗过程包含以下阶段：

（1）动物和植物阶段：在这个阶段，主要是自我得以表达，自性则通过动物和植物的象征获得坚实的显现；

（2）对抗（fighting）阶段：来访者对抗着内在的冲突，使问题外化，从内在强大自己；

（3）集体的适应：在这个综合阶段中，来访者作为一个人更好地适应环境，更完整地感知自己。

从荣格理论视角来看，咨询者在来访者探索个体无意识的过程中扮演着重要的角色。卡尔夫认为，来访者的自性指引着治疗过程，而这个过程主要是无意识的。咨询者在这个过程中是专注的观察者和见证者。咨询者的角色是，提供一个"自由受保护的空间"。

卡尔夫进行了广泛游历，在欧美和日本进行了大量有关沙游戏疗法的教学和演讲，直至 1990 年逝世（Mitchell & Friedman，1994）。她几次到过日本，通过在日本箱庭疗法的传播，丰富了卡尔夫的沙游戏疗法理论，也培养了一大批的追随者，如 Weinrib、Reed、Ammann、Bradway 和日本的河合隼雄、山中康裕、冈田康伸等。1982 年 9 月，由卡尔夫倡导创立了国际沙游戏疗法协会（The International Society for Sandplay Therapy，简称 ISST），卡尔夫为第一任会长。卡尔夫去世后，河合隼雄接任会长之职。

第三节 箱庭疗法的传播与发展

卡尔夫创立沙游戏疗法之后，在她的大力推介下，沙游戏疗法在日本和欧美得到了广泛发展，尤其是在日本得到了爆发式的进步。日本是目前箱庭疗法研究应用最热的国度。

一、河合隼雄与箱庭疗法

河合隼雄是日本最有影响的心理学家，曾任日本文化厅长官，是第一位获得荣格分析家资格的日本人。他于 1962 年在瑞士荣格研究所留学期间跟卡尔夫学习了沙盘游戏疗法，认为"有一种直感，就是觉得这一技法非常适合日本人"。1965 年，河合先生回国后将其介绍到日本，并根据自己的"直感"将这一技法的名称译为"箱庭"（hakoniwa）。在日本的民间游戏中有一种名叫"箱庭"的游戏，如果将"sandplay"直译为"玩沙游戏"，将"sandplay therapy"直译为"沙游疗法"，就很容易和在有沙的场地玩沙混同一气，也缺少文化的底蕴。正因为河合隼雄"直感地"将"sandplay therapy"译为"箱庭疗法"，才赋予"sandplay therapy"以东方文化的神秘和奥妙（张日昇，2006）。1982 年，第一次国际沙游戏疗法学会召开时，曾针对学会的国际名称进行讨论，当时卡尔夫还提出过用"Hakoniwa therapy"，但当时河合隼雄、山中康裕均认为"sandplay therapy"可能更容易被理解，在国际上较容易使用，从此，International Society of Sandplay Therapy（ISST）成为国际学会的正式名称（山中康裕，2004）。也由此可见，将 sandplay 翻译为"箱庭"是很受卡尔夫本人欣赏的。

由于卡尔夫在历经 6 年荣格分析心理学学习，完成所需课程之后，囿于一些制度原因未能获得心理分析师资格，因此，其第一本有关 sandplay 的专著"学术性的色彩浓厚，且有强调解释的现象"（山中康裕，2004），这充分彰显了她对象征分析理论的掌握，同时有可能误导后学者偏重于解释而忽视陪伴过程。为此，当卡尔夫于 1966 年出版第一本著作时，虽然山中康裕先生马上将其译成日文，但河合先生与山中先生商议，决定暂缓出版由山中先生翻译的卡尔夫原著，而先发行由河合先生编纂的《箱庭疗法入门》（诚信书房，1969），其目的在于引导初学者不过于强调去表现卡尔夫的象征性解释理论及荣格的分析心理学思想，而是把箱庭疗法作为罗杰斯的"以来访者为中心"疗法的延伸或补充。在书中，河合先生谈到箱庭可以帮助我们捕捉个案的内在心象（image），是一种相当具有治疗性的工具。且指出，心象具有直接性、简约性、象征性等特性，即使不多做解释，只要咨询者专心守护在旁，就可以达到治疗效果。

他强调，咨询者在进行箱庭疗法的时候可以根据自己的个性，重视咨询者与来访者的关系及个案的流程和发展的可能性。

河合隼雄特别主张，咨询者与来访者的关系非常重要。他认为，箱庭作品是在咨询者与来访者的关系中产生的。

河合隼雄特别指出要注意两点：第一，要进行箱庭疗法的咨询者自身必须在值得信赖的人在场亲自体验箱庭疗法的创作；第二，不局限于箱庭理论去解释来访者所创作的箱庭作品，而是应从观赏的角度，以共感和接纳的态度去对待来访者所创作的箱庭作品（张日昇，2006）。

2004 年 8 月，在北京召开的第 28 届国际心理学大会（ICP2004）上，笔者曾向河合先生了解日本箱庭疗法的应用情况。据河合先生介绍，当时日本正式的箱庭疗法咨询者约 1200 人左右，加上没有加入学会但也在使用箱庭疗法的心理咨询人员、精神科医生，估计还有 2000 人。山中康裕先生（2004）指出，箱庭疗法在日本如此辉煌的发展归功于河合先生卓越的眼光，"在日本谈到箱庭疗法，若不谈河合就等于没谈，可见河合教授对于此疗法的影响之大"。

二、De Domenico 与沙盘—世界游戏

20 世纪 80 年代，De Domenico 就致力于将箱庭这种形式广泛运用于儿童、青少年、成人、夫妻、家庭和团体等对象的临床治疗和转化性工作。她将该体系称之为"沙盘—世界游戏"（Sandtray-Worldplay）。基于对现象学的研究，她的关注点是人类意识的发展，接待正常发展的儿童和成人。她将治疗焦点放在来访者全身心投入的游戏过程、游戏的产物以及出现于整个过程中不同阶段的治疗性"意义的形成"（meaning-making）。De Domenico 不反对从无意识层面观照沙盘—世界游戏过程，她也强调心灵的治愈力，但她不关注"无意识心灵"的深层面，而是关注于来访者自身的体验和游戏过程，直接着眼于来访者意识层面。她强调要信任心灵以及它的游戏产物，忠实于来访者朝向治愈和成长的进展。她也像卡尔夫那样尊崇来访者经验的原型水平，但不予以诠释。

与劳恩菲尔德、卡尔夫一样，De Domenico 发现沙盘—世界游戏能够促使心灵（psyche）、身体（soma）、灵魂（soul）、天性（nature）和精神

（spirit）之间的重要关系趋于和谐。当众多儿童和成人远离其内在的心灵世界和接触到的多元文化心理—精神及多元文化包容性时，沙盘—世界游戏可以成为一个重要的转化工具，使游戏者运用它自由地探索超个人的、传承的、人际的和个体层面的现实，既可以体验自由创造的传承和责任，又可对适时现实做出自由反应（De Domenico，2002）。借助沙盘—世界游戏，来访者和咨询者可以触及最深层次的意识，提高他们对人类本性的认识，通过意识和创造性的重新体验，积极治愈过去的创伤，学习如何把过去认为是家庭和社会无法触及的象征转化为语言。这个过程需要时间、好奇心、规划能力和使用意识的不同部分去体验的能力。这种方法使陪伴者和制作者在神圣的沉默中，进入神秘世界，通过制作者的努力以及在沙盘世界中出现的象征符号，发现活生生的认识语言。

通常，沙盘—世界游戏的疗程大概是2～6次，平均每次需要1.5个小时。其制作是非常愉快积极、不间断、动态的。言语在流动、故事在出现、戏剧在展开，游戏超出了沙盘范围。有时游戏会转移到户外，由大地和天空直接见证（De Domenico，2002）。

不同的家庭、文化，产生了不同类型的感知能力、不同领域的现实。沙盘—世界游戏利用这些差异，使可见的、可触的、更为敏锐的探索成为可能。

De Domenico（2002）发现沙盘—世界游戏增强了个体的尊崇感、创造力、好奇心、独立思考力、分析和依据经验思考的能力，在个性化与社会化间、自我探索与学习他人之间建立了健康的平衡。最重要的是，该方法体系以可视化的方式，促进了对自性和他者的感知和认识，是一种探索不同意识状态、不同的自我—他人分享方式的理想工具。

在De Domenico的方法体系中，对道具的规范是最灵活的，她使用的沙箱可以是国际标准沙箱，也可以用各种各样的盆盎、容器替代，大小不一，形式多样，充分展示了箱庭游戏自由、有趣的本性。

沙盘—世界游戏为劳恩菲尔德和卡尔夫的方法体系带来了巨大变革。沙盘—世界游戏建立在现象学而非解释学的哲学基础上，并将这种方法应用于正常人群体进行广泛地观察研究。无论是以心理治疗、教育还是团队建设为目的，沙盘—世界游戏的核心仍是对完整意识的驾驭。该方法包括了劳恩菲尔德和卡尔夫实践中的许多方面，有更广阔的视角和更广泛的基础，也显得更加灵活且意义深远。

第四节　箱庭疗法在中国的发展

在漫长的历史长河中，箱庭疗法这种形式就已经显见于中国民间游戏与文化艺术中，在庭院中圈起一小块地盘或在盆盎中做一个缩微的园林，或在有限空间里进行表现，如园林、盆景、书法、绘画、插花、茶道游戏等等，都可以促进个体心灵的健康，事实上也发挥了促进心理发展、安顿心灵的作用。可以说，箱庭疗法的根在中国。也因此，“中国箱庭疗法第一人”张日昇教授曾多次指出，中国将是箱庭疗法最盛行的国度。然而，作为一种心理治疗方法的箱庭传入中国却是20世纪90年代的事，其传入中国及其发展有两条途径。

一、张日昇的箱庭疗法

北京师范大学博士生导师张日昇教授1991年到日本时接触到箱庭疗法，1996年在同京都大学樱井素子认识之后开始学习箱庭疗法，1998年将箱庭疗法介绍到中国，并在《心理科学》上发表了专门介绍该疗法的学术论文，从此开启了箱庭疗法在中国推广、研究和应用的绮丽画卷，张日昇教授也被尊称为“中国箱庭第一人”。2006年5月，张日昇教授的巨著《箱庭疗法》由人民教育出版社出版，这是他学习箱庭疗法十年来的体验集成。在书中，他详细地介绍了箱庭疗法的理论渊源、实施过程以及理解箱庭作品的语言，由他创立的限定性团体箱庭具有很强的操作性；书中以基础研究的方式介绍了不同年龄阶段箱庭作品的基本特征，强调了在箱庭作品理解中心理发展的意义；而个案研究部分则生动地展示了箱庭疗法在个体、团体心理咨询与治疗中的独特效果。众多箱庭实践者均感到，这是一本操作性的“指导手册”，截至2013年4月已经第8次印刷，发行了3.4万册，足见其受欢迎程度。

张老师深谙儒、道、释各家人生哲学，这与他丰富的人生阅历是分不开的。张老师大学毕业于孔子故里的曲阜师范大学政治系，毕业后到西藏大学从事心理学教学，后来到日本留学，从事心理学研究，并于其间学习了箱庭疗法。植根于深厚的中国文化沃土，张老师将儒家、道家、禅宗的哲学思想与箱庭疗法紧密结合，执着于箱庭疗法中国化的思考与实践。

因为箱庭作品的投射意义，箱庭疗法历来就有重分析与重体验之别。张老师非常强调咨访双方对箱庭作品的"体验"，主张并强调箱庭疗法"不解释，不分析，不评价"，认为箱庭疗法的基础研究、象征意义的探索目的在于让咨询者更好地理解来访者的作品而非心理诊断；强调咨访双方信赖关系乃至咨询者与来访者之间"母子一体性"的达成对治疗成功的重要性。他认为咨询师能做的和要做的就是努力营造一个自由与受保护的空间，建立咨询师和来访者间的信任关系，入静定心地守护、陪伴来访者，激活、促进来访者自我治愈力，助其自助。因此，箱庭疗法的过程可以总结为陪伴来访者制作箱庭、欣赏来访者的箱庭作品、倾听来访者箱庭故事的过程（张日昇，2012）。

张老师（2006，2009，2012）认为，箱庭疗法的治疗假设可简要地归纳为以下几点：一是重视来访者与咨询者的关系，称之为母子一体性；二是以沙箱为中心，创造一个自由与受保护的空间；三是这一自由与受保护的空间可以使来访者发挥自我治愈力；四是普遍无意识的心象；五是玩具的象征意义。

张老师指出，箱庭疗法不仅对存在心理不适应、心理问题或障碍的个体具有治疗、促进、改善作用，而且对普通的心理健常个体的发展、成长具有促进作用。这一主张极大地拓展了箱庭疗法的应用范围。近年来，张老师一直致力于箱庭疗法在各个领域的推广应用，积累了丰富的经验并形成了完善的理论体系。他认为箱庭是广义的禅，箱庭疗法的特点可以归纳为"天圆地方，境由心造，入静定心，见箱成庭"，独到地将箱庭的精髓归纳为"人文关怀，明心见性，以心传心，无为而化"（张日昇，2012）。他将禅修的方法引入到箱庭疗法的发展，也就是说要：学、戒、定、慧。学，就是不断学习体验；戒，就是清楚戒律规则；定，就是达到入静定心；慧，就是表达无为智慧。

他要求从事箱庭疗法研究、实践人员，首先必须亲身体验箱庭疗法，在箱庭疗法的促进下咨访双方共同成长。作为张老师的弟子，笔者在张老师身边一年的进修和三年研究生学习生涯中，有幸每学期都获得一次由张老师陪伴的箱庭体验，其情其景一直历历在目，是笔者专业成长与人生发展中弥足珍贵的精神财富。笔者工作后仍然时不时获得张老师的督导，由衷地感受到作为咨询者自身体验箱庭的重要意义。

同时，张老师时常提醒学习和使用箱庭的工作者，要意识到助人是世上最难的一件事："人家需要吗？""助到何时？"要了解心理咨询的有限性，箱庭疗法的有限性，以及咨询师自身的有限性，明确心理咨询之所以有效，主要是靠来访者的主观能动性和自我治愈力；要持有"热心冷脑"，切实体会到咨询与治疗最重要的不是技术，而是对生命的大爱。

虽然箱庭自张先生引入中国不到20年，却呈现出蓬勃发展的态势。在他的指导下，我们也开展了大量基础性的研究。

（1）探讨了不同人群的初始箱庭特征。涵盖幼儿（张日昇、寇延，2005）、儿童（张日昇、寇延，2005；黄欣欣，2012）、大学生孤独人群（张日昇、陈顺森、寇延，2003）、考试焦虑群体（陈顺森、张日昇、徐洁，2006）、攻击性青少年（张日昇、杜玉春，2009）、强迫大学生群体（张雯、张日昇等，2011）。

（2）思考了箱庭疗法的一些基本理论。提出表达与建构是箱庭疗法的有效机制之一（Chen & Zhang，2009）；从整体和系统的视野，提出借助箱庭单元的变迁来理解来访者心理世界（高强、陈顺森，2012）。对箱庭疗法中儿童原型（陈顺森、张日昇，2005）、母性特质（李元、陈顺森，2013）的表现进行了理论思考。探讨了阿德勒学派的箱庭（龙细连、陈顺森，2011），对比了箱庭疗法与意象对话技术（韦淑亭、陈顺森，2012），归纳了箱庭咨询者应有的角色与态度（陈顺森，2005）。结合实例介绍了限定性团体箱庭的原理与操作（Zhang，Zhang，Haslam，& Jiang，2011）。

（3）对箱庭疗法运用于不同群体的原理和操作进行了探索，如学校心理咨询（陈顺森，2006）、聋生（陈顺森、张日昇，2007）、自闭症（陈顺森，2010）、乙肝病人（陈春玉、陈洁、陈顺森，2011）、家庭治疗（徐洁、张日昇，2007）、儿童哀伤咨询（徐洁、张日昇，2011）、灾后心理援助与辅导（张日昇、刘蒙、林雅芳，2009）等。

（4）对箱庭疗法适用对象及其效果进行了实证研究，如应用于自闭症康复训练（Zhang & Kou，2005）、儿童选择性缄默症（徐洁、张日昇，2008）、受虐儿童的心理问题（孙菲菲、张日昇等，2008）、ADHD 儿童（徐洁、张日昇等，2008）、强迫思维大学生（张雯、张日昇等，2009）、中度抑郁大学生（林雅芳、张日昇等，2011）、复杂哀伤丧亲青少年（徐洁、张日昇，2011）、考试焦虑（陈顺森、徐洁、张日昇，2006）、社交焦虑（陈顺森、林凌，2011）、学习倦怠（陈顺森、张日昇、陈静，2012）、睡眠障碍（林惠彬、陈顺森、刘茂锋，2010）、自杀未遂（陈顺森，2006）、人际交往（张雯、刘亚茵、张日昇，2010）、强迫症（张雯、张日昇、姜智玲，2011）等。

二、申荷永的沙盘游戏疗法

几乎同一时期，华南师范大学博士生导师申荷永教授经由美国、欧洲，将 sandplay 带回中国，并译为"沙盘游戏技术"。2004 年，他与高岚教授合著出版了《沙盘游戏：理论与实践》；他还组织翻译出版了"心灵花园：沙盘游戏治疗丛书"，为国内使用这一技术实践者打开了国际视野。

申荷永教授也非常强调沙盘游戏疗法与中国文化的整合，对《易经》思想以及周敦颐太极图心理学意义与心理分析予以关注，他阐发了中国哲学中"感应"以及道家哲学中"无为"和"为无为"的心理学意义和作用（申荷永、高岚，2004；高岚、申荷永，2012）。

从 1994 年开始，申荷永教授与国际分析心理学会合作，组织与主持了三届"心理分析与中国文化国际论坛"；与国际沙盘游戏治疗学会和国际意象体现学会合作，组织了多次的专业研讨与培训，对沙盘游戏技术在中国的推广、专业人才的培养做出了卓越的贡献。

如今，箱庭疗法（沙盘游戏疗法）在国内已呈现出蓬勃发展的气势，为广大心理咨询与治疗实践人员、学校心理健康教育者所青睐，这离不开张日昇教授、申荷永教授一北一南的同时努力。

自 1939 年"世界技法"正式创立至今，已历 70 余载，其间众多的咨询者、研究者从各自理论背景出发，发展、丰富了箱庭疗法的理论，使箱庭疗法成为一种广受欢迎的心理咨询技法。

Allan 和 Berry（1987）认为，箱庭（也称沙游戏、沙盘游戏，sandplay）

是一个过程，沙盘（sandtray）是一种媒介，而沙世界（sand world）是完成的作品。虽然，这些称谓的不同意味着创立者或使用者理念上的差异，但为了便于表述，本书统一使用"箱庭疗法"来命名 sandplay therapy、sandtray therapy、sandtray-worldplay 等。

第二章　箱庭疗法的理论取向

　　基于不同的实践应用和理论取向，箱庭疗法咨询者和研究者对箱庭疗法进行了不同的界定。劳恩菲尔德创立"世界技法"之后，这一方法得到了发扬光大，De Domenico 创立了"沙盘—世界游戏"（sandtray-worldplay）；Car-michael（1994）是一名游戏咨询者，他对箱庭疗法的界定理论性比较低，认为箱庭疗法是个体内在小孩情绪表达的形式。基于荣格分析心理学背景，卡尔夫认为箱庭疗法是一种自然的治疗形式，它促进来访者对原型、象征和个人世界的表达，而这些内容呈现了来访者外在现实的日常问题。而河合隼雄等日本箱庭疗法研究者与咨询者更倾向于将箱庭疗法与来访者中心心理咨询理论相结合，将箱庭疗法看作来访者中心的一种延伸，将箱庭看作是一种扩大来访者情绪体验与表现意识的广度、深度的方法（Enns & Kasai，2003）。Homeyer 和 Sweeney（1998/2011）则认为箱庭疗法是一种表达和投射的心理治疗形式，来访者在专业咨询者的帮助下主导治疗过程，通过采用特殊的箱庭材料作为一种非言语的沟通媒介，实现对个体内部和人与人之间问题的呈现与处理。

　　自劳恩菲尔德创立"世界技法"以来，箱庭疗法主要被当作是一种治疗技术，但仍然有许多研究者试图将其作为一种特殊的投射测验，探讨标准化途径以及分析的维度。

　　虽然有许多咨询者依据不同理论取向应用箱庭疗法，但是目前，在世界范围内应用最广泛的是荣格取向箱庭疗法；在日本，因河合隼雄的贡献，与来访者中心疗法相结合的箱庭疗法最受青睐。当然，这些取向并没有森严的壁垒，没有清晰的区分界限。应用之妙，存乎一心，因此没有必要刻意强调自身属于哪一流派。

第一节　游戏取向的箱庭疗法

从 sandplay 构词法看，箱庭本质上是一种游戏活动——玩沙的游戏。在箱庭中，成人与孩子一样认真地游戏。

一、游戏的人生意义

游戏是大自然赐予人类尤其是儿童的一种天性，孩子喜爱游戏是天性的自然流露。游戏是人类发展过程中不可缺少的一种活动方式，是个体童年的主要工作。在对个体进行心理辅导时，游戏的方式时常唤醒人们童年美好的记忆。也因此，游戏成为儿童心理治疗中最受欢迎的方式之一。成人的语言是文字，儿童的语言则是游戏。成人常通过文字表达其感受和思想，儿童交流的方式是游戏和活动。在个体发展过程中，游戏是儿童智力发展的必须课程。

劳恩菲尔德曾在其著作《儿童游戏》（*Play in Childhood*）中将游戏的功能归结为四个方面：

（1）游戏是儿童和环境联系的方式，它与成人生活中工作的社会功能与本质是一样的；

（2）游戏在儿童的意识和情感经历之间架起了一座桥梁，相当于对话、内省、哲学和宗教对成人的意义；

（3）游戏使儿童的内心情感得以外化，相当于艺术活动对成人的意义；

（4）儿童从游戏中得到轻松、愉悦、休息和享受。

然而，游戏并非儿童的专利品，每个人内心都有一颗孩童之心，都是一个游戏者。儿童的情感和认知发展水平，不能很好地使用语言来表达其内在的思想和感受，尤其是情感体验。而成人虽然能借助语言准确表达自己的思想，但在表达情感信息时，非言语的方式似乎要比言语方式更有效。Weinrib（1983）认为，游戏似乎让成人接触童年的感觉、情感和世界。失去的记忆得以重拾，被压抑的幻想得以释放，重新调整的可能性得以实现。将游戏作为一种交流的工具，能够使个体超越无法理解或清晰地表达抽象思想、情感体验的限制。不论成长于城市还是农村，个体对童年的回忆中，总是少不了游戏的情境，游戏是童年时期幸福快乐的源泉，也是成人乃至老年人美好回忆的源泉。从这一层意义上说，游戏对个体发展的重要意义，不仅仅局限于童年，而是毕生发展的需要，具有人生的意义。

二、游戏的心理治疗功效

发展心理学强调游戏在儿童人格发展和与世界建立联结的能力发展方面的重要性。游戏治疗者和许多其他心理咨询取向的工作者发现，咨询情境中的游戏能够促进深层的情感治愈。事实上，对于许多来访者而言，重新发现游戏的能力能够为其自主地解决冲突提供所需要的途径。然而，许多来访者尤其是成人，自我防御常常很强大，不太愿意面对自己的童心，不敢再做游戏，这也阻碍了自我探索和成长的步伐。

儿童的情感和认知发展水平，还没达到能够用文字来表达其内在的思想和感受（Johnston，1997）。将游戏作为一种交流的工具，能够使儿童超越无法理解或难以清晰地表达其抽象思想的限制（Landreth，Baggerly & Tydall-Lind，1999）。因此，儿童在治疗环境中通过游戏表达他们的困难和忧虑，就像成人以言语的方式描述困难和忧虑一样，再自然不过了（Axline，1947）。

在心理咨询与治疗设置中，让儿童与受过训练的咨询者建立起良好的动态关系，在这个过程中，咨询者营造安全的关系氛围，为儿童提供自我表达所需要的游戏活动、玩具及其他原材料，让儿童通过游戏这一自然媒介，充分表达情感、情绪，象征性地尝试可能的生活方式，积极探索自我（感受、思想、经验和行为）的发展，深切理解自我，并形成良性的自我控制。

游戏的心理治疗意义获得了众多实证研究的支持。采用游戏形式，可以有效地帮助儿童克服各种心理与行为的问题和困扰，获得良好的成长，这些问题包括了虐待和忽视、攻击和多动、依恋困难、自闭症障碍、慢性疾病、聋哑和身体疾病、情绪紊乱、遗尿和大便失禁、恐怖和焦虑、忧伤、学习困难、精神问题、阅读困难、选择性缄默症、低自尊、适应不良、言语困难、精神创伤和社交退缩等。研究者发现，即使只经过 10 次或更少的游戏治疗，儿童也能很好地缓解当前的问题（Landreth，Homeyer，Glover，& Sweeney，1996）。

三、箱庭的游戏价值

基于箱庭疗法的游戏本质，我们不难发现，箱庭疗法为个体尤其是儿童提供了心智发展多方面的学习平台。在箱庭过程中，个体从中学习了空间、时间概念；模拟着现实世界各种人际往来，学习分享、协商、轮流、谦让、公平竞争等交往规则；在虚拟的时空中认识周围事物，锻炼和发展观察力、运动感知能力、注意力。游戏是轻松、愉快的，在这种气氛中，个体可以较自由地表达出自己的想法和愿望，尝试问题解决的不同方法。从箱庭疗法大量案例、实证研究中可见，箱庭疗法的游戏本质可以缓解个体的焦虑、恐惧、不满，宣泄内心的不良情绪，实现个体在现实世界中不能实现的愿望；也能很确切地表达个体积极的情感、情绪，如喜悦、兴奋、激情，更重要的是，箱庭疗法给个体提供了一个具体可感的、表达内心世界的形式，为他们提供了一套自我表现的象征语言（陈顺森，2006）。

箱庭的游戏本质为咨访双方提供了一种自然、无威胁的交流方式，来访者可以通过箱庭将令其恐惧和困难的情境用直观的形式表现出来，从而达到心理能量的宣泄和交流的达成。通过玩沙、水和玩具模型，箱庭疗法为来访者提供了表达情感体验的有效途径，并为来访者提供了一面观照内心世界、以"外人"的身份理性地解读自己心理的镜子。而且，箱庭还以一种没有威胁性的模拟方式，在游戏中重新尝试问题解决、后果转变的可能方法，增强其在现实生活情境中解决实际困难的能力。

强调箱庭疗法的游戏作用，这是箱庭疗法应用中不可忽视的重要理念，尤其是在儿童心理咨询与治疗中更是如此。笔者在应用箱庭疗法于自闭症儿童的康复工作中，倍感强调箱庭疗法游戏本质的重要意义。对于选择性缄默、自闭症谱系障碍儿童来说，箱庭疗法以轻松、自由又富有建构性的游戏方式，缓解了个体的表达焦虑，发展了言语能力，在游戏中润物无声地建构起心理秩序，帮助其人际交往能力获得进步，疏通心理能量。

Weinrib（1983）认为，箱庭不是一种规则性的游戏，它是自由的，鼓励当事人充分地游戏。在"自由且受保护的空间"里进行游戏，来访者通过触摸玩具以及沙子，激活想象，体验到童年或回归童年的快乐。可以说，箱庭疗法通过游戏的巨大能量作用于来访者的身、心、灵，自然而无威胁地援助

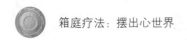

他们顺利地克服或接纳生活中的困难和不适应，面对令自己焦虑的创伤。

　　箱庭疗法以其游戏特性克服了意识与无意识的防御。箱庭游戏一旦开始，无意识的内容象征性地投射到作品中，咨询者的关注点也就从具体的行为问题、情感紊乱和生理症状上转移开了，而不再需要搜肠刮肚地寻找有关来访者问题的证据，能够快速地接近导致问题的深层原因（Pearson & Wilson, 2001）。

　　箱庭疗法这种特殊的游戏，除了咨询者的真诚和关怀外，无需特殊的技术，它为来访者提供了同时表达表层和深层心理的媒介，并为咨询者理解来访者的境遇提供了一条直观的途径。

　　有些来访者刚开始可能不愿意使用箱庭，认为这是给儿童玩的方式，太孩子气了。当然，我们要尊重这种阻抗，不强迫来访者做箱庭。有些来访者可能带着一种羞怯、怀疑、谴责、困惑或阻抗开始箱庭之旅，但箱庭中出现的一些仪式性的氛围却使他们被这种游戏活动深深吸引，并且全身心地投入箱庭游戏中。这是箱庭的魅力！

第二节　荣格学派箱庭疗法

　　正如前文提及的，在当前众多取向中，由卡尔夫创立的以荣格分析心理学为背景的箱庭疗法是最主要的流派。该流派认为，箱庭过程是来访者自性化的过程。

一、荣格学派箱庭疗法的使用方式

　　以荣格分析心理学为背景的咨询者通常以三种不同的方式来使用箱庭疗法（Bradway & McCoard, 1997）：

　　（1）以心理分析为主要治疗方法，箱庭疗法为辅助手段。

　　（2）以箱庭疗法作为基本的治疗手段，而把口头治疗或者分析作为辅助。

　　（3）由两个不同的分析师或咨询者同时使用心理分析和箱庭疗法。

　　卡尔夫（1991）主张将箱庭作为一种基本的治疗形式，因为她认为，箱庭疗法本身就是一种心理治疗方法。但大部分心理临床工作者使用的是第一种形式，把箱庭疗法当作口头分析的辅助方法。有些人把两者作为平行的手段，甚至有些时候把箱庭疗法作为梦的分析的替代品（Bradway & McCoard，1997）。在箱庭制作完毕后，咨询者可以问来访者一些关于箱庭作品内容的问题，可以就某一特定的玩具模型对来访者本身的意义或者他们由此联想到什么内容等进行交流，然后对箱庭中的场景进行"解释"，将其与来访者过去的经历、当前发生的事件以及移情联系起来。但 Bradway（1997）认为，做完箱庭后立即进行解释并不是最好的选择，而推迟解释有很多的好处，且最好推迟五年甚至更长时间。

二、荣格学派箱庭疗法的基本假设

荣格学派箱庭疗法与其他方式的箱庭疗法的不同在于其超越功能，这是心理改变中最深层秩序的力量或能力（Turner，2005）。

箱庭疗法最基本的假设来源于荣格分析心理学的观点，即心灵具有朝向自我治愈（self healing）和完整性的倾向性（Jung，1960 / 1981）。当个体获得适当的条件时，这种天然的倾向性就会被激活。在沙箱中创作一系列的三维作品，能够以象征的形式将无意识中的冲突提升到意识中来，实现心理内容的重构，以促进治愈与转化。通过超越功能的转化作用，箱庭中的象征进程将意识自我重组到自性中，而自性（the Self）在荣格心理学中被认为是核心的原型（Turner，2005）。

荣格学派箱庭疗法的假设可具体为（Pearson & Wilson，2001）：

（1）人具有为了完整性和治愈康复的基本内驱力，且人类有能力超越当前所处的环境。

（2）对个体行为和态度，无意识比意识更具有强大的控制权。

（3）人格的阴影方面需要给予探究并安全地得以释放。

（4）心象是无意识的主要语言，这些心象需要表达。

（5）心灵具有一种天生的精神成分，若这种精神成分被忽视或否定，情绪和心理问题就会产生。

（6）在自由、安全的环境中，个体这些被忽视、否定、压抑的情绪、灵性能够得到自由的表达，自性的自我治愈力得到激活，从而引导个体心灵走向整体性。

这正是荣格学派箱庭疗法将灵性视作至关重要的心灵成分来探讨的一个

显著特征。荣格学派认为，箱庭疗法促进了来访者心理发展和成长，自性强大的自我治愈力得以发挥，个体内心被压抑、郁结、隐藏的心理能量得以释放。许多成人来访者反映，经过箱庭过程，他们对自己的灵性有了更深广的理解和经验。即便未能在其认知理解上认识到，箱庭疗法也能使来访者的精神冲动获得更多的表达。通过箱庭疗法，来访者将自己内心不愉快或消极的体验从被阻滞的情感、无法解决的内心冲突、消极信念和态度下释放、宣泄出来，将自己由情境引起的恐惧、不安、担忧、焦虑等负面情绪表现出来，从而促进自我的整合和个性化的实现。

三、荣格学派箱庭疗法的基本观点

荣格认为，游戏具有平衡心灵中意识和无意识的功能，并且是一种主动想象（active imagination）的形式（Stewart，1990）。主动想象是荣格创立的一种用以帮助来访者进行意识与无意识的对话，扩大意识疆域的方法。例如，荣格心理治疗师可能让来访者与其情绪（如害怕或愤怒）进行对话，并鼓励来访者与这种情绪进行相互沟通。通过主动想象，自我可以与心灵的一种无意识自性部分进行对抗与对话，形成自我—自性的联结。这种联结帮助来访者接近自性的治愈力量（Flahive，2005）。

荣格心理分析的目标在于发展当事人的成熟性，这样，当事人便能够从无意识中分离出来，接着与之重新联结，延续意识与无意识之间的关系。Weinrib（1983）认为，荣格心理分析和箱庭疗法的一个目标是使自我相对化（to relativese the ego）。这意味着，自我放弃他表面上的统治地位，个体的心灵在意识和无意识间重新建立一种联结，并延续这种联结。

荣格心理学方法的许多基本原理与自我发现、自我发展和超个人心理学的治疗方法有许多相似之处。荣格学派的一些作者认为，我们都有无意识，个体无意识激发了外部行为，是明显地更具意识性活动的促进因素。另外，个体无意识与集体无意识相联，并深深地受其影响。集体无意识则受原型影响，在原型中，基础性的人类模式与宇宙力量相联系。

当来访者做箱庭时，卡尔夫用自己对原型心理学的理解以及对 Neumann 的原型发展心理模型的领悟，赋予箱庭一定的意义。在治疗过程中，卡尔夫会就某个具体心象的原型故事、神话和来访者进行分享。荣格学派箱庭疗法的咨询师在工作时，会根据原型的本质对来访者的箱庭经验进行自己的解释，但不说出来，即使来访者被箱庭制作默默地、深深地打动，对于他们来说沙子中的世界仍是难以琢磨的。卡尔夫（1980）和荣格（1961）都认为，咨询者必须对原型和原型象征有深入的了解，才能在治疗过程中帮助他们的来访者（Boik & Goodwin，2000）。

从荣格学派理论框架来看，箱庭疗法让来访者使用象征的词汇表达他们的想象、情绪和思维。通过塑造沙子和在一个沙箱中摆放玩具模型的活动，来访者与自身的内心交流着有意义的神话和情感。这种全身心的、动感的疗法使来访者将内在现实表现出来，体验着一种超越感，并为自己的创造性行为做准备。

表达性艺术治疗师对箱庭疗法的使用很类似于荣格学派箱庭咨询者，但其将箱庭疗法看作表达性艺术疗法的一种。他们认为，箱庭疗法等表达性艺术疗法能够帮助来访者表达其无法用言语表达和未解决的冲突，但他们并不接受荣格诸如集体无意识或原型这样的概念（Synder，1997）。

第三节　与来访者中心疗法结合的箱庭疗法

并没有哪位箱庭咨询者正式宣称自己所使用的箱庭疗法是与来访者中心咨询理论相结合的，但在日本，可能由于其文化适应性的原因，许多咨询者基本都自觉地将箱庭疗法与来访者中心疗法理论有机结合起来。同时，不同取向的箱庭咨询者也很赞赏将来访者中心疗法的一些规则引入箱庭疗法体系。

一、对咨询关系的重视

事实上，世界技法和箱庭疗法均是以来访者为中心的技术（Mitchell & Friedman，1994）。箱庭疗法实施过程中，咨询者坚持不评价、不判断、不解释的原则与罗杰斯的来访者中心疗法很相似。在箱庭过程中，咨询者至少应用了来访者中心疗法无条件积极关注、共感理解、真诚或一致性这三种核心条件中的一种（Allan & Berry，1987；Carmichael，1994；Smith，2005）。咨询者持有这种态度，目的就是为了创造一个自由和受保护的空间。营造安全舒适的心理咨询环境，创造良好的咨询关系，是来访者中心心理咨询的关键策略。正如张日昇（2010）所倡导的，箱庭疗法所取得的良好咨询效果建立在"信、敬、静、和"的咨询关系上，没有咨访双方彼此的信任、尊崇，没有安静的环境，咨询者不能静默地陪伴，也就不可能达成和谐的咨询关系，更不要说帮助来访者构建和谐心理了。

卡尔夫（1981）对自由和受保护的空间做了解释：

> 这种自由的空间在咨询者能够完全接受儿童时产生。当儿童感觉到不论他经历的是什么，他并不孤独，不论悲伤还是高兴，他感觉到所有的经验都是自由并且受保护的。

在箱庭制作过程中，咨询者是位专注的观察者，不论来访者在箱庭中展示什么内容，以什么样的方式展现，咨询者都以一名尊重的见证者身份积极存在着（Allan & Berry, 1987），给予来访者无条件积极关注。对于来访者诞生于沙箱内的心象，咨询者能做的就是安静、耐心的等待，关注其发展。咨询者的位置要近得能够观察，但不宜过近而打扰来访者（Stewart, 1982）。在不受干扰的游戏过程中，来访者内在问题得以显现，转化与治愈得以产生和发展（Allan & Berry, 1987）。Darr（1994）在个案研究基础上指出，咨询者的活跃性对与儿童发展关系中起着深远的作用；咨询者适当的反应能够增强治疗关系；必须将共感理解、无条件积极关注和真诚一致整合到游戏治疗中；咨询者要意识到治疗中儿童和咨询者间相互影响的重要性。

二、非指导式的运作

箱庭疗法过程中咨询者非指导式的陪伴，与罗杰斯来访者中心疗法的主张是一致的。罗杰斯认为，与其说个体生活在一个客观现实的环境中，不如说每个个体都生活在一个时刻变化的主观经验世界里，并且是这个世界的中心。这个主观经验世界被称作"现象场"（phenomenological field）。个体在现实世界中如何观察、观察到什么、有什么感受，是因人而异的。因此，每个人的现象场都是独一无二的。个人的主观现象场才是个人真正的现实，因为他的行为、思想、感受直接由此决定（江光荣，2005）。也因此，不同个体对同一刺激会做出不同的反应。由此推论，个人感知的世界是他的直接现实，只有个人自己才能真正地、完善地了解自己的经验世界。旁人（包括咨询者）永远不可能像来访者那样了解他自己，因此，咨询过程是由来访者主导的。在自发式箱庭创造过程中，来访者将自己的人生体验、情感、认知风格、生活事件等投射出来，只有来访者清楚自己的世界是什么，该如何逾越当前的困难。该摆什么，摆成什么样子，寄寓何种观念、态度、情感，这一切都由来访者自己决定。

对于箱庭作品及其过程，只有来访者自己知道其根本意义，咨询者的权利仅仅是参与和观察（Stewart，1982）。在整个过程中，几乎无需任何解释，因为心理问题是在无意识象征水平上得以解决或理解。从劳恩菲尔德开始，多数箱庭咨询者都不对箱庭作品及其过程作解释或做出个人意义的推断。像来访者中心心理治疗中一样，咨询者只是无条件积极关注、静默陪伴、共感参与来访者的心灵世界。不需要做什么，也不需要表达什么指导意见，扮演着一面镜子的作用。虽然现在也有指导式的箱庭，但自发式的箱庭一直占主导地位。

罗杰斯的学生与同事 Axline 将来访者中心疗法的许多原则应用于儿童中，发展了八条基本原则，以帮助咨询者与儿童进行非指示性的互动。这些原则对箱庭疗法同样具有指导意义。后经 Landreth（1991）修订，具体包括：

（1）咨询者对儿童真诚地感兴趣，并发展一种温暖、关怀的关系。

（2）咨询者接受儿童的一切，不期待儿童在一些方面有所不同。

（3）咨询者在咨访关系中创造一种安全和接纳的感觉，以使儿童感觉到能够自由地充分探索和表达自己。

（4）咨询者常能够敏感地捕捉儿童的感受，并对此做出温和的反应，促进儿童自我理解。

（5）咨询者坚定地相信儿童具有负责任地表现的能力，坚定地尊重儿童解决个人问题的能力，并允许儿童这么做。

（6）咨询者相信儿童的内在引导，允许儿童引导治疗关系中的所有方面。

（7）咨询者欣赏治疗过程中的自然规律，不试图催促进度。

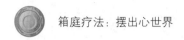

　　(8) 咨询者只设定那些可以帮助儿童负责任地接纳个体、建立适当关系的限制。

　　依据这些原则，箱庭咨询者总是对来访者充满了信任，真诚、无条件积极关注他们在箱庭过程中的任何表现，维持一种与来访者在一起的感觉，营造自由与受保护的物理与心理环境，从而激活来访者趋向于自性实现的强大自我治愈力。Landreth（1991）认为，咨询者的角色是一种积极的角色，在游戏过程中对儿童经验保持非指示、非控制；同时，又直接卷入并真诚地对儿童的感受、思想、行动和决定感兴趣。他（1991）认为，咨询者并没有替儿童解决问题，解释行为、分析动机或询问意向均会剥夺儿童自我发现的机会。非指导性游戏治疗专注于儿童，抵制询问问题，不作指示（Gil，1991）。咨询者不问问题的目的在于，让儿童自己发现答案，而不是被告知答案。

　　Landreth（1991）认为，儿童中心游戏疗法对儿童的助益是：

　　(1) 发展更积极的自我概念；

　　(2) 形成更强的自我责任感；

　　(3) 能够更加自我指导；

　　(4) 更加自我接纳；

　　(5) 更加自立；

　　(6) 学会自己做决定；

　　(7) 体验到控制感；

　　(8) 对应对过程敏感；

　　(9) 发展评价的内在资源；

　　(10) 更加相信自我。

三、对人性的积极观念

　　罗杰斯对人性持有积极的观点，认为人的天性趋向于自我发展、自我完善。任何人都有积极的、奋发向上的、自我肯定的、无限成长的潜力。具有求生、发展和增加自身的天赋需要（张日昇，2009）。他认为，人生来就有自我指导和自我实现的能力，有了解自己问题的能力，而且，我们自己有解决这些问题的资源。当提供改变心理观念所需要的氛围时，这种资源会被激活。罗杰斯认为，这种能力，能够解决个体自身存在的问题，获得成长和治愈，从而走向自我实现。Axline（1947）将罗杰斯的来访者中心疗法扩展到儿童，认为自我实现倾向是个体内部所具有的一种假定，它不仅是令人满意地解决问题的能力，伴随这种倾向的发展，它还是促进令人满意的成熟行为发展的动力。

Landreth 的儿童中心游戏疗法的基本概念，就是由咨询者发展一种与儿童之间温暖的关系，以促进儿童发展，提高其自我概念。他让儿童主导治疗过程，坚信个体具有自我引导的能力。Landreth（1993）认为，可通过非评价性的关系给儿童传达如下信息：我在这里，我倾听你，我理解你，以及我关心你。

事实上，来访者中心疗法体系，包括儿童中心游戏疗法，都不仅仅是一种技术或一种预定的目标（Jonas，1994），而是基于咨询者拥有并传达对人的一种积极乐观的哲学观念，这种观念鼓励个体提高自我概念，重拾信心，逾越当前的困难。

正如前文有关荣格学派箱庭疗法中所述，箱庭疗法的基本假设就是荣格所认为的，心灵具有朝向自我治愈和完整性的倾向性（Jung，1960／1981）。张日昇总结认为，箱庭疗法所持有的人性观，就是人的心理具有自我治愈的能力及自我整合的倾向。这一能力的发挥，依赖于各种内部和外部环境的状况，依赖于适当的条件和环境（张日昇，2006）。当个体获得适当的条件时，这种天然的倾向性就会被激活。这与罗杰斯来访者中心疗法所持有的人性观是一致的。用这种观点看待人，意味着咨询者要注重人建设性的一面，以及人的正确方面，对来访者充满信赖。

第四节　阿德勒学派视野下的箱庭疗法

阿德勒作为精神分析学派的重要代表人物之一和个体心理学的创始人，其本人及其理论对心理学尤其是心理咨询与治疗产生了非常巨大的影响。从阿德勒学派的视角来看，箱庭既是一种有效的心理咨询与治疗技术（Bainum，Schneider，& Stone，2006），也是评估生活风格的一种有效工具（Schornstein & Derr，1978），还可作为一种有效的心理咨询督导的方法（Kenneth & Owen，2008）。

一、指导式箱庭疗法

阿德勒学派视野下的箱庭疗法和荣格学派箱庭疗法的模式有很大不同。阿德勒学派箱庭疗法的本质是鼓励和再教育的过程，基本目标也在于培养来访者的社会兴趣。阿德勒学派认为箱庭疗法可以用于治疗或诊断（Sweeney，Minnix，& Homeyer，2003），当传统的面谈不可用的时候，可以利用箱庭游戏收集来访者的生活风格等信息。既可将箱庭疗法作为整个治疗过程唯一的一个技术，也可以作为其他治疗的辅助工具。

与荣格学派提倡的自发式箱庭疗法所不同的是，阿德勒学派的箱庭疗法除了不指导的自发式箱庭操作之外，还主张使用指导式箱庭。

由于阿德勒重视来访者最终的虚构目标和朝向那个目标的活动，没有病理学疾病的健康人在心理上和行动上都会朝向社会利益的方向发展。神经症导致个体违背社会利益、缺乏勇气去面对生活的任务，因此，箱庭内玩具或作品朝向的变化或可能存在的变化对来访者都是非常重要的（Bainum，Schneider & Stone，2006）。因为来访者一旦经历了这种变化，他们就很可能会把这种变化迁移到他们的生活中，这也许是阿德勒学派箱庭疗法的关键所在。也因此，阿德勒学派的箱庭咨询者可能更具指导性地使用箱庭疗法。Kottman（2003）、Sweeney，Minnix & Homeyer（2003）是最早确定指导性箱庭疗法的阿德勒派咨询者。

通常，阿德勒学派咨询者在如下情况会使用指导式箱庭：

（1）当咨询者发现治疗没有进展的时候，就可能利用箱庭疗法，指导来访者制作一个反映某一主题的箱庭作品对其进行干预。

（2）当来访者固执于一种思维方式而不愿前进时，咨询者可能转向使用箱庭疗法，利用他的行为成分可明确其缺乏前进的原因。

（3）咨询者可指导来访者通过移动玩具、介绍玩具、向来访者暗示可能的意义来干预和解释。

（4）借助对个体早期经验、隐喻和梦的解释方法来解释箱庭作品。对来访者的言语进行重构，为来访者处理需要处理的信息提供直接而安全的环境，从而实现对来访者的有效干预。

（5）借助对箱庭治疗过程中来访者摆放玩具时的言语或非言语信息的解释，形成假设并利用其他信息源检验该假设，对来访者进行有效干预。

（6）让来访者完成一个箱庭作品以评估其生活风格，包括生活风格的信息、类型、家庭排列的结构信息、运行方式、错误信念、社会兴趣水平、自卑感和追求卓越等。

二、箱庭作为生活风格的评估媒介

生活风格指的是来访者对生活的基本倾向性，与人格基本同义（Dinkmeyer & Sperry，2000），个体的生活风格代表着一个人对生活的基本态度，是影响个体情感、思维与行为的总体模式，决定着个体发展的方式和水平（臧娜，2010）。咨询师如果理解来访者的个人生活风格，就会对其心理生活状况了如指掌，不仅能清晰了解他的历史渊源，而且能预期其未来走向（郑日昌、江光荣、伍新春，2006）。在阿德勒学派的理论与治疗实践中，对个体的生活风格进行分析是一项基础性的评估工作，对其评估影响着整个治疗过程。阿德勒学派心理治疗通常可分为四个阶段，即建立治疗关系、探查生活风格、解释生活风格、重新设计生活风格。由此可见，心理治疗就是改变来访者的生活风格，在已经存在的生活风格中通过改变其行为和动机以改变人格动力结构。

箱庭是一种表达性、投射性的方法。来访者的箱庭世界里具有动态的事物和行为，通过观察箱庭作品、倾听来访者对作品的解释，咨询者可以获得有关来访者目标和活动的见解，而这种见解与来访者的生活风格紧密地联系在一起。箱庭是借助沙子、各种各样的玩具模型进行间接的自我表达，不需要太多的言语参与，因此，咨询者通过箱庭疗法可以有效地触及来访者的生活风格，对来访者的生活风格进行有效且非干扰性的评估。阿德勒学派一直很重视利用梦、早期回忆等投射方式来评估来访者的生活风格，并由此开展心理治疗。因此，借助箱庭这种游戏、投射方式，可以从阿德勒学派的生活风格评估方面为不同背景的来访者提供有效帮助。箱庭疗法既可以有效建构阿德勒学派所强调的咨访关系，也是一种评估生活风格的有效工具（Schorn-stein & Derr, 1978; Sweeney, Minnix, & Homeyer, 2003），由于箱庭对儿童青少年具有天然的亲和力，借助箱庭，能够更直观地评估他们尚不能用言语表达的情绪情感状态。为了了解儿童的生活风格，咨询者通过对游戏及其他互动方式的观察、提问技术、艺术治疗策略等收集儿童及其家庭的信息，如儿童行为目的、家庭结构与氛围、早期记忆、生活中的首要目标等。咨询者将这些信息整合组织起来，对该儿童形成一种评估，从而帮助其个体及家人更直观地洞察自身生活风格及相互作用的方式（Dinkmeyer & Sperry, 2000）。

作为评估生活风格的工具，箱庭疗法具有如下优点（Homeyer & Sweency, 1998）：

（1）有利于非语言情绪问题的表达；

（2）具有一种独特的知觉特质；

（3）为来访者创造了自由保护的治疗空间；

（4）为心灵运动创造了安全的空间；

（5）提供了有利于增强来访者安全感的界限和限制；

（6）为治疗隐喻的发生提供了特定的设置；

（7）可以有效地克服来访者的阻抗；

（8）为语言表达能力较弱的来访者提供了必需且有效的人际交流媒介；

（9）减少语言层面的防御；

（10）为儿童来访者或家庭的经验控制创造了空间；

（11）有效地处理具有挑战性的移情；

（12）更完全更彻底地触及心灵深处的问题。

三、以箱庭为生活风格评估的实践

箱庭疗法不仅应用于个体心理咨询与治疗，也同样适用于家庭治疗、团体治疗。借助箱庭，可对个体的生活风格进行评估，也可以评估家庭成员间相互作用和沟通的模式等，也可以洞察团体成员间的相互作用及其凝聚力。

（一）个体心理状态、生活风格的表现

箱庭的沙子、玩具模型可以表现人物、思想、状态、情感以及众多无限潜在的可能性。来访者从中选择自己需要的模型、玩具在沙箱中摆放、表演，从而充分展现自己的内在世界，表达自己的情感体验，并从中获得对自身心灵的知性理解和情感关怀。

迢迢是一位高三毕业班的女孩，家中有一位大三岁的姐姐，父母相对"偏心"于迢迢的姐姐，而相对忽略迢迢。迢迢因学习成绩一直下滑，且常有自杀意念主动前来咨询。

迢迢的初始箱庭非常生动地反映了她的生活风格、心理状态（如图2—1）。迢迢描述箱庭中的世界是在沙漠大环境下一片即将消逝的绿洲，房子是人们长途跋涉过程中可借此休息一下的处所，如果气候没有好转的话，房子周围仅剩下的绿洲很快也将消逝；左上角放着一条肚子朝上的鱼，是一条正在挣扎着快要死去的鱼；左下角的石头上镌刻着这里曾经发生过的非常沧桑的历史；作品中有两个读书的女孩，迢迢说是两个偶然相遇的陌生人。迢迢说自己就是那条挣扎着快要死去的鱼，但不知道为何是这种状态。

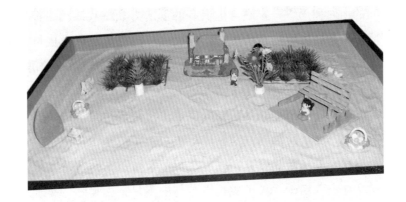

图2—1 迢迢的初始箱庭 主题：沙漠绿洲

这一作品以象征、投射的语言，非常形象地隐喻着来访者个体的生活风格、家庭氛围以及自身的心理状态。作品中的房子不是"家"，而是"客栈"

式的处所；在箱庭世界中，没有父母出现，作品中的两个女孩也没有关系，人际距离也较远，只是刚好走到同一地方的两个人而已，这与迢迢对她和姐姐关系的描述如出一辙。"摩崖"镌刻的曾经发生过的非常沧桑的历史正是其感受到的不幸生活。而作品中"鱼"的处境又生动地投射了迢迢的现实感受，即由于生存环境恶劣，滋养其心灵的水源正在逐渐消失，自己也面临着死亡的威胁。基于对迢迢初始箱庭投射出来的生活风格、心理状态的理解，咨询者的工作就是帮助其借助箱庭的象征与投射功能，寻找滋养心灵的"水源"，促进来访者改变对生活环境尤其是家庭氛围、成员关系的不合理认知。

Weinrib（1983）认为，个体的转变往往包括他们如何看待他们的态度、价值系统、行为、自我意象以及对自己内部世界和外部世界的感知，当一个人开始转变时，他们就会开始与自己、他人、社会以及超越个人维度的心灵建立联系。

（二）家庭动力关系的描摹

将箱庭疗法与家庭治疗相结合是一种新的尝试，它整合了两种治疗方法的优势，通过家庭成员在箱庭中表达家庭的动力关系，使咨询者在治疗中更容易获得对家庭全面客观的理解（徐洁、张日昇，2007）。在家庭治疗过程中使用箱庭等游戏活动可催化整个家庭的内在活力，通过游戏的演绎促进了家庭成员之间的沟通和理解，家庭与生俱有的创造力在游戏活动中被激活。借助箱庭游戏，家庭成员可以自由、自然地表达自己对家庭以及成员彼此的情感；咨询者则可直观地洞察家庭成员间的关系模式，了解成员间的情感联结。

图 2-2 是一个家庭联合制作的箱庭作品。这个家庭中，孩子很焦虑，有抽动症状，父母和孩子都有非常明显的完美主义倾向。箱庭的主要部分是母亲与孩子的合作，父亲的活动范围只局限于右上角的小山，两个区域间用一座破损的桥梁连接着。由此可见，在家庭中母亲与孩子间情感联结的紧密程度，以及父亲在家庭活动、孩子成长中参与的不足，夫妻间、父子间沟通不畅。在整个作品中，母亲所摆放的玩具模型都与孩子的成长、活动有关，如中心区的博士、左上角弹钢琴的小孩、躺着读书的小孩、右下角妈妈陪伴下出去游玩的男孩，并在整个箱庭中摆放了象征着母性的小动物，在母亲心目中，孩子就是中心，就是自己的世界。然而，孩子并不希望自己成为母亲世

界唯一的内容，不希望按照母亲的期待成长，将母亲摆放的所有人物形象都说成无生命的雕塑，并用栅栏将中间的博士围起来。

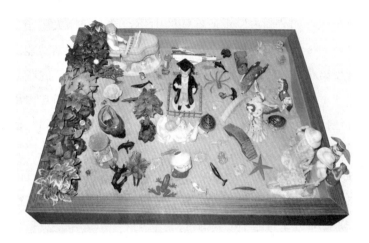

图2—2　家庭箱庭作品

这个箱庭作品很形象地反映了这个家庭动力运行风格，即母亲是家庭的控制者；父亲在家庭中充当一个较弱小的角色，对整个家庭所发生的事情看在眼里，但很少干涉，回避了对家庭尤其是孩子成长的责任；孩子不愿意被母亲塑造，但又无可奈何。一家三口的动力关系在箱庭世界中得以生动描摹。咨询者只要引导家庭去体会成员在此虚拟世界中的表现，就可促进成员思考自身的认知与行为，从而获得关系的梳理和动力的调适。

（三）团体"心理场"的再现

团体箱庭疗法是箱庭疗法运用的开拓，其基本前提是承认团体"心理场"（psychological field）的存在，它影响着团体的人际关系和成员们的认知、情感和行为（张日昇，2006），可以促使成员人际关系的改善。团体箱庭可以帮助参与者表达特殊的内省关注，学会重要的社会化技巧，发展出一个充满爱心的团队（Draper，Ritter，& Willingham，2003）。

图2—3是一幅由同宿舍4名女大学生（甲、乙、丙、丁）联合制作的箱庭作品。在作品制作过程中，甲表现出强大能量，在作品中发挥领导者角色，丁是与其配合最默契的，一直在甲所构建的区域周围进行修饰、配合；丙似

乎与另外三位成员都建立联系，但与甲、丁的联系、配合较多，如在甲摆放草地后摆放果实等，但其主要按照自己的思路进行构建，如做出一条河流，并在河流中摆放船只、在岸边放贝壳等；而乙则在试图与甲建立联系过程中屡屡表现出争执，如“霸占”甲所堆积的山顶，放上一座大屋子、修路，尤其是在甲摆放的桥梁一头制作一个螺旋，阻断了桥梁的联结功能。甲对乙的行动并未表现出明显的反击，而丁则在最后时刻将一朵盛开的花朵插入螺旋中心点，并“不小心”地碰坏了螺旋。甲、乙、丁三人的相互作用中，丙似乎对此没有任何的关心，专心做自己的事。日常生活中，这同一宿舍四个同学的关系模式正如箱庭制作过程中四人的行动一样，乙总抱怨甲故意与自己过不去，且与丁联合起来对付自己，宿舍关系相当紧张，还好有丙在中间偶尔调停。然而，在团体箱庭过程中，我们可以清晰地发现，乙在宿舍中遭遇到的人际关系困难缘于自己不恰当的行动。

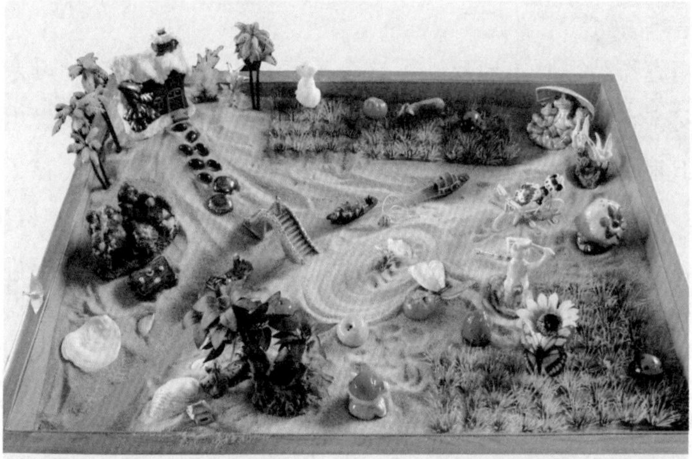

图 2—3　女大学生宿舍团体箱庭

个体在团体中的表现必然受团体“心理场”的影响，而团体成员间联合制作的箱庭作品也再现了团体的“心理场”。团体成员对作品形成过程中相互撞击而产成的情绪情感体验，必然促进成员从他人的视角审视自身行为对他人的影响，成员间对同一场景、玩具模型的不同理解，则丰富了成员对事物理解的视角，促进团体凝聚力的形成。

总之，箱庭疗法应汲取阿德勒学派的整合性和灵活性优点，结合认知主义、心理动力学、系统观点，强调建立良好的治疗关系，强调来访者的力量和资源以及一种乐观的、未来的取向。借助箱庭作品构建过程及其最终作品，探查来访者的生活风格，与其一道分析生活风格，并借助箱庭隐喻、象征、投射功能，重新设计生活风格，从而实现咨询目标。

第五节　心理投射测验取向的箱庭

众多首次来箱庭室的来访者，常常问："摆出来的这个作品能看出什么问题吗？"也就是，认为这是一种能"看透"心理世界的测量工具。正如本书开篇所提到的，箱庭疗法的突出特点就是将心理内容以物化方式呈现出来，让原本"看不见、摸不着"、"发展变化"、"性相近，习相远"的"心"变成了可视化的实体。那么，来访者对箱庭的"测量"、"评估"功能的看法也就显得自然了。

在"世界技法"作为儿童心理治疗方法的同时，艾里克森、彪勒、博格和费希尔等人试图运用类似于这一技法的配置，或者试图对这一技法进行标准化，开展心理测验工作，他们的工作虽然不是"治疗"目的，但却对当前箱庭咨询者理解箱庭作品内涵提供了诸多助益。

一、艾里克森的"戏剧性作品测验"

艾里克森（Erikson，1902—1994）在劳恩菲尔德出版《儿童游戏》的同时，开始了对"戏剧性作品测验"（Dramatic Productions Test）的研究。他将儿童的游戏看作是表现其生活一系列视觉和感觉的意象，而这些意象可以被翻译为言语。从这个观点出发，艾里克森发展了戏剧作品测验。他相信，从成人使用玩具的方式可以研究人的发展和性格的形成。艾里克森在有案可稽的两项研究中使用了戏剧作品测验，一项是对哈佛大学生的研究，另一项是在加利福尼亚大学进行的为期 20 年的纵向研究（Erikson，1951）。在哈佛的研究中，艾里克森让被试"制作一个戏剧场景"。他发现，被试试图以游戏的方式积极地重复童年期遗留的创伤，以便战胜这些创伤。除了家庭冲突场景、疾病的主题或对身体的关注，以及性心理冲突之外，还有类似的早期创伤主题。因此，他总结认为，被试在桌面上制作的微型构造是童年期创伤的表现。有关"戏剧作品测验"具体操作及考虑因素，可参看张日昇（2006）的《箱庭疗法》。

二、彪勒的"世界测验"

维也纳大学著名的儿童发展研究者彪勒（Bühler，1893—1974）认为世界技法能描绘儿童的思想运作情况，彪勒（1951）致力于这种技术的标准化，以作为儿童认知和发展的诊断测验。彪勒在伦敦的诊所中观察了儿童制作的世界。在劳恩菲尔德的支持与鼓励下，彪勒在"世界技法"基础上，开发出一种用于发现病理症状的诊断工具——"世界测验"（World Test）。试图以此确定某一特殊人群，是否在他们的作品中会有非常相近的投射模式。在1950年和彪勒讨论她们的工作时，劳恩菲尔德发现，彪勒的世界测验与她的世界技法虽然存在分歧，但具有相同的用途（Bowyer，1970；Lowenfeld，1950）。

世界测验是一种诊断工具，使用限定的160～300个小玩具，儿童在桌面上而非沙子中创造世界，采用标准化的等级量表计分，以辨别临床（病理）和正常（非病理）的世界。彪勒在对世界的分析中，辨别出了她所说的"模式"。

A 模式：攻击性世界模式（Aggressive World Signs）。可能包括事故、战斗中的士兵、威胁性的野生动物或暴风骤雨的场景。

E 模式：贫乏的世界模式（Empty World Signs）。使用的玩具少于50 个或少于 5 类。这种模式中常没有人的出现。

CRD 模式：即歪曲的世界（Distorted World）。包括封闭的（closed）、僵硬的（rigid）或无组织的世界（disorganized）。可能被不自然地切断或封闭，出现固定、切断或混乱的非自然示意性。

彪勒在世界测验的计分中，以"世界"中所使用的玩具类型和数量为基础。由主试对被试的"世界"进行勾画，并记录于一张记分表上。一般认为，以比较连贯的或主题明确的方式使用大量多种类型的玩具，要比世界中玩具的稀少或缺失来得健康。她发现，情感紊乱的被试，其"世界"至少会出现CRD模式中的一种，有时会创造一个闭锁的世界，有时会创建一个无组织的世界。彪勒认为，CRD模式可能代表着不安全感。

三、博格和费希尔的"小世界测验"

博格和费希尔（Bolgar & Fischer）是心理动力学倾向的临床咨询者，都非常熟悉劳恩菲尔德和彪勒的工作。他们共同的兴趣是发展一种非言语的跨文化测验，以利于临床诊断，类似于罗夏墨迹测验和主题统觉测验。其目标是开发出可用于观察成人动机、选择和创造行为的非言语投射工具。20世纪30年代中期，他们联合开发了"小世界测验"（Little World Test），又叫做"博格和费希尔世界测验"。

"小世界测验"与彪勒的"玩具世界测验"一样，它包括特定数量和类别的玩具（15类：房屋、篱笆、树、形象明确的人形、个性化的人形、士兵、家畜和野生动物、狗；车、船、飞机、火车、桥及其他，共232个玩具模型），这些玩具模型是木质的或金属的。所有玩具按类别放在敞开的盒子中，盒子摆放在直径大约5英尺的八边形的桌子上。被试制作"世界"作品时也是在同一个桌子上。因为博格和费希尔认为沙子对成人不合适，而且还不利于测验的标准化，所以不提供沙子。整个测验过程没有时间限制，被试可以按照自己的意愿进行创作。主试对被试的行为和言语都要进行完整的记录，主试可以提问，以引发被试自发的解释、观察和评论，但不允许与被试之间对话。测验结束后，主试画略图来记录整个作品（张日昇，2006；Mitchell & Friedman，1994）。

博格和费希尔的"小世界测验"对箱庭疗法的最大贡献在于其发展了一套较完备的评分系统，主张"世界"作品的分析应着眼于以下几个维度（张日昇，2006；Mitchell & Friedman，1994）：

（1）玩具类型的选择（Choice）。他们特别看重被试创作作品时所选取的第一个玩具。第一个玩具往往决定了整个作品构造的特点。

（2）数量（Quantity）。包括所使用的空间的数量、玩具的数量和构造的多样性（所使用的玩具数与玩具类别之比）。他们认为，个体内心世界的丰富性和个性的开阔性都可以从构造的多样性中得以体现。

（3）形式（Form）。具体指作品的地理形状（方形、圆形或线形等）、被试构造作品的视角（全方位的、有明确前后的）、基础（以桌子为基础，还是以其他的）、每一个构造或造型可能移动的方向（全方位、有固定方向）和作品的平衡性。

（4）内容（Contents）。主要是被试在使用玩具和构造场景时强调的因素，如实际用途、逻辑构造、社会因素、生动、趣味性和审美因素。

（5）行为（Behavior）。包括行为的意愿、工作方法、行为速度和确定性。

（6）言语化（Verbalizations）。自发评论的类型（言语或非言语）和数量。

从上述几个维度出发，博格和费希尔发展了"小世界"作品评分表，并在不同文化背景群体、临床与非临床群体中进行比较研究。结果发现，"小世界"作品存在文化差异，可以区分正常群体和临床群体，但在临床群体内它不具有区分度，如它不能区分智障群体、神经症群体和酗酒群体等。

四、箱庭的测验取向发展

苏格兰的心理学家 Bowyer 对世界技法研究投入了极大热忱。在劳恩菲尔德鼓励下，她写了一篇易于理解的关于世界技法的历史与应用的调查报告，为世界技法的工作做出了重大贡献。她发展了计分类目以更好地分析"世界"，演绎出适用于区分临床与正常人群的儿童发展常模和成人发展常模（Bowyer，1970）。

荷兰乌得勒支大学的 Kamp 于 19 世纪 40 年代在堪萨斯州托皮卡的公立学校工作时，将世界技法用作发展性量表，并与乔治敦大学的 Kessler 合作，设计了世界技法作品中确定发展性常模的计分程序（Kamp & Kessler，1970）。

荷兰教育家 Ojemann 利用 Kamp 和教育家 Krabbe（1991）的成果，开发了她的"Wereldspel"村庄建设测验，用于她所说的学习风格中"形象思维"

的诊断，以便对学习困难的儿童进行早期鉴别。

　　Cockle（1993）进行了一项比较研究，发现儿童的情绪关系和问题在箱庭治疗过程中得以呈现和发展。她认为，很重要的一点是，通过最少四次的箱庭制作，也就是在安全感建立之后就可以对儿童的情绪功能进行评估了。Vinturella 和 James（1987）认为，咨询者可将箱庭当作一种诊断的工具以获得基本信息，以及评估儿童的不适应行为。正如前文所述，Sweeney，Minnix 和 Homeye（2003）认为，从阿德勒理论和疗法视角看，箱庭疗法可作为来访者生活风格的分析媒介，对来访者进行评估。他们认为，来访者可能没有准备好进行认知的评估，箱庭疗法是分析这些来访者生活风格的有效投射媒介。张日昇带领弟子们也开展了大量的实证研究，探讨大学生孤独人群、考试焦虑学生、攻击性行为学生、强迫症者的箱庭作品特征，也期待着能从同一群体制作的众多箱庭作品中归纳出该群体的作品特征，为临床诊断提供依据。周念丽和方俊明（2012）开展了一项富有创意的研究，他们探讨箱庭游戏用于区分自闭症谱系障碍儿童功能水平的可行性。然而，劳恩菲尔德（1950）并不赞同将世界技法作为一种评估工具，因为她最初的目的是将其作为一种临床干预的技术，她担心这种技术被用于不同的目的时，会被误解和扭曲。笔者也认为，由于文化差异，以及玩具模型的个人意义，将箱庭作为一种心理测量、诊断工具，必然会遇到标准化的困难。

　　除了上述五种取向外，其他心理治疗理论也从自身的视角将箱庭疗法的形式纳入其治疗体系，丰富了箱庭疗法的效用。从不同理论出发，咨询者使用箱庭的方式各不一样，箱庭的功能也各不相同（Vinturella ＆ James，1987）：①行为主义者将其作为收集基线信息的诊断工具；②精神分析治疗者用之于察觉无意识中的冲突；③荣格心理分析者支持自性化过程；④格式塔治疗者通过设定，将人物从背景和解决的极性（resolve polarities）中分离出来；⑤儿童中心咨询者创造一个接纳的氛围，在这个氛围中儿童的自我调整和自我实现倾向得以充分发挥；⑥家庭治疗者将其用于儿童和家庭，以探索家庭界线、结构和家庭系统中交往机能障碍的模式。总之，箱庭作为一个客观实物的存在，其开放的姿态为各种理论流派的融入与拓展提供了平台。各种理论流派的融入，不仅丰富了箱庭疗法的研究与应用，同时也发展了这些理论。

第三章　箱庭疗法的物理空间与心理空间

　　箱庭疗法的实施，也就是咨询者陪伴来访者借助玩具模型、沙子、沙箱等元素来表达并建构自己心灵世界的过程。简单地说，就是陪伴来访者选择一些玩具模型，在沙箱中摆放、建构出一个箱庭作品。咨询者营造一个自由、安全的空间，陪伴来访者制作箱庭作品，通过与来访者进行对话，在理解作品象征意义的基础上，体验来访者的情绪情感，促进来访者心理的发展与变化。

　　箱庭疗法最基本的配置包括一个或两个沙箱（一个盛干沙，一个盛湿沙）、各种各样的小玩具模型，通常包括人物、动物、植物、建筑物、交通工具、家具设备、生活用品、抽象图形（如三角、五星、球体等）、自然界物件（如石子）以及各种象征符号等。这些玩具模型可以表现人物、思想、状态、情感以及众多无限潜在的可能性。来访者从中选择自己需要的模型、玩具在沙箱中摆放、表演，从而充分展现自己的内在世界，表达自己的情感体验，并从中获得对自身心灵的知性理解和情感关怀。

第一节　沙　箱

　　沙箱是个有边界限定的容器，其大小规格以及尺寸和颜色上有具体的限定。沙箱不只是装沙的容器，它也是心理的容器。沙箱为探索那些无意识中已经准备好释放的问题提供了一个安全的空间。在沙箱的界线范围内，当事人将其内在世界以可视化的方式呈现出来。于是，沙箱成为一个神圣的空间，承载着对内在现实的描述，与日常世界和日常中所关注的内容保持着一段安全的距离（Pearson & Wilson，2001）。

一、标准沙箱

当前，箱庭疗法中所使用的沙箱一般统一规格为内侧 57cm×72cm×7cm 的矩形沙箱（如图3-1）。这样，将箱子放在腰高时，箱庭大体可以置于视线之内，能够一眼就观察到沙箱中的全貌，而不用移动头部。这样规格的设置对来访者和咨询者来说都很重要。

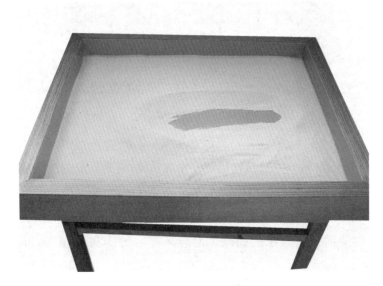

图3-1　标准沙箱

通常，沙箱外侧涂深颜色或木本色，内侧为蓝颜色（图3-2），目的是为了制作者挖沙时会有挖出"水"的感觉，代表着江河湖海。这种用自己双手"挖出"的水，对来访者来说有一种非常奇妙的感受。正如我们去看海，汪洋大海对个体而言是已经存在的客体，与自己仅仅是欣赏主体与客体的关系。而当我们在海滩边往下挖掘时，突然沙堆里冒出一汪水来，虽然没有汪洋大海的浩瀚，但却是自己动手挖掘出来的，似乎就来自心灵深处一样的欣喜。生命离不开水，水是生命之源。水既是物质的，也是精神的。水是包容的、流动的，有溶解功效。上善若水，水具有"因物赋形"的智慧，是智者象。子曰："智者乐水，仁者乐山；智者动，仁者静。"箱庭疗法中，培养来访者对水的这种感受是很重要的。

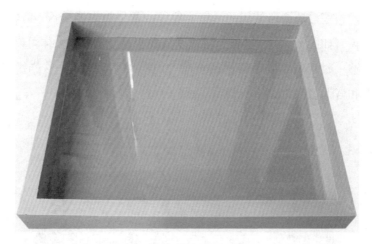

图3-2 厚边框的沙箱

Ryce-Menuhin（1992）这样描述沙箱的功能："有界限的沙箱使游戏者的想象得以限制，同时也得以自由地发挥。"这种自由而受保护的空间是治疗情境本身所提供的保护和自由的补充。这种核心条件和受保护氛围的提供，促使来访者创造源自其想象的图画，遗忘其背后的认知过程（Cunningham，1997）。

当前，沙箱的统一规格只规定了内径，而没有关于边框的设定，常见的沙箱边框厚度是2厘米。但是，有时来访者尤其是年幼的儿童制作箱庭时想将玩具摆放在边框上，如天使、飞机、佛像、鸟等等，2厘米厚度的边框时常满足不了这一需要，实现不了来访者的愿望，且容易造成玩具破损，因此，可以适度加宽沙箱的边框。在箱庭疗法教学、实践过程中，笔者尝试着让学生使用不同厚度边框的沙箱，学生们普遍认为，3.5厘米厚度的边框感觉最好（图3-2）。但在使用过程中也存在另一困扰，那就是，边框厚度的增加对来访者产生诱惑的风险，原本没有想在沙箱边框上摆放玩具模型，却因为看上去这个边框足够厚就摆上了，因而产生了对规格、界限的尝试性逾越。

二、沙箱规格的多样化

对于沙箱的形式与规格，历来有多种观点，从劳恩菲尔德、卡尔夫开创这一治疗形式之时起就一直使用矩形的沙箱，且逐渐形成国际标准。矩形沙箱有利于对箱庭场景进行区域划分，而且矩形是一种不完整的状态，这在一定程度上促发了来访者在箱庭中追求完整性的动力。

但是，事实上，一个能够盛装沙子的容器，只要其大小规格合适，不论其外形如何，都能够获得疗效。判断沙箱大小是否适于心理需要和实际操作，主要是看其是否不用转动头部就能一眼观察到沙箱的全貌，这对来访者和咨询者都很重要，这也为来访者提供了一种安全的体验，因而使治疗更有效。

有时，为了适应不同的来访者以及团体、家庭合作箱庭的需要，可以对沙箱的规格予以适当的调整，如为了便于一些年龄较小的儿童制作箱庭，也可以使用较小些的沙箱。也可以把沙箱做成其他的形状，比如正方形、圆形、八边形等。笔者根据实际需要设计制作了几款特殊的沙箱，如适用于团体合作的国家专利产品曼陀罗式团体箱庭（图3-3）。基于团体箱庭很重要的功效在于促进团队凝聚力的形成，让一个团队围绕着这样的圆形大沙箱合作本身就具有了象征意义，圆形本身具有默认的向心力。可以根据团体成员的多少，用木板将圆盘分隔为相应的区间，这既能够避免成员间空间资源的抢夺，对成员个体起到保护的作用，同时仍然将成员个体置身于团体内，而且，这样的圆形沙箱，使成员在制作自己的世界时有意无意地观察其他成员的表现，这也构成了成员间的相互学习、促进，也是一种团体内相互陪伴的心灵历程。当团体更趋于整合时，用于区分的木板就可以闲置了，整个团体如同一个人一样来创造一个属于他们团队的大世界了。曼陀罗在精神上有重要的意义，荣格将曼陀罗视为无意识中自性的象征，利用曼陀罗式团体箱庭进行创作，能够帮助团队走向整合。

圆形沙箱没有预设的角落让制作者进行区域划分或者隐藏，似乎会促进曼陀罗和自我中心的形成。因而，也可以在个体箱庭中使用曼陀罗式小箱庭，来帮助制作者走向自我的完整。当然，由于曼陀罗式沙箱通常只能手工制作，造价太昂贵且比较笨重，如果可能，也可以直接选择一些比较浅的圆形洗手盆来替代。

箱庭作为一种游戏，在促进儿童心理发展、成长方面具有特殊的优势，也可在家中放一套便携式的箱庭让孩子使用，沙箱的规格可以适当缩小，同时配置一部分小玩具模型，便于携带、移动、置放。当然，有些部门可能经常要到基层去开展心理健康教育等方面的服务，标准配置的箱庭设备显然不

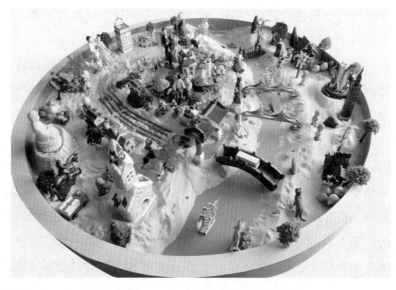

图3—3　曼陀罗式团体箱庭

便于搬动，那么，便携式的箱庭就可以满足这一需要了。便携式箱庭追求方便，因此，沙箱的边框就不宜加厚，尽可能减轻其重量。笔者所开发的国家专利产品便携式—家用箱庭（图3—4、图3—5）采用错层抽屉式布局，并将沙箱与玩具柜整合为一，减少了空间占用，既便于对玩具进行分类和展示，也便于孩子们选择和收拾玩具。

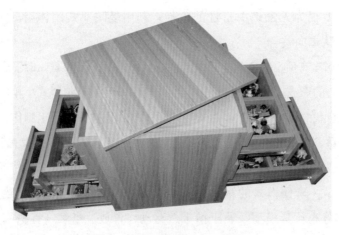

图3—4　便携式—家用箱庭

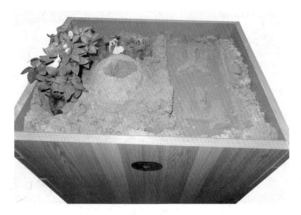

图3—5 儿童便携式箱庭作品

甚至，可以制作微型箱庭，置放于工作学习的桌面，即便只是在学习、工作之余做个小箱庭也同样有舒缓压力、释放心情的功效。笔者设计的国家专利产品案头箱庭（图3—6），只有大概一张A4纸那么大，盖子可以作为箱庭的沙箱，而底盒则可以用来盛放小玩具模型，携带也相当轻便。事实上，箱庭世界的大小只是一个相对的概念。在日本，盛行一款缩微的禅庭，一把净沙、数粒石子、几炷香、一支小沙耙，足以让人在把玩中静下心来，获得禅修的效果。

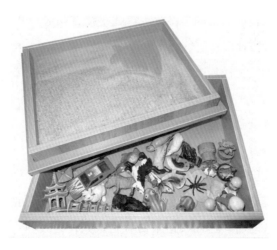

图3—6 案头箱庭

当然，有时受限于现实条件，并不能获得标准规格的沙箱，那么，诸如脸盆、托盘等容器都可以替代为简易的沙箱（图3—7）。

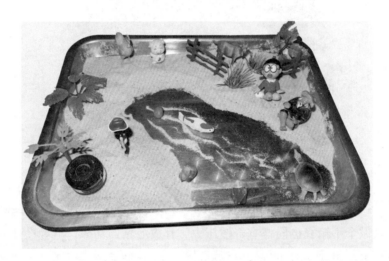

图3—7　简易沙箱

当要在一个大的团体如班级里开展团体平行箱庭活动时，不可能提供那么多标准沙箱，也没有足够的空间，那么，便携的、简易的箱庭显然更便于开展、获得。让全班学生每人桌面摆上一个微型的案头箱庭，全班同学平行制作箱庭，还可以让前后桌同学将案头箱庭拼接在一起，开展小组联合箱庭，聚合与离散都非常方便。

事实上，正如其他任何方式的创造活动都不拘泥于外在形式一样，沙箱的规格并不是最重要的，重要的是能够为来访者提供一个自由、安全的表达空间，尤其是由咨询者营造的咨询室的心理氛围。

三、沙箱的放置

沙箱放置的高度要让大部分人感觉舒适，通常不宜高于一般桌子的高度。我们认为，如果箱庭室的空间足够大，最好能有一高一低的沙箱桌，高低分别为70cm、40cm左右，这样不论来访者是成人还是儿童，沙箱都能摆放在较合适的高度。

有些研究者建议将沙箱摆放在箱庭室的中间，这样有利于来访者从不同角度去摆放、观察和欣赏。但我们建议，最好能将沙箱靠墙壁而放，这样可以给来访者一种稳固的依靠感，也提供了一个相对稳定的方向感。

如果桌面比沙箱略大些，或者把沙箱放在地上，这也可能为来访者提供许多便利，因为来访者可以将拿来的玩具先放在一旁再精心摆放。有些来访者喜欢在沙箱里面做一个世界，在外面也建构一个世界，然后在其间搭建桥梁。这可能反映出来访者无法或不愿表达的内心问题，或者表示与别人的界限，或者是他们生活中不想要的场景。

第二节　沙　子

沙子，源于山，源于水，或源于无山无水的大漠，因此，箱庭中的沙被赋予了一种奇妙的能量场。沙是由地球表面的岩石风化形成的，被认为是浇注和塑造象征世界的理想材料。使用沙子是箱庭疗法的一大特征，在心灵疗愈中发挥了极其重要的作用，沙子的介入及对来访者的作用是许多其他心理疗法所无法相比的。

借助弗洛伊德有关心理结构的比喻，陆地是意识，大海是无意识，那么，介于大海与陆地间的沙滩则是前意识，即无意识中可召回的部分。箱庭中的沙子也具有这种联结、沟通意识与无意识之间的媒介作用。沙的流动性和可塑性使来访者可以在自由且受保护的空间，如其所是，在沙箱中构建源自意识或无意识的山川原野、江河湖海、庭院城堡，乃至其他任何东西。

也有些咨询者提出是否可以使用小米、面粉、豆子等食材来替代沙子。因为现实工作中，确实存在一些令咨询者困扰的情况，比如在铺地毯的房间里使用箱庭疗法，沙子不易清理，因此，最好使用木地板或地板革。还有些幼儿、自闭症谱系障碍的孩子可能会将沙子塞进嘴巴去吃，这存在健康、安全的隐忧。但是，使用食材替代沙子时，虽然也有类似于沙子的堆积效果，但通常要加入一些水去和一下，这样就可能带来新的问题，如发芽、结块等等，而且一旦受污染也不便洗涤。如果确实存在个别孩子吃沙的现象，我们可能需要考虑他吃沙的原因。笔者建议，可以事先准备一些小饼干之类的食物，当孩子来做箱庭时，让他嘴里有食物咀嚼，也就可能不去吃沙子了，因此，我们的主张还是使用沙子。

一、沙子的意义

沙子是心象得以具象化的表达媒介，通过接触沙子可以唤醒我们心中沉睡的原始冲动、梦想、本能。

1. 沙子的母性表达

沙是箱庭中必不可少的元素。箱庭以沙箱为中心，以箱子和沙子创造出一个自由而受保护的作业空间。其中沙箱构成箱庭一个保护的外在限制的空间，而沙子在某种程度上构成了来访者的一个内在释放和保护的空间，外围的限制与内在的释放有机结合在一起，对心理治疗起到调和与维护的作用。箱庭疗法的创始人卡夫卡曾师从于客体关系理论家温尼科特（Winnicott）。温尼科特以"足够好的母亲"、"过渡性客体"、"包容性环境"、"真自体和假自体"等观点影响了客体关系理论和自体心理学，其中，"包容性环境"对于箱庭疗法的意义最为直接。在温尼科特看来，母亲本身就是一个促进发展的环境。在箱庭的沙世界里，来访者感受到自己身处于一个安全的、被关注、被赞赏、被原谅、被接纳的包容性环境，这一环境的成功营造归功于咨询者对来访者的共感理解，以及咨询者所扮演着的"母亲"角色满足了来访者对于母亲原型的渴求，从而促使治疗效果得以产生。沙子在箱庭中时常被用来表现大地，具有大地母亲的象征意义。因而，当来访者接触沙子进行箱庭创作时，来访者就与母亲原型建立了联结，在沙子的母性引领下，来访者静下心来慢慢地走进自己的内在世界。

2. 沙子的流动性

沙子是流动的，大漠的沙子因风儿流动，岸边的沙子因水而流动。如同在海滩上印刻、画线工作的体验一样，随着海浪的冲刷而瞬间消逝，因此，这种表达具有了暂时性，即"当下"或"此时此刻"的特性。箱庭借助沙子这一媒介，让来访者在沙箱里头制作箱庭作品，也是转瞬即逝的体验，因为沙子是流动的，时间是流动的，更重要的是心是流动的。来访者与沙的互动过程是不可见的内心想法与情感具象化的历程，借助箱庭可视、可感、可触的时空，这些想法和情感得以具象表达。与此同时，沙又是易受外界影响而变化多端的，这使得箱庭这种可视的内心世界具有了暂时性，即只显现于"当下"。来访者制作完作品后，不论愿意与否，这一作品最终要被拆除，恢复到平整的沙子表面上，等待另一个来访者的制作，或者等待下一次的表达，因此需要怀抱"一期一会"的珍惜与敬意。在箱庭中的这种无意识与意识的交互作用结果是短暂的，但这种短暂的经验却又以视觉化的影像长期驻留于来访者心间。

3. 沙子如同皮肤

虽然，曾有研究者提出过不使用沙子，原因是沙子不易于客观化评估，这主要是从心理评估的视角出发的考虑，而沙子在箱庭制作过程中的象征意义却使得箱庭独具魅力。沙子的表面与皮肤相似，构成天然界限，可区分内外，又可联系内外。且由于沙面的界限作用，沙表面的上下也就可以区分为光明与黑暗、可见与不可见、发现与隐匿、暴露与保护、自由与困顿、重生与死亡等意义。沙子是能量的象征。对沙子的移动、利用可以理解为对能量的控制和分配。沙子表面这种皮肤般的作用，与沙箱的边框一同构成了我们的全部，有如身体皮肤对于体内保护作用一样，将心理能量蓄积、保护了起来。沙箱、沙表共同构成的对内在能量的保护，这可能也是为何将沙箱置于来访者视野之内能使其感受到受保护的原因之一吧。沙子如同皮肤，与沙子接触可能唤醒内在的情绪、情感，尤其是与母爱有关的情绪、情感。从卡尔夫起就非常强调箱庭的"母子一体性"，我们觉得，沙子是非常重要的唤起这种感受的媒介。当来访者触摸沙子时，可能产生双向乃至多向心理能量的流动。一方面如同婴儿接触到母亲的皮肤一样，产生温馨、安宁之感，此时来访者是婴儿；另一方面如同母亲触摸婴儿的皮肤一样，加之箱庭"生产"的过程，此时来访者是母亲。

4. 沙子的神圣性

沙子的阅历是古老、久远的！箱庭疗法强调沙子的作用。曾有人问起，是否可以不用沙子而用泥土、小米或者其他东西，因为这些特质也同样可以移动、堆积、掩埋、流动。确实，如果从沙子的流动性、皮肤般的界限作用来看，许多材料可以替代沙子。但沙子还有其更深层面的意义。作为一种地上的元素，沙子具有一种迷人的阅历。Turner（2005）在阐述沙子的重要性时，详细介绍了沙子的形成过程。在自然中，沙子是由岩石风化和瓦解之后形成的。随着时间的推移，风、雨、冰、热和冷的力量将岩石分解。自然的和化学风化的力量将岩石的成分转化为矿物和营养、铁和铝氧化物、矽土、淤泥和石英沙。这些成分结合形成黏土，黏土与淤泥和沙子结合形成壤质土。经过一段时间的过程，土壤被水侵蚀，冲下山坡，最终根据其成分的重量被分类、沉淀。沙子是最重的，因此它最终被冲向岸边。沙子在时间的进程中由岩石进化而来，但是，在它到达海岸之前，沙子是作为土壤存在的，生命在土壤中（上）经历着生与死。当这些微小的石英块被冲到海滩，成为沙粒时，它的土壤生涯便结束了。Dillard（1999）发现，沙子在河底移动100英里大约需要100万年的时间。沙箱中的沙子是如此古老，它代表着永恒。在箱庭疗法的仪式中，进入沙子也就进入了永恒。在箱庭"自由而受保护"的空间中接触沙子，意味着退出普通的时空，进入神圣的时空。西藏喇嘛们用彩色沙子制作曼陀罗，那是一幕极其庄严神圣的场面。从准备曼陀罗所需要的沙子等材料开始，直到将曼陀罗收入净瓶倒入河流，让沙子回归"水"这一母体，整个过程都呈现出不可言喻的神圣。来访者利用沙子和玩具模型制作箱庭作品的过程，可以说就是其完成一个自己心中的曼陀罗的神圣过程。

二、沙子类型的选择

事实上，箱庭所使用的沙子没有太大讲究，可以用海滩或河边的细沙，或从建筑工地上选取，但最好不使用那种棱角太锋利的人工粉碎的石英沙。沙子的粗细会对使用者的双手产生不同的刺激，从而产生不同的心理体验。箱庭中的沙子，其粗细通常由咨询者决定。细密的沙子如同皮肤，会使来访者在触摸沙时产生一种儿童化的情感，或是回归母亲怀抱的温馨感。细密的沙子为来访者创造了一种理想的触觉、运动觉的体验，使其放松，为来访者内心世界和外部世界架起一座桥梁。我们觉得，沙子不能太粗，不能有小的卵石、土块、杂质等；也不能太细，太细的沙子容易扬尘而使得近距离接触易产生过敏反应，或者因为太细容易粘手而产生不适感。沙子最好先洗涤几次，以免来访者特别是儿童不慎将沙子揉入眼睛而引起感染。

有些咨询者还提供各种有色彩的沙子。也确实有些来访者很喜欢这种质地和颜色的沙子。值得注意的是，有些来访者看到多种彩色沙子时，只是看看并表示好奇，而并不太愿意使用它们，更多的是使用白色或浅棕色的沙子。实际上彩色沙子会让人感到孤单，用彩色沙子构建成的场景也给人一种超现实的感受。

三、干沙与湿沙

箱庭室最好准备两种沙子：干沙和湿沙。因有选择余地，也就不至于出现一旦来访者使用湿沙，其他来访者就别无选择的困扰了。不少箱庭学习者以及来访者会问起选择干沙或是湿沙是否存在不同。

不论是干沙还是湿沙，都具有上述所探讨的特性。但干沙因为没有水这种元素，它是流动的，我们无法像控制湿沙一样来控制它的形状。它无法确定一个牢固的形状，其边沿很柔和、脆弱，容易被破坏。干沙无法堆积很高，但触摸和移动起来非常容易。它可以随空气和风而动，创作精美的结构或形成轻柔的、圆的形状，因此，它是精神的精细运动。

因为缺少水的元素，干沙似乎不易于促使来访者自发地深入到心灵的阴影水平上工作。虽说湿沙或水汪汪的沙箱可以促使来访者接触到心灵的潮湿深处，但并不意味着干沙箱就没有这样的功能，毕竟沙子本身就包含有水的性质，而且沙箱底部的蓝色也具有水的象征。

干沙更易于让人感觉那是陆地，因此，在干沙上制作箱庭更多地表现出心理能量向上升华的表现，而不是向下深入的表现。这种向上升华的表现就可能与来访者心灵中将某些东西提高到更高水平来工作有关。箱庭促进人格整合的过程，就需要这种向上升华的表现。

干沙也可能让人感觉那是一片沙漠，因而在作品中表现出沙漠荒凉或空洞的情形。沙漠是一个能量或生命力非常低的地方，对干沙产生这种感受和表现，可能源自内心能量的耗竭、绝望或者令人恐惧的体验，尤其是来访者不接触沙子时，就更有可能出现这种情形了。在这样的情况下，沙子就仅仅被作为一个在其上面摆放东西的平台使用。如果来访者持续不断地表现失去活力的箱庭作品，作为咨询者，就要帮助来访者寻找与生命力有关的任何标志，哪怕只是很微小的生命力。一经发现，就必须关注它们，温和地支持它们。这些微小的生命力可能非常脆弱，但对来访者而言却是极其重要的。因为咨询者对这样情形下微小生命力的适当包容，能滋养来访者内心的希望感。

我们认为，咨询者的关注是有能量的，即使是极其微弱的生命力的成长，这种关注也能够促进来访者获得发展。当然，对于来访者用干沙创造出沙漠等萧瑟、干燥的情形，咨询者还需要考虑来访者是在哪里丧失了能量。借助箱庭进程，可以发现这种箱庭场景所反映的能量缺失，或许源自一些代际间的虐待与爱的剥夺，或许源自需要药物干预的慢性身体健康问题。

也有来访者利用干沙流动性强、相对白净的特点，将沙子移开，呈现大面积蓝色的底部，并取少许沙子撒上去，制作出蓝天白云的情景，甚至展开对天国情景的描述。通常情况下，人们习惯于将沙箱底部的蓝色视作大海、湖泊、河流等水域形象，是无意识的象征。因此，将沙箱的蓝色视作天空，可能表现出来访者接触到内在的潜在高度，需要获得一种生活远景，或期待获得精神层面的提升（Steinhardt, 1997）。

箱庭中，水是一种非常重要的玩具。湿沙与干沙的不同也正是因为多了水的元素。加入水后，沙子变暗，具有了大地的特性，变得牢固，容易塑形，可代表暗处神秘的阴影，冲突的火山式爆发，或经验的更高水平，整个心灵可以描绘出它所有的色彩，包括暗的和亮的（Pearson & Wilson, 2001）。

因为有了水的作用，湿沙更易于移动、堆积、雕塑，从而使得沙箱的蓝色底部更有可能显露出来。从沙子表面区分意识与无意识的象征意义来说，将沙子移开，露出蓝色底部，在蓝色区域进行表现，这可以视作无意识内容的呈现。因此，使用湿沙似乎更易于引发来访者表现无意识深层次的心理内容，引领来访者探索无意识。笔者在陪伴来访者的过程中，时常发现，当来访者一直使用干沙之后使用一次湿沙时，其箱庭场面、主题以及现实生活的风格都发生了变化，真是令人惊叹不已。

由于湿沙容易塑形，来访者也容易受到湿沙的这一特质引导，表现出奇妙的创造力，如制作隧道、城堡、坛城、金字塔等富有象征意义的心象。

如果拥有两个沙箱，那么保持一个沙箱的沙子微湿的状态。湿沙含水不宜过多。试想，看到一个湿透透的沙箱，或者装着像汤一样沙子的沙箱，来访者会有多么惊愕，这对来访者的箱庭制作产生直接影响。

如果客观条件所限，无法提供两个沙箱，那么，可以准备两个水桶，一个装干沙，另一个装湿沙，由来访者选择，再将沙子倒入沙箱里。

第三节　玩具模型

　　玩具是箱庭的语言，是箱庭疗法最基本的要素之一。玩具是来访者非语言交流的象征、比喻媒介，用来表达自己受语言压抑的情感、想法、信念以及愿望。由于玩具具有极其丰富、强大的表现力，可以象征和比喻，能够表达语言所不能表达的东西，吸引着来访者使用箱庭。玩具模型是来访者用以表现内心世界的形象物，可以让来访者通过运用各种玩具将自己无形的心理有形化，并在咨询者的帮助下观照自己的内心世界，整合自我，因而，玩具模型也就成为来访者心灵运动的资粮（图3－8）。

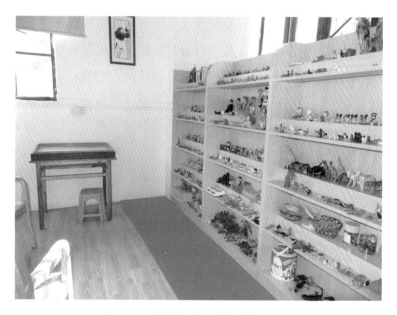

图3－8　闽南师范大学箱庭室玩具架

　　Badenoch（2008）认为，来访者制作箱庭时，是用沙子和所挑选的象征物生成一种人际关系，用一种内在感到舒适的方式而不是用认知的方式来创造新的表现形式，让心灵得以释放。

一、玩具模型的数量

制作箱庭如同写文章，玩具模型如同词汇，是来访者意识和无意识的心像表现或象征语言，因此，为来访者提供的玩具模型越丰富、越生动，其表现力就越强，越有创造性，就越能帮助来访者表达自己的情感、思想。

这样说来，玩具模型似乎越多越好，虽然，我们并不能为每一个来访者都提供其需要的所有"词汇"，但通常需要提供一些基本种类的玩具模型供来访者从中选择，这是咨询者的职责。关于箱庭的基本类别究竟应该包括哪些，不同的研究者观点也不太一致。笔者认为，在大部分人制作箱庭时常使用的基本类别大致包括人物、动物、卡通形象、植物、交通工具、建筑类、连接与障碍物、生活用品、自然景观、其他五花八门的物品等 10 大类。这仅仅是宽泛的分类，每一种类中还有更多的分类维度，因此，有些商家可能会说提供了多少大类多少小类的玩具。事实上，一个玩具模型根据不同的分类维度可能属于不同的类别，而且，现实中我们收集的玩具模型通常都不是单独形象呈现的，如一个小孩带着一只狗，可以认为这是人物类，也可以说是动物类。因此，说有多少类玩具模型那仅仅是商家的一种商业宣传手段。咨询者可以根据自己的思考确定分类标准。分类便于整理玩具架，也有助于来访者挑选玩具模型。

那么，一个箱庭室应该准备多少数量的玩具模型才够呢？很明显，玩具模型太少，象征词汇就少，可能会限制来访者的情绪情感表达。但是，如果收集量过多，又会显得混乱，造成来访者选择的迷茫和情绪的泛滥。笔者认为，一个箱庭室内有 1000 至 1500 个玩具模型已经是绰绰有余的了。Ryce-Menuhin（1992）也认为 1000 来个玩具是一个很合适的数量。如果经费不足或其他条件不够，但至少也要为来访者提供 300 个玩具模型。在收集玩具模型时，尽量考虑到各种类别都有一些，其中，人物类玩具模型是表现内心世界最生动的道具，其喜怒哀乐的情绪、吹拉弹唱的活动，都可能拨动来访者的心弦。不论我们收集的玩具数量多么庞大，总会有来访者说找不到自己想要的东西，反之亦然。玩具数量不多的时候，反倒能促使来访者去变通、创造、替代，或者放弃，穷则思变，这是现实原则的体验。

二、玩具的收集

有许多公司在销售成套的箱庭用具，这是一种很好的收集玩具的开始方式，但这并不是完全必要的。在生活中，有太多的地方可以收集到小玩具模型。玩具店、跳蚤市场、娃娃屋、工艺品商店、纪念品店等等，我们如何获得玩具，在哪里获得玩具，反映了我们的个人风格（Turner，2005）。

理论上说，只要沙箱放得下，任何物件都可能成为箱庭的玩具模型。有时我们感觉某个玩具似乎不可能有人喜爱时，却就有一个来访者使用了它。似乎这个玩具模型读懂了我们的心思，立即证明自身的存在价值。虽然箱庭疗法借助于投射和象征，有经验的咨询者也可能借此评估制作者的一些心理状态，但毕竟不属于标准的心理测验，因而箱庭玩具的收集并没有什么标准。

然而，在实践中，我们认为箱庭中的玩具模型应经过精心、慎重挑选，而非随随便便有个形象就行。咨询者在玩具收集上的认真、用心会让来访者感觉这里的物件都很精美，因而在制作作品时也会更愿意静下心来，抱着神圣的态度去制作箱庭。有时，咨询者自己动手制作玩具不仅可弥补玩具类别上的不足，而且会让来访者感受到咨询者的认真。

因为有了箱庭，我们会特别注意身边可成为玩具的物件。每一次外出开会、旅行回来都可能带回玩具，可能是海边的贝壳、某个旅游区的纪念品，也可能是日常生活的步行过程中偶拾一块不常见的石头，或是路边地摊上一个脏兮兮的旧模型。因此，玩具架上的玩具会悄悄地多起来，我们收集玩具也会近乎疯狂成瘾。

咨询者对玩具的上瘾是可以理解的。但是，需要提醒的一点，就是要以平衡的方式来添加玩具。我们需要警惕自己对玩具类型的偏好，会被特定类型和种类的玩具深深吸引。从一个收藏者的收藏品中就可以了解他许多方面的情况。De Domenico（1995）指出，要记住我们不是在创建艺术展览馆，也不是创建一个剥夺来的世界。玩具需要包括那些使你厌恶、吸引、烦躁、乏味、令人恐惧、良好、邪恶、和谐或荒谬的东西等。

我们也可以自己做一些玩具。例如，梯子不易买到，但我们只要将一些小木棍粘在两条长木棍中间就可以了。还可以用软陶、橡皮泥等，通过塑形、烘烤和描绘制成一些更难找到的玩具。还可以在日常生活中发现一些玩具，如石头、彩带、朽木等。当我们从自然中发现、收集到的玩具，以及满怀爱意地摆放、赋予其意义时，每个玩具都与我们的生命息息相关，承载着记忆与意义。

如果咨询者有特别喜欢的收藏品或者贵重的玩具模型，我们建议不要把它放在箱庭室里作为箱庭治疗的玩具，而是自己去收藏。因为，如果我们最喜爱的玩具模型被损坏、偷窃，或者当着我们的面被虐待、不恰当摆放或处理时，我们内心会不高兴，这会影响良好治疗关系的建立。笔者家中就收集了大量舍不得放在箱庭室的模型。

三、玩具挑选的原则

玩具的收集与咨询者个人的理论背景、治疗理念有关系。张日昇（2006）对玩具的收集提出了许多明确的建议，在此不再赘述。有些对荣格分析心理学极为尊崇的咨询者，可能更喜欢收集一些在荣格学派的著作中提及的宗教或神话传说中的形象。曾有一位心理辅导工作者询问笔者："您那里收集了多少个原型？"提问的问题虽不专业，但足见其对荣格分析心理学的热衷。

（一）多收集反映本土文化和区域风情的特色玩具

虽说玩具模型的收集没有什么标准，但在收集时应尽量考虑自身所处的文化背景，多收集些符合本土文化特点的形象。遗憾的是，在中国大陆收集玩具模型时，通常获得的都是西方文化背景下的物件和形象，尤其是中国当代人物形象类的特别少，鲜有东方文化特色的心象实物成为箱庭玩具。

中国传统的盆景、园林、假山中使用的亭台楼阁，渔樵耕读、牧童骑牛、举杯邀月的饮者、闲庭信步的老者、悠然对决的弈者等无具体姓名的形象，佛教、道教、儒家以及民间信仰中各类有着众多传说故事的造像，如观音菩萨、如来佛祖、弥勒佛、孔子、关公、福禄寿三星、唐僧师徒、钟馗捉鬼、哪吒，都尽可能收集来作为箱庭的玩具模型。还有一些民间流传的形象或中国文化元素，如"三不"猴（非礼勿听、非视勿视、非礼勿言）、凤凰、十二生肖、门狮、牌坊等，也都可以增加我们玩具模型中文化元素的分量。当然，笔者更主张玩具开发商能开发一些当代中国人物形象，或工作场景，或生活百态，用这样具有浓厚的中国风格形象构建的箱庭作品，就不会让来访者产生宛如异域风情的感受了。

建筑和植物也最好能反映出国家、地域的特点。中国疆域辽阔，各地的知名建筑数不胜数，如北京的长城、故宫、天坛，还有西藏的布达拉宫、上海的东方明珠、福建的土楼、广东的碉楼等。不同地带的植被种类繁多，从海南岛的椰树、福建的榕树，到华北的白杨树、东北的雪松等。

（二）考虑玩具模型的材质

要有多种材质做成的玩具。塑料类玩具比较耐用和便宜。然而，我们发现有些特殊的形象用塑料制成并不合适，如佛陀、菩萨、耶稣等宗教类的形象，如果用塑料制成会感觉轻飘飘的，没有那种神圣的感觉；建筑类、自然风光类的物件也是如此。这些类别的形象最好是使用树脂制成，比较真实、美观、生动，又有厚重感。最好也能有一些用天然材质制成的物件，这对心理治疗具有重要的意义。让来访者去观看、触摸、感受天然材质做成的玩具，比如木头、矿物质、石头等等，这能帮助来访者与自然以及内心建立连接。

金属制作的玩具，不管是人物、城堡、怪兽或者其他什么的，都很有价值。有些来访者更喜欢有颜色的物件，也有的来访者喜欢金属的质感。如果确实买不起金属制品，也可以购买那些金属色泽的物件。虽然摸起来的感觉会不同，但视觉上还是可以满足的。

从街头巷尾的精品店里可以购得许多精美的玩具模型，但是在选择这些物件时，咨询者一定得考虑到自身经常服务的对象。如若经常接待年幼儿童，或者是自闭症儿童、ADHD 儿童、情绪障碍等来访者时，箱庭室的玩具尽可能是不易破损的塑胶、搪塑、塑料、树脂、原木等质地的物件，尽量少选择那些陶瓷、玻璃制品，以免物件破损时伤害到来访者。如果是在监狱、劳教系统使用，出于安全考虑，尽量配置塑胶、原木等质地的物件，或者是小件的树脂制品。

（三）考虑物件风格的多样性

挑选物件时不要只满足于自己的癖好，而尽量风格多样些。人物既要有表现家庭群体的，也有社会各行各业的形象，反映多种人群特征。动物也可以大大小小重复，可以表现动物的社会。房屋要包括从家庭房到公寓的变化，其他的建筑要有地域建筑的风格。有时同一款式的玩具有多个，这并不影响来访者的使用，有时来访者想表现双胞胎、克隆、模仿等场景时，这些重复

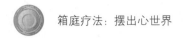

的样式就很实用了。

四、玩具的陈列与分类摆放

张日昇（2006）已对玩具的分类以及各类应该收集的模型做了详尽的介绍，在此也不再赘述。

（一）玩具陈列架

通常，我们更喜欢使用敞开式的橱柜来陈列玩具模型，因为这样来访者能够一眼就看到玩具，吸引他们的注意，从而引发其尝试制作一个箱庭的动力。这对于儿童青少年来说，其震撼力是很强的，他们可能一下子就全情投入到与这些玩具模型一起工作的世界中去了。一大片橱柜都装着各色的玩具模型，时常会让成人感觉那是孩子们的天地，但成人也同样会很好奇这些玩具模型究竟可用来做什么，甚至被其中一些设计巧妙、做工精美的玩具所吸引，这样很多玩具与其内在世界就建立起了联结，勾起自身内心许多场景、情绪、记忆，成为来访者表现当前状态的象征了。因此，玩具本身虽然仅仅是物理上的玩具实体，但因为来访者心理能量的注入，玩具又能传达出一种能量、创造力、动力。De Domenico（1995）认为，敞开式陈列的玩具能够唤醒每个人内在的创造力，用外部世界引导其本具的能量表达出来。咨询者对箱庭的完美布置，为来访者在此表现其创造力和自愈能力提供了欢迎和尊崇的治愈环境。

敞开式陈列架的好处是来访者不需要翻箱倒柜去找玩具，这对于情绪脆弱、心理能量不足的来访者来说非常重要。但是，敞开式陈列架保洁很不易，且一下子全部闯入来访者的视野，也可能让来访者感到很迷茫，有一种被压倒似的感觉。为此也可以选用那种带有玻璃门扇的橱柜，但这相对会带来开关门扇的麻烦。笔者常建议咨询者们给敞开式陈列架加装一片半透明的纱帘布，不使用时将帘布拉上，减少灰尘，也让来访者在拉开帘子时可能会很惊叹于这么多精美的玩具模型。而且，当我们只想用面谈或使用其他疗法时，也免得这么多玩具分散来访者的注意力。

在市面上直接购买的陈列架通常是书架式的，这样可能遇到一个困难，就是前排的物件挡住后排的物件，在选用后排物件时不小心就会将前排物件带落地上。为此，我们在摆放玩具时就需要考虑将个头高大的物件放后排，小件的放前排。笔者设计的国家专利产品错层设计的玩具陈列架（见图3—8），就很好地避免了这一问题。

（二）玩具的分类摆放

Turner（2005）指出，要根据玩具的意义进行分类摆放。这样做有两方面的原因。第一，当来访者想要一个特定的玩具时，在一个玩具分类摆放的架子上比较容易找到。第二，以一种不会让来访者的心理感到不和谐或混乱的方式呈现玩具，会让其感觉到舒适。换句话说，相对于随机呈现的方式来说，来访者在分类明确的玩具中寻找想要的东西，其心态会比较平和一些。这主要是因为同类相对集中且位置相对稳定摆放，有助于保持治疗过程的前后一致性，而这种一致性有助于来访者对未来箱庭过程产生预想，便于来访者找到自己想要的东西，提高其安全感。箱庭室内物理环境的一致性对于那些在现实生活中感到混乱的来访者而言是非常重要的。

分类摆放也是为了避免产生令人不安的场景，这对于情绪脆弱的来访者而言尤其重要。如果来访者在玩具上看到一个小孩子后面有条蛇（如图3—9），那他想拿到那个小孩就是个挑战，因而可能会放弃这一想法。

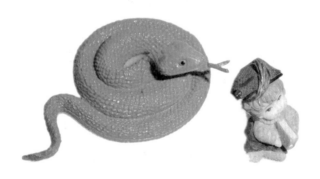

图3—9　陈列架上的威胁性场景

人物、动物、车辆等有运动方向性的物件，摆放时尽量让它们正面朝外，而不是侧面排成一列，在陈列架上构成动态情境，如图3—10的摆放宛如动物迁徙。

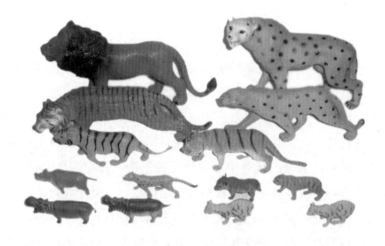

图 3—10　"迁徙的动物"

在摆放各类玩具时，应考虑到现实中这一类形象可能处于什么样的心理位置，比如，宗教和神学的东西通常放在架子的最上面，因为这些形象似乎应该是处于最高的天上的；现实人物则放在其下的架子上，根据使用的情况来摆放。动物中鸟类应放在高一层，而鱼类应在最下一层；交通工具也同样有空中、地上、海上之分。

Homeyer 和 Sweeney（2011）甚至提出，积极的东西放在陈列架的左侧，中性的放在中间，邪恶、负性的东西放在右侧。很强大或有攻击性的人物放在右边，比如医生、营救人员、警察、火警，如果爱好打猎，就要去右边寻找。动物种类繁多，如果陈列架足够的话，我们通常会将飞禽、走兽、家禽家畜、海底世界、昆虫等分开摆放。如此一来，我们可能将野生动物中的狮子、老虎、豹子、恐龙等富有攻击性的放在右侧，而长颈鹿、斑马之类的就可以放在左侧。其他动物如此类推。家养和驯养的在左边，攻击性的在右边，比如狮子、老虎。其他的没有攻击性的在中间，比如动物园的动物。植物、家具、生活用品大部分东西是中性的，可以随意摆放。当然，植物也还可以按季节性从左到右分别呈现春夏秋冬的顺序摆放，前提是我们的植物类玩具模型够多。建筑类物件有些是有情感色彩的，如代表家的那些别墅、屋舍放左侧，而监狱和堡垒则可在右边，其他建筑在中间。

如果陈列架不多，那么就将宗教神学类放在顶层，接下来是人物、动物，然后是建筑、家居用品，然后是植物、交通工具、栅栏和标志、自然物。

但 Turner（2005）喜欢将发展性与原型性相结合来摆放玩具。玩具摆放的发展性方面是指考虑来访者的一般大小与身高，以及那个发展范围的来访者最容易获得其想用的代表性玩具。这就意味着，将人物、动物、常用家具设备、卡通和神话故事人物等摆在较底层的玩具架上。将士兵、军用交通工具和马摆在中层，方便小学年龄段的儿童使用。玩具摆放的原型尺度包括：将世俗的、自然的物件，例如岩石、树和贝壳，摆在最底层的架子上或地板上；将精神性的、宗教性的人物摆在较高层的架子上。接着对其进行进一步分类，将东方宗教物件和人物摆在右上方，将西方的摆在架子的左上方。同时，也将死亡的人物摆在较高的架子上，从发展上看，儿童不常需要这些人物，因此，它们一般是在儿童的视野范围之外。然而，如果儿童确实需要更具原型性的人物，他们会发现它。心灵会迫使他们往高处看，他们会想爬上梯子，"去看看上面有什么"。

有序的安排便于来访者找到想要的东西，也让咨询者知道自己每一种类物体的多少，便于安排摆放和清理的时间。但这也仅仅是我们的一种建议，每一个咨询者都有自己对世界的理解。

上述所讲的玩具分类摆放只是针对立式分层的陈列架，如果是抽屉柜如笔者设计的家庭便携式箱庭，其分类摆放的顺序可能就不能遵照上述的讲究了。

第四节 箱庭室的配件与布置

心理咨询与治疗是在心灵上工作，不仅需要大智慧，也需要在细节上用心。添置一些小配件，布置好箱庭室，是在细节上用心的具体表现。

一、箱庭小配件

为了方便来访者从玩具架挑选玩具，也可以准备一些小箩筐，有些来访者会用其装上拟选用的玩具放到沙箱里。

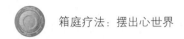

通常我们会给每个沙箱配置一片平整沙子用的塑料板，也可以是其他材质的，如木头或竹子的，也有咨询者会用带手柄的刮刷，只要顺手就行了。

如果能准备一把毛刷，就可以在收拾玩具时用它来清理粘在玩具底部的沙子。也有的来访者会用它来清理沙箱角落或底部，强调纯净的感觉。

箱庭与其他疗法不同的是，我们通常会通过摄影，将箱庭作品的场景拍摄下来，原本一期一会的瞬间将以其客观存在的场景图片成为永恒。因此，我们可以准备一台数码相机，这样也可以在治疗结束时，将来访者的箱庭图片作为礼物送还给来访者。

二、箱庭室的布置

箱庭室也是咨询场所，面巾纸是必不可少的。它可以用来拭泪、擦手，也可以成为来访者的玩具，如表现瀑布、浪花、白云等。

箱庭室本身就是一间心理咨询室，因此，其布置与心理咨询室一样，强调温馨舒适感，因此，桌椅、窗帘、钟表等与咨询室的要求一样。在准备接待来访者之前，要确保沙箱和玩具放置有序，非常重要的一步是检查一下沙箱里是否埋有之前箱庭治疗中所遗留的玩具，保持沙子表面平整光滑，让来访者开始的时候有一种自然的心态。

咨询者座位既不要挡路、不要干扰来访者，同时又容易观察到来访者的箱庭制作过程。能够让来访者意识到咨询者全身心的关注，但不对其创作产生干扰。有时为了便于低龄儿童自主拿到较高处的玩具，可以准备一张供孩子们垫脚的比较安稳的板凳，当孩子们取玩具时，咨询者小心陪护还是很重要的。

第五节　箱庭疗法的心理空间

心理咨询、治疗并非简单的会话技术，也不仅仅是咨询、治疗的技法问题，更重要的是咨询者、治疗者对来访者持有怎样的态度，及以此为基础能否建立起一种彼此信赖的关系（张日昇，1999）。良好的咨询、治疗关系是心理咨询、治疗得以确立并顺利开展下去取得实效的前提条件和基石。咨询者、治疗者扮演怎样的角色、持有何种态度（不仅是观念上的态度，更重要的是实践中表现出来的态度），是能否达成信赖关系的关键因素。一定程度上，来访者来咨询室会跟我们说什么话，主要是因为我们这个人，而不是心理咨询本身。箱庭是非言语的表达，因此，来访者怎样建构其箱庭世界，很大程度上取决于陪伴他制作箱庭的我们，取决于陪伴者的态度。

在箱庭疗法实施过程中，咨询者与来访者同处一室，处于相互间意识和无意识交融的状态（如图3—11），表面上看是来访者自己动手摆箱庭，咨询者虽然没有动手，但却动心了。咨询者的动心表现在陪伴、欣赏、倾听的态度中，也就是陪伴来访者制作箱庭的过程，欣赏来访者的箱庭作品表现，倾听来访者的箱庭故事。

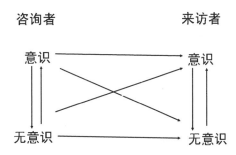

图3—11　咨询者与来访者的心灵交互作用

在箱庭疗法治疗过程中，咨询者、治疗者既需要扮演一般心理咨询者的角色，同时还需要担当箱庭疗法这一特定技法所规范的角色，持有与之相应的态度，并通过各种途径的历练，丰富箱庭体验，增强从事该疗法实践的哲学、理论修为。

在箱庭疗法过程中，咨询者所扮演的角色是多方面的，他是来访者受伤的内在小孩的"母亲"，是来访者内在世界表现的见证者，是来访者心灵痊愈历程的陪伴者和参与者，是安全、自由空间的营造者。

一、"母亲"的角色、态度与母子一体性

严父慈母是人类千万年来历史形成的对父母角色的界定，根据这一角色界定，母亲通常是慈爱、关怀、温暖、包容的代名词。以荣格分析心理学为

理论渊源之一的箱庭疗法，非常重视咨询者与患者（或称来访者）之间的治疗关系。要求咨询者以一种类似于母亲给新生儿一样的安全感、关爱、关注的态度对待来访者及其箱庭作品（Betman，2004）。卡尔夫（1991）曾将箱庭疗法治疗关系归纳为"母子一体性"（mother-child unity），并对此特殊关系的达成予以强调。有多位荣格分析学家谈论过母亲和孩子之间的关系，或者"母子关系"，但卡尔夫是第一个确认母亲和婴儿之间关系的最早联系为"一体"关系。她写道："当一个新婴儿的所有需求，比如饥饿的缓和、远离寒冷等等，从亲生母亲那里获得满足时，婴儿会通过母亲的爱感受到无条件的保护和安全。我们称这个最初的阶段为母子一体性"（Kalff，1991）。Neumann（1963）指出，女性之所以伟大在于其所呈现和提供的容纳、庇护和养育。除了母亲，在人类历史上尚无人能够如此明显地、无需佐证地被称之为"伟大"。只消看一眼那婴儿和孩童，母亲之伟大的地位就已经无可动摇。

根据原型理论，或者交流分析理论，每个人的人格中都有一定比例的孩子气，即都存在一个儿童原型。在遭遇不幸、心有牵挂之时，个体总期望有个能接纳自己的、像母亲那样宽容的人倾听着自己的倾诉，获得母亲般的呵护、宽容、鼓励。因此来访者来咨询、治疗时也常带着一种孩子般的期望，往往视咨询者为能满足其一切要求的"母亲"。

心理咨询者不论男女，其人格中也必须维持一定的母性。母性意味着真诚无私的爱，不计个人得失恩怨，希望孩子尽快成熟，母亲对孩子的爱是不需要有其他先决条件的。母亲对待孩子的态度总是以慈爱、包容为主的。孩子不论做错什么事，有什么缺点，即使是罪状累累的罪犯，在母亲的眼里，那都是自己的孩子，都是可以接纳的、包容的，眼里投射出的永远都是充满慈爱、温和的目光。

与母亲对孩子的情怀一样，孩子不论有什么苦恼，要受到什么样的惩罚，总会想到母亲的庇护，即便是两鬓苍白的老者，在自己的母亲面前，也总会有一种"撒娇"的孩子气，甚至在即将离开这个世界的刹那间仍以微弱的声音颤然地叫一声"妈啊……"。可见母子之间情感的维系是多么绵长、牢固。

卡尔夫认为，当一个孩子被抱在母亲的怀里时，他就从心理上感受到了一种被保护感，这是他最安心的时候。这种感觉如同胎儿在母亲的子宫里一样，母亲的子宫隔绝了外界的刺激和危险，保护着胎儿。儿童、青少年和成人受到外界刺激而心理产生异常时，通过心理咨询师的援助，可获得母亲般的爱护，情绪得以安定（徐光兴，2001）。

"母子一体性"中的"母亲"的态度，即爱和关怀是来访者成长、发展的关键因素。箱庭疗法要求咨询者给予来访者温暖、关爱、包容、接纳、自由和安全感，就像母亲对待孩子一样的态度对待来访者，这就是"母子一体性"。只有以母亲的态度对待来访者，咨访双方才能取得基本的信任感。

咨询者这位"母亲"，是一个充满慈爱然而又具有高度理智的"母亲"。在箱庭疗法实施过程中，咨询者对来访者的箱庭作品制作过程、场面构成及解释，总是像母亲一样慈祥地关注着，以欣赏的、鼓励的眼神对待来访者心灵深处那孜孜不倦追求自我整合的力量的发挥，在需要时给予一定的帮助，但又不包办、不控制。母亲总是相信自己的孩子不论现在如何不成器，但终究会长大成熟的；咨询者也应如母亲一样相信来访者具有无限的追求自我实现的潜能，相信其经过内心努力，人格终会朝向整合的方向发展，终究会适应现实生活的。只要来访者这个"孩子"或者其内在小孩（inner child）能够朝向前行、发展、新生、创造、快乐、自由等良性方向发展，咨询者这个"母亲"就必须为其成长、发展提供安宁、保护的空间，给予爱、支持和温暖。

儿童的发展、变化及其方向关键在于母亲，若能处理好儿童与母亲之间的依赖与独立议题，儿童将朝正向、灵性经验发展。若过度认同儿童且忽略与母亲的关系，可能导致其拒绝长大、逃避成人世界的现实与责任。因此，正如现实生活中的表现一样，箱庭疗法中对咨询者产生"如同母亲一样"的感觉也可能使来访者对咨询者产生一种依赖感，认为咨询者是全能全智的，一切善的和爱的化身。对此，咨询者不必恐慌，我们的母亲如何消除我们对其全能全智的想象的？不是呵斥，也不是絮絮叨叨的说理，而只是等待，等待孩子自己成熟了，自然会找到答案。箱庭疗法过程中，咨询者以母亲的态度对待来访者，让来访者感受到咨询者像母亲一样站在自己的角度尽可能地维护自己的利益，而不是审判官，因而也就能无阻抗地让自己的无意识内容在这片温和、自由、包容、安全的空间舒展开来，逐渐地走向整合。当来访者自己不需要再视咨询者为万能的母亲时，或者能独立地适应生活时，咨询者这一"母亲"自然就渐次淡化出他们的生活。

二、见证者与静默的态度

与其他面谈式的心理咨询、治疗方法所不一样的是，来访者制作箱庭作品时，咨询者并不对其制作过程给予结构式的指导或者评价，而是静坐一旁观察来访者的全部表现，见证、关注着来访者内部世界在箱庭世界中的展现。因此，箱庭咨询者是来访者箱庭表现的观察者、见证者，而且静默客观的见证、观察，看上去似乎不做任何事情（Mitchell & Friedman，1994）。当来访者主动与咨询者说话或提出问题时，咨询者予以简单的应答，应答之后又复归静默。Dean（2003）形象地将箱庭作品中意象的出现比喻成新生儿，咨询者就像一个助产士一样，允许它们在外部世界找一个适合自己出现的地方，静默地见证着这一"新生儿"的诞生。这种静默的、非常有礼貌的接受态度使来访者的安全感和自由感陡增。咨询者以静默见证者的存在，起到了承接来访者情感宣泄、心灵表现的心理容器（psychological container）的作用。做到静默、做到"不做任何事"，我们就可以帮助来访者创造并进入一个互动的精神世界，就可以用"心"倾听来访者展现于箱庭世界的思想、情感、记忆、信念等等。

箱庭疗法的治疗关系中，咨询者（治疗者）的这种"静默"态度与中国道家哲学重要概念——"不言之教"是相一致的。由先秦哲学家老子所提出的这一态度，指的是一种避免人为的、敏锐的直觉，促进他人的自发成长。老子说："圣人处无为之事，行不言之教。"坚持这种态度，咨询者通过营造一种来访者愿意接受其自己经验的氛围，重视来访者的自主性和自发性（Enns & Kasai，2003）。

诚如卡尔夫所言，在箱庭疗法过程中，不做任何事比做一些事要难得多。特别是当来访者是儿童时，因其仍处于自我发展的活跃过程，而且与指导着游戏和治疗过程的无意识有着紧密的联系，因而对儿童实施箱庭疗法时，咨询者要做到"不做任何事"、保持静默的态度，可能比成人也就更难些。当然，箱庭咨询者作为见证者所持有的"静默"态度，并不意味着不做任何反应，并非要求咨询者坐于一旁一动不动，咨询者也并非可有可无，正所谓：不说什么并不等于什么也没说，不做什么并不等于什么也没做。箱庭治疗过程中，咨询者作为见证者在一旁默默地见证着来访者无意识世界的流露、表现，通过自己无言的表现，如目光、身体语言以及偶尔的应答，与来访者进行交流、对话，帮助来访者的自性显现并逐渐整合自己的心灵。守候在来访者身边，静静地见证、欣赏来访者箱庭作品的诞生及其心灵的展示，适时、适当地做出言语或非言语反应，这本身就能帮助来访者激活心灵的自我治愈力，促进其心理发展、成长。

三、陪伴者、参与者与共感理解、共感参与的态度

箱庭制作的过程是一种自我心灵探索、旅游的历程。"箱庭"，顾名思义也就是"在沙箱中表现庭园风光"的意思，这与中国的盆景很相似。箱庭视觉化的形式表现的是来访者游历自己内部河山或曰心灵地图（psychic topography）的过程。在这一过程中，咨询者实际上扮演了来访者游历内部河山的陪伴者、参与者的角色，其所要做的就是去倾听、观察、共感地参与其内部河山的展现过程（Pearson & Wilson，2001）。在箱庭作品意义形成这一"游历"过程，来访者是带领者，主导、掌握着"游历"的路线、"景点"，而咨询者则是一位跟随者，用"心"地欣赏着这一路风光，思索着不同"景点"可能负载的含义、意义。作为耐心的陪伴者，咨询者还能让来访者的心灵充分展开。而且在来访者制作完箱庭作品后转入说明制作意图时，咨询者作为陪伴者还可以对来访者被激活的情绪情感表示支持、理解，这种支持、理解的态度也有助于来访者勇于体验、直面自己那些原本令自己畏惧的负面情绪。此外，还能陪伴来访者一道探索掩藏于箱庭作品之下的原型意象可能具有的意义，参与到对作品内容、意义以及情感表现的理解、思考中来。有时，来访者在制作箱庭作品时出现了一些困难，如试图让某个玩具站立、悬挂、组合，此时，咨询者就可能不再是静默的见证者，而充分地扮演参与者的角色，给予来访者适当的援助，坚定地扮演一个见证者和支持者角色。

咨询者的参与必须小心地只让自己的主动性保持在刺激来访者探索的共同探索者地位（Boik & Goodwin，2000）。Ammann（1991）形象地比喻道："装有接受精神分析者心灵过程的容器正在烹调，分析师必须小心地看管炉火，不能让炉火熄灭，但是也不能让炉火烧得太过旺盛，以免锅里面的东西溢出来或者是被其他方式毁坏。"

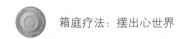

作为陪伴者，咨询者必须共感地理解来访者的心理，并且以共感的态度参与其间。所谓共感的理解就是设身处地地体会来访者的心理感受。对来访者共感的理解是使心理咨询产生效果的最重要的条件之一。

Weinrib（1983）认为，治疗的成功取决于咨询者对治疗过程中箱庭作品所呈现的发展过程的熟悉。这些阶段包括：

（1）主要的复杂性问题至少得到部分解决；

（2）深入自性的感觉，并且实现与这种深度的特殊能量的联结；

（3）阿尼玛和阿尼姆斯（Anima & Animus）的平衡出现或认识（荣格的术语，他认为这是心灵内部两性性的平衡）；

（4）对日常生活和超个人的生活形成新的自我态度（卡尔夫将之称为能够将生产性与内在世界和外在世界进行联结的"相对化自我"（Relativised ego）能力的出现）。

Weinrib（1983）认为，当自性稳定出现，与内在世界相关的新自我（ego）产生后，可对一系列箱庭作品进行整体的解释。这样，来访者受咨询者的不适当影响的机会降低，对新洞察的防御性投射需要也减少。我们发现，侵入性的理性解释，不论是正确的还是咨询者的投射，均会使来访者与他们内在的治愈联结相分离。最后，最大的助益来自来访者自己在箱庭中的经验，而不是咨询者的理性理解及其认为发生了什么的反馈。

箱庭疗法过程中，共感理解的表现不只是言语的理解，而是对来访者制作箱庭作品的过程以及所摆放的作品有一种"共同情境"之感。来访者在开始制作箱庭作品时，咨询者对其拟在沙箱中摆出什么样的情境，用什么玩具，先完成哪些都有一种"预知"的感受。这是一种高层次的共感理解，是咨询者基于自身的修为与来访者内心世界达成的一种共性认识。Pearson 和 Wilson（2001）认为，箱庭咨询者必须有能力共感地参与到来访者的创作中，以此发展一种深层的、无言的和谐。这种静默的陪伴（accompaniment）能修复许多来访者所经受的孤独感。咨询者要保持非侵入性的陪伴，保持可靠的兴趣，保持对心灵的发现和学习的态度，而不是期待着预设的结果并做出朝向这种目标的引导。

有了这份共感理解，当来访者需要或者邀请咨询者参与时，咨询者才能恰当地表现。当感受到来自咨询者的共感理解，并接受他们的共感参与时，来访者也就会对咨询者感到信赖、安全。这种信赖感、安全感同时又促进了咨访双方和谐一致关系的达成，并进一步促进咨询者更深高层次的共感。在箱庭治疗过程中，咨询者对来访者不同程度的参与所表现出来的无条件积极关注，给来访者创造了一种安全的"庇护所"。儿童的箱庭作品常反映出其寻求被保护的需要的满足，以及处理情感困扰的需要，成人的作品有时也如此。

四、安全、自由空间的营造者与接纳、尊重、无判断的态度

箱庭疗法理论假设认为，人具有为了完整性和治愈康复的基本内驱力，且人类有能力超越当前所处的环境。在自由、安全的环境中，个体被忽视、否定、压抑的情绪、灵性能够得到自由的表达，自性的自我治愈力得到激活，从而引导个体心灵走向整体性（Pearson & Wilson，2001）。因此，营造自由、安全的空间就成为箱庭疗法咨询者角色内涵的一个重要方面。

要医治个体心灵创伤，克服种种情绪问题，就必须营造一种适合的环境，为来访者重新创造曾有过的幸福温馨的感受和体验。箱庭疗法咨询者通过箱庭室物理空间、沙箱以及咨询者的心理空间三重保护，为来访者提供了一个非常安全、自由的空间，让来访者自由、安宁地在沙箱内使用各种玩具进行表现。

当咨询者无干扰地存在并充分地欣赏来访者的自我发现过程时，来访者体验着一种信赖感，也较易于认识其自己的情感和生活方式，并学习接近自己内心世界的能力，从而促进自我治愈（Pearson & Wilson，2001）。

咨询者为了营造自由、安全的空间，作为箱庭的见证者必须支持着来访者，以自己的镇定、沉着以及内心的自由，接纳来访者的困难状态，并引导来访者将其承受的困难当作一种"适当的困难"予以接纳，从而促使其和谐、自由感上升，自由地承受、接纳自己的过失。与"来访者中心心理咨询"所主张的一样，咨询者必须以开放和无判断的态度，接纳、尊重来访者在箱庭世界中表现出来的任何方面，不对其箱庭过程进行干扰、指导，不对其作品进行评价。咨询者作为见证者不仅仅是以倾听或无条件积极关注，更重要的是以极其可信任感为来访者在箱庭中的表现撑起一片自由、安宁的空间（Shaia，2001）。

　　"自由受保护的空间"，它同时具有物理和心理两个尺度。据此，对"自由、安全的空间"这一原则的理解包括三个层次：沙箱、箱庭治疗室、咨询者的心理空间（Shaia，2001）。箱庭的沙箱是一个有边界限定的容器，其大小规格以及置放高度使得来访者制作箱庭作品时无需转动头部就可以使整个箱庭内容完全处于自己的视野之中，沙箱的边框划清了沙箱内部与外部世界界限，来访者可以在沙箱内自由地表现，这给来访者一种安全感和受保护的感受（Pearson & Wilson，2001）。对来访者来说，咨询者的作用首先就是使沙箱成为一个安全的容器，以容纳其尚未解决的情绪、情感、心理问题（Betman，2004）。但仅限于沙箱边界提供的安全感对于来访者来说是不够的。来访者制作箱庭作品时，物理上他存在于箱庭治疗室内部，因此箱庭治疗室的物理布置、摆设给来访者的安全感就显得非常重要。沙箱放在什么地方比较合适？玩具架距离沙箱多远？玩具的陈列是否令人感到舒适？这些都是箱庭治疗室给予来访者安全感和受保护感的心理刺激源。咨询者在利用沙箱、箱庭治疗室给予来访者"自由、安全的空间"的感受是容易做到的，而最重要的却是咨询者心理空间要让来访者感到是"自由、安全的"。说到底，自由和安全的根本在于咨询者的内心而不是沙箱，也不是箱庭治疗室（Shaia，2001）。如果咨询者能够为来访者提供足够的自由和安全，以开放、接纳（无判断的理解）态度对待来访者，那么，来访者的心、灵的运动就会前行，否则这种运动就会停止，箱庭就会驻足不前。这并非说来访者会不做箱庭作品，箱庭作品的图景仍然继续，但没有咨询者充分的维护和宽容，来访者的心、灵发展成长的步伐就会停止，箱庭的调节促进作用就会消失。因此，作为来访者内心世界产物的见证者，咨询者必须坚持进行自我分析，不断进行心、灵实践，丰富自己的慈爱、宽容、接纳之心。"自由、受保护空间"的建立虽然需要许多次的咨询，但卡尔夫发现，安全感一旦形成将会促进深层的情感治愈。当前，在许多咨询环境中，由于时间或经费的考虑，不论来自咨访双方中哪一方的动力，咨询者常常急着去推动来访者去表达。然而，在这种情况下，自由、受保护的空间可能并没有完全建立，自我探索将可能停留在表层。卡尔夫（1980）认为，发展这种安全感对于实际的治愈的发生是必需的。她认为，箱庭提供了一种类似子宫一样的胚胎期的环境，为修复破损的母亲心象提供了可能，这反过来促进了自性的群集（constellation）与激活。她发现，这将促进随后的受伤自我以及内在小孩的痊愈。

箱庭疗法所使用的设备能够提供一种安全感。沙箱具有聚焦与反思内在想象、思想、感受和未完成事件的效力。Weinrib（1983）认为，在受保护的环境中，玩具模型可促进原型心象以一种可控的方式得以具体化。

箱庭的界限感还来自咨询者对场面、规则的设定，这对来访者自由、安全感是必要的。箱庭治疗过程中，来访者可能会点燃蜡烛、将水灌进沙箱、想破坏某个玩具、要求延长时间等。因此，咨询者应对来访者深切需要什么做出正确的判断。能做什么，不能做什么，哪些东西可用，哪些东西不可用，都应在箱庭制作之始就予以设定。如果等到来访者已经要这样做时才说不能这样做，那就会让来访者感到不适，觉得自己的自由受到了限制。咨询者对场面的适当设定，虽然可能会让来访者感到一定程度上"限定"的存在，但也正是这种"限定"的存在，来访者对于限定允许范围内的一切均感到自由、安全，在制作箱庭作品时就敢于大胆使用，并能不受任何干扰地沉浸于表现自己内心世界的箱庭作品的创造上，其内心世界的表现也就更加充分。在场面设定的范围之内，咨询者不对来访者强加任何意志，而对其无条件积极关注时，来访者就会感到安全。在箱庭疗法中，没有对质、没有理性化或解释。在这个跟子宫一样的空间中，需要打破对合理化的不成熟要求，否则会干扰自发的治愈进程。

有些咨询者还会为箱庭治疗创造一个支持性的氛围，形成一种仪式性的气氛，使来访者在箱庭过程中经历着一种神圣的场面。这可能使人想起一些传统部落和早期神秘宗教的仪式和氛围（Pearson & Wilson，2001）。

总之，箱庭咨询者的母性完全接纳了个体孩子气的表现，并且以见证者的身份，陪伴个体以视觉化的方式观照个体内部河山，共感地理解个体表现于箱庭中的种种体验、感受，让来访者感受到母亲般的呵护、保护、关爱，感受到来自咨询者的尊重、接纳、抚慰，从而帮助来访者克服心理不适应，治愈内心的创伤。这也正是箱庭疗法之所以成为个体发展、成长的催化剂，为个体克服心理困境提供助益的原因所在。

第四章　箱庭疗法的实施

　　我们可以鼓励来访者按照自己的意愿在沙箱中随意制作作品，这样咨询者就借助沙子、玩具模型等材料为来访者提供了一个朝向完整性前进的机会。个体有能力凭借自己的力量超越当前的心灵环境，但由于各种原因暂时被抑制住了。箱庭揭示出那些需要被记住、感受、释放或整合等各方面的人、事、物、情，激活了个体内心的这种自我治愈机制。箱庭同时也为咨询者提供了一种其他咨询方法可能无法达到的、洞察个体内心世界的有效途径。

　　需要明确的是，每个来访者都是不同的，每个咨询者也都是不同的，因此没有单一的治疗流程，每一位心理临床工作者都必须尊崇自己的理论取向、个性、对人的哲学。箱庭的制作、理解交流只是一个宽泛的程序，过程是连续性、整体性的，而非截然分离的。通常情况下，箱庭疗法包括两个核心阶段：作品创作阶段和理解、分享体验阶段。此外，箱庭作品的记录和拆除也是重要的环节。

第一节　导入箱庭

　　在创作箱庭之前，来访者可能想对箱庭有所了解。咨询者何时以及如何向来访者介绍箱庭疗法，在很大程度上决定了大多数成人来访者是否会使用箱庭。如果是儿童来访者，他们可能直接就开始做箱庭了，但他们的父母亲却需要知道为什么要使用箱庭，箱庭可能会带来什么样的期待，以及它与儿童在家里的游戏有何差异。因此，作为咨询者，我们在初次接触中如何向来访者导入箱庭疗法，可能对整个治疗过程产生重大影响。第一印象非常重要，因此，如何让来访者对箱庭产生良好的第一印象也决定着来访者今后是否能从中获得助益。

由于对游戏的喜爱，儿童青少年来访者通常很自然就可以进入箱庭的制作状态，有时个别来访者尤其是成人可能需要咨询者进行适当的说明、引导，才可以进入箱庭的创作。

一、何时导入箱庭

我们不主张急于建议来访者做箱庭，而是等到良好治疗关系基本得以确立之后再导入，或者等到来访者自己注意到箱庭的存在，感兴趣且希望体验时，就可运用箱庭疗法了。Bradway 和 McCoard（1997）认为，最好是等到建立起了一个安全的、有"心灵庇护"（temenos）的治疗关系时，才开始使用箱庭疗法。因为制作箱庭所需要的心灵能量、动机均来自来访者自己。如果导入机会尚不成熟，咨询者就急于建议来访者制作箱庭，对方会由于感受到咨询者的权威、压力，体验到自己处于一种卑下的地位，并由此在无意识层面"生气"、阻抗，但又想要讨好权威，这使其内心处于冲突状态，就会与自己内在世界失去接触。需要切记，让来访者自己拥有做箱庭或者不做箱庭的同等自由和权力！

经验告诉我们，成人较少主动要求做箱庭。这就需要咨询者根据对来访者的直觉判断，认为在这个时候导入箱庭将会有一种良好的收获。当然，对于儿童来访者来说，箱庭可能比其他治疗途径更有吸引力，因此也是可以从第一次开始就导入箱庭。

那么，在一次咨询中何时导入箱庭是合适的呢？大部分是在一次面谈的早期导入箱庭，这时候可能是来访者谈到一些如果做箱庭可能会很有帮助的事情，在一个单元时间里也相对有了足够的时间保证。有时，虽然咨询（面谈）已经进行了一半时间，但20多分钟就可能足够让来访者创造一个箱庭，因此也可能在这时间导入箱庭。如果一次面谈结束时，来访者提出做箱庭，或者咨询者希望下一次能进行箱庭疗法时，可以安排在下一次面谈的早期导入箱庭。

二、可导入箱庭的情况

前文已经提到，只有当信赖的治疗关系得以建立起来，或者来访者注意到箱庭的存在时，再向来访者导入箱庭。这是一种自然的等待过程，没有催促和逼迫，是来访者自发的自我治愈力推动其选择使用箱庭。但是，在心理咨询与治疗的实践过程中，我们也可能遇到下面这些情况，这时，箱庭疗法可能是帮助来访者比较合适的方法。

1. 面谈没有进展，卡在过程中时

在面谈咨询中，随着来访者自我探索的深入，他们可能会产生阻抗、沉默，使得面谈咨询一时无法进行下去。这时，如果咨询师有一套箱庭设备，就可以建议来访者试试使用箱庭。笔者通常会对这种情况下的来访者说："我们这里有许多玩具，也有这样的沙箱，如果你愿意的话，请你选用一些你有感觉的玩具模型在沙箱里创作个作品，想怎么做就怎么做。"如果来访者愿意的话，我们就可以进入箱庭过程了。这就好比我们接待咨询时让来访者报告一个梦境，并以此为话题进行深入的交流，从而继续推动心理临床过程的延续。

2. 来访者无法用言语、词汇来表达感觉或想法时

面谈过程中，有时来访者很想表达自己的某种感觉或想法，但苦于言语的有限性而不能准确表达，此时，让来访者利用箱庭将这些感觉和想法摆出来，也就减缓了来访者的言语表达压力。在与青少年儿童工作时，他们描述自己的情感体验、想法的言语还不够丰富，使用箱庭可能更合适些。

3. 来访者情感、情绪被阻塞时

对于有些来访者，面对重大的生活事件却不能表达自己的情感、情绪，想哭哭不出来，愤怒不起来。这可能与来访者成长过程经历有关，其家庭环境可能不允许哭泣、愤怒等情感情绪表达，或受社会文化的影响，不会表达情感，内心的情感情绪压抑太深、太久将对个体的身心发展不利。然而，用言语进行表达时，其意识的监控一直处于高度警觉的状态，其无意识中想表达的欲望自然被压抑着。此时，让来访者摸摸沙子，用玩具在沙箱里将自己所面对的事件、人物还原出来时，来访者将再次体验到当时的情感情绪。张日昇（2009）指出，谈话具有净化宣泄、让别人明白自己、让自己明白自己、感情的再体验等四种功能。创作箱庭也具有谈话的这些功能。创作箱庭时，由于沙子的作用和使用玩具，个体可能有一种儿童化感受，产生一定程度的退行，意识的监控相对减弱，原本不被允许的情感就可以表现出来。笔者曾

接待一位因情感变故而来咨询的女大学生，在她多次的面谈咨询中都说自己内心非常悲伤，但就是哭不出来，觉得自己没有眼泪。在征求其同意后，笔者让其触摸沙子，尝试着使用箱庭来帮助自己。来访者的情绪被充分释放出来，泪流满面。她只利用了沙箱的下半部分，摆出了一个印象中的家园（图 4—1）。

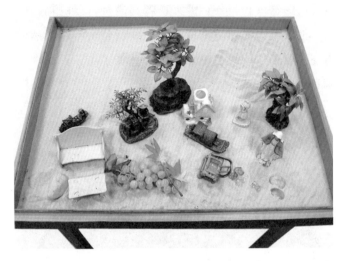

图 4—1　Z. YY　大四女生　印象家园

4. 出现一个来访者无法了解的梦境时

在心理咨询过程中，来访者时常会说起自己做的感到无法理解的梦。与其绘声绘色说着奇怪的梦境，不如建议来访者用箱庭将梦境进行物化。看着一个具体化的梦境，自己的感受、理解也就确定了许多。事实上，梦境与箱庭一样，都是无意识被意识捕获的一个瞬间影像。因此，可以说做箱庭也就是睁着眼睛在做梦。

5. 来访者显得困惑时

如果来访者对于自己所面对的世界感到困惑不解时，让其将所感知到的世界摆出来，从不同角度去审视自己的世界，或许就会有豁然开朗的感觉。

6. 来访者在为必须做某种决定而感为难时

人生时常处于选择关头，我们的来访者也时常因为不知该如何决定、举棋不定而来寻求心理咨询的援助。两个异性喜欢自己，自己该做何选择？面对两种未来职业的选择，该如何选择？诸如此类的课题时常困扰着我们。一位面临着考研还是就业的抉择困难的大学生将自己的两种可能性都表现在箱庭中（图4-2），左上角是幽静的学习场景，右侧是以后工作的城市，自己（蓝色的企鹅）与恋人（粉色的松鼠）正在河边看风景。当完成了箱庭作品时，来访者对着箱庭沉思了一阵子说：我明白该选择什么了！事实上咨询者并未对其做过任何的建议和指导，但来访者却通过自己的箱庭明白了内心的选择。半年后，他没有去考研，选择了先就业。若干年后偶然的机会，笔者得知该来访者在获取工作岗位后一年，再次选择了考研，如今在一座大城市有一个比较满意的工作。

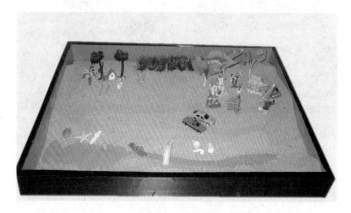

图4-2　N. HW　大三男生　选择

7. 来访者要解决一个为难的问题时

在心理临床过程中，我们时常面对着急向我们要指导意见和建议的来访者、家长，他们渴望咨询师能给一个方法以解决其面临的困难。然而，不了解其自身问题的来源，不知道"为什么"，又怎能知道"怎么办"呢？因此，对于这样的来访者，我们可以让其潜下心来做个箱庭。借助箱庭，我们可能可以帮助来访者更全面地了解"为什么"会这样，那么，"怎么办"也就自然而然了。

8. 来访者似乎已准备好要面对一个创伤时

箱庭疗法为经历过创伤的来访者提供了一种独特有效的处理方式。如果能秉持"不解释、不分析、不判断"的原则，箱庭疗法是最安全的心理临床方法。因为箱庭如下的优势，使得箱庭成为处理创伤的安全方法。

（1）象征性。来访者可以用玩具代表施虐者和受伤害场所。比如，选择一个食肉性动物代替施虐者看上去更安全。无论来访者的创伤性问题是否涉及真实的绑架或者情感上的束缚，都可以选择一个代表自己的物件放入监狱或者带着栅栏的窗户，以示被俘虏了。

（2）"犹如"品质。来访者用伪装的技巧将事件表演出来，好似这不是真实的生活。例如，对于家庭暴力的受害者或者目击者来说，口述这个过程是很大的挑战。在箱庭疗法中，来访者可以管控那些创伤情景中所不能管控的因素。

（3）投射。来访者可以赋予玩具强烈的情感，并将其安全地表达出来。借助玩具模型，来访者将困惑、潜在的令人恐惧的情绪展现出来，这要比用语言直接说出来安全得多。

（4）移置。来访者可以把消极的情绪赋予玩具，而非对家庭成员或他人直接的表达。箱庭疗法不只是为来访者提供宣泄的机会，而且借助于箱庭的设置、媒介和整个过程帮助来访者获得改善。

来访者要将哪些心理内容表现在箱庭中，如何去摆放、是否移动沙子、是否埋藏物件等等，都是来访者自己的决定，是其意识所允许的。即使是尘封已久的一个创伤，当来访者已经准备好去面对时，箱庭以其充分的母性特质为其提供了最安全的处理方式。

三、导入箱庭的方式

如果接待的是儿童，我们通常是先见儿童，而后再会见父母。因为儿童通常比成人在认知上更具体，因此通常需要借助物质的形式来帮助自己表达，箱庭就是一种很好的物化表达形式。Weinrib（1983）指出，箱庭对儿童有一种近似魔术般的吸引力，且很有功效。因此，如果是陪伴儿童做箱庭，几乎不需要什么导入，甚至在咨询者说话之前就开始玩箱庭了。荣格认为，心灵具有朝向治愈与完整性的天然倾向。对儿童来说，游戏与心象表达是很自然的事情，因此，他们创作箱庭就如鱼得水了。

虽然儿童很急切地开始挖沙子或移动沙子，我们似乎只要告诉他们可以

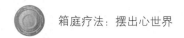

自由地选择玩具在沙箱里玩就足够了。但我们最好告诉他们一些关于箱庭的信息，比如，沙子的类别，玩具的应用，如何使用沙箱、沙子和玩具，以及过程中一些必要的规则，这有助于儿童对箱庭的了解，而不至于将其当作纯粹的家庭游戏的延伸。告诉儿童在箱庭过程中可容许的行为，一方面展示了包容性的环境，同时也建立了一些限制。

青少年常将自己视作成人，他们可能与成人一样认为箱庭就是一种给孩子们玩的游戏，这与他们的"成人感"的自我意识恰好相悖，所以他们对做箱庭并不热衷。因此，向青少年导入箱庭时必须克服将箱庭视作婴儿或儿童游戏的疑虑。笔者的经验是，青少年如果愿意做箱庭，会做得非常投入。我们可以如此介绍：

> 这是箱庭疗法。我们用它来做成人和儿童的心理辅导。它不仅仅是给儿童使用，也给大人们使用。这是一种不需要用语言来表达自己内心想法的咨询方式，你可以自由自在地在这里创作一个箱庭世界，来表达你内心想着的世界。

成人可能只是瞥一眼就认为箱庭只是给儿童青少年用的。他们可能会赞叹箱庭室里玩具品种繁多，也可能主动去触碰玩具架上的物件，或抓一把沙子。但要他们去做箱庭，可能就需要向他们说明白箱庭的作用。但不论他们当下是否愿意做箱庭，我们都可以借此向他们介绍箱庭。笔者通常会这样告诉成人来访者：

> 这是箱庭疗法，心理咨询的一种方法。它可以用来帮助儿童，也一样可以用来帮助成人。如果我们不想用语言交流时，就可以用它来帮助我们表达自己的想法，就是选用自己有感觉的玩具在沙箱里摆一个世界。这是一种很有效也很安全的方法。我不知道这对我们来说是否是合适的。如果你愿意的话，今天也可以使用它。

如果来访者还在玩具架或沙箱前徘徊，我们通常可以先坐下来，静默地等待。不论来访者是真的开始要做箱庭，还是坐到我们对面的座位展开面谈。总之，我们表现出已经准备好静下心来接纳来访者了。

在随后的治疗中，来访者可能表现出对箱庭的兴趣。此时，我们就可以引导他们如何进行了。

四、向父母介绍箱庭

在接待儿童青少年来访者时，与其父母建立好信赖关系极其重要，让父母亲了解箱庭疗法，相信箱庭疗法具有的良好疗效，是儿童青少年得以继续接受箱庭治疗的前提。因此，我们在初次接待儿童青少年之后，应及时与其父母会谈，向其父母介绍箱庭疗法。

通过会谈，我们能全面了解该来访者的发展史，有助于我们对来访者进行心理评估。通过向父母介绍箱庭，与父母之间建立很好的工作关系，建立起他们对咨询者、箱庭疗法的信心，向他们说明可以从箱庭治疗中期待什么。父母对咨询者的信心是治疗环境中的一个重要方面。将他们纳入整体咨询方案之中，能消除他们对其子女与咨询者形成亲密关系的忧虑，以及儿童开始改变但他们却不明白这种改变是怎么发生时的忧虑。在接待儿童来访者时，对家长养育态度的批评可能导致其潜在的自我责备感倍增，因此，不要把孩子出现问题行为的原因简单地归结为家长的教养方式、自身的人格问题（张日昇，2009）。因此，在向父母介绍箱庭，向他们了解孩子的信息时，要表现出是与父母一起形成工作联盟来帮助孩子成长和进步，而不是将父母放在治疗的对立面。向家长介绍箱庭的基本操作和治疗原理，也将避免被家长的期待所操控。

儿童的心灵朝向完整性发展时需要一定时间的箱庭进程，任何早期的终止都将破坏箱庭治疗中心灵的这一进程。在接待儿童青少年来访者时，经常出现因为父母亲不愿意再送孩子前来做箱庭而终止的情况。在对儿童的箱庭治疗过程中，与父母形成治疗联盟是儿童心灵朝向完整的历程得以继续的重要保障因素。

在与父母第一次见面，我们可以如前文所述的方式向他们介绍箱庭疗法。告诉父母：

由于孩子的年龄和心理发展水平的局限，他们还不能够像成人那样用语言来表达自己的情感和认识，没办法像成人那样分析自己面对的境况。儿童的思维言语是想象与象征。箱庭是一种游戏的方式，所以孩子会喜欢投入去做，可以让孩子使用箱庭与我们交流，我们也可以借助他们的作品去理解他们。

在接待儿童青少年的心理咨询包括箱庭治疗过程，我们需要时不时地与父母加强工作联盟，与他们分享关于儿童的心理临床印象。当进行了两三次箱庭后，我们可以从中获得儿童的创伤、资源、力量和治疗方向。因此与父母分享这些信息，让他们了解孩子在箱庭过程中所发生的变化，坚定治愈的可能性，这将增强父母对咨询者的信心。如果父母对箱庭仍然有疑虑，我们可以让他们看看孩子的几次箱庭作品图片，但这不要让父母觉得咨询者必须时时向自己汇报孩子的箱庭进程。笔者在接待儿童青少年做箱庭时，也时常让父母参与进来做家庭联合箱庭，这样的合作形式让父母更了解箱庭在心灵的表达与建构方面所具有的强大功效。

尽管我们为了帮助儿童青少年获得成长付出了种种努力，也仍然时常面临着过早终止或突然终止的现实，而这常常与父母不愿意或没有能力看到儿童在箱庭中投入工作的状况有关。儿童对此是无能为力的，只能服从父母的安排。这让儿童和咨询者都会感受到一种伤害。过早的终止或突然终止对儿童来访者而言是一种抛弃，丧失了可能是他第一次见到的、崇敬的安全与信任的关系。这种不合作的终止会让咨询者觉得自己使一个儿童受到伤害，这种感觉超过了对治愈的希望（Turner，2005）。当然，面对突然的终止，作为咨询者，我们必须自我反省治疗中的言行以及与家长关系的处理，从中汲取教训，有则改之，无则加勉。

在实践中，由于迫切想解决孩子的问题，大部分父母开始时对箱庭治疗是持信任和合作的态度，同时也寄予厚望。然而，这种过高的期待可能成为突然终止的原因，因此，在向家长介绍箱庭时需要调整他们对心理咨询、箱庭治疗的期待，不要过度渲染箱庭的功效，但必须传递对箱庭功效的自信。

五、仓促导入箱庭可能的特征

通常情况下，我们刚学习箱庭时很想知道箱庭的疗效，因此就会有意无意地催促着来访者去做箱庭，如果来访者还没有准备好去做箱庭而迫于咨询者的权威而去创作，其箱庭可能会出现如下行动特征和场面信息。

1. 来访者不移动沙子，只在沙子表面摆放玩具模型

在有关沙子的意义的说明中，我们提到，沙子如同皮肤的作用，将沙子表面上下做了内外等方面的区分。因此，不接触沙子、不移动沙子，沙子下面所象征的无意识世界也就不能得以充分表现，难怪 Ammann（1991）会认为，没有动沙子就意味着没有做箱庭。只在沙子表面上摆放场景，可以说是在做表面文章（如图 4—3）。当然，这需要考虑年龄的因素。Bowyer（1970）曾指出，愿意塑造沙子来建构箱庭世界是成熟的标志，因为 11 岁之前在这方面表现不明显。她认为，能够塑造沙子的来访者，意味着能够使用其内部的创造性资源来适应环境。

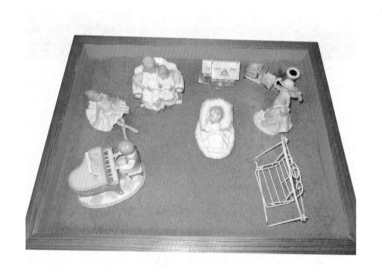

图 4—3　C. SN　主题：我希望的生活

2. 来访者从沙箱中远离咨询者的方位做起

如果来访者对咨询者由衷地信赖，他可能就会在沙箱里全情投入地创作

箱庭疗法：摆出心世界

一个作品给咨询者看，也就是将自己内在世界向咨询者表达，因此，他可能选择靠近咨询者而非远离咨询者的位置制作其箱庭。如果治疗信赖关系还未完全建立，而让来访者创作箱庭，他们可能就会如图4—4那样，在远离咨询者的一侧做起。还好，作品中所有人物都朝向了咨询者所坐的左侧，似乎给我们一种渐渐走近的感觉。

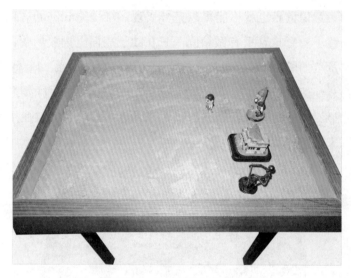

图4—4　OY. JP　主题：家

3. 来访者在靠近咨询者的沙箱边缘再次构建一道防线

沙箱原本就有一道非常清晰的界限，这一界限也对沙箱内的世界起到了保护作用，但来访者却依然在靠近咨询者的方向再筑起一道防线，显然是一种防御、保护。这种防御和保护，可能在个体箱庭中得以表现，也可能是在一个家庭箱庭、某个团队中由某个成员构筑起来。一次教学现场体验活动时，一位大学女生精心创作了一个表现海边家园的作品（图4—5），处于大海与陆地交界的海滩上有一排的贝壳和一排很漂亮的珠子。从贝壳与珠子的组合，容易让人想起珍珠的形成过程。由沙粒变成珍珠，这一过程是由受创伤开始逐渐走向自性化的过程。陪伴者坐在沙箱的左侧，然而，她在靠近陪伴者的一侧用一排树构成了一道防护林,美好的家园为何不让陪伴者看得更清楚呢?

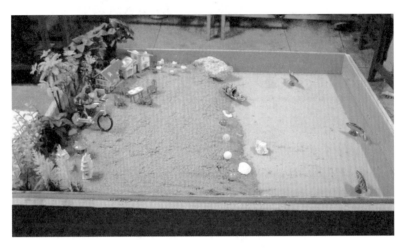

图 4—5 L. ZK 家庭箱庭

4. 来访者可能在箱庭场景中放置一个攻击性的物件

来访者可能摆放举枪的士兵、张嘴的猛虎等攻击性物件,冲着咨询者;当咨询者移动自己的位置后,该物件的朝向也得以改变。这显然也是一种防御的状态。这有可能是咨询者太靠近或侵入来访者的箱庭世界了。通常,当咨询者将座位稍微后撤一些时,来访者所感受到的侵入就会弱些,其防御也就会相应弱些。

5. 来访者构建一个演出、表演场面

Bradway 和 McCoard(1997)描述过陪伴第一个成人箱庭来访者的情形,她热切地想让来访者成为一个成人箱庭案例,所以就要对方做箱庭,来访者在箱庭中放了一棵树和一头孤独的猴子。问她猴子在做什么时,回答说:"在表演"。这使得作者懂得不要强迫来访者做箱庭。笔者也曾有如此的经历,一名读高二的学生,不爱言辞,所以就让其制作箱庭,但他选择了一个离笔者较远的沙箱,不移动沙子就在沙表面上铺满草皮,然后制作出一个舞会的场景(图 4—6)。问他作品的内容时,他说中间那个人在表演,许多人在旁边看热闹,因为表演者是在舞蹈,所以就称作舞会。

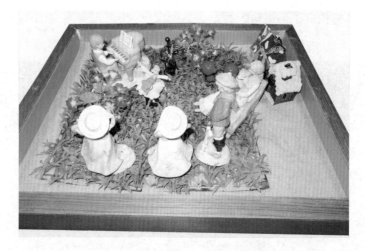

图 4-6 X. YH 主题：舞会

对于上述可能表现出对治疗关系尚未建立的箱庭特征，咨询者是否需要立即停止箱庭的脚步？笔者认为，在来访者完成这样作品时与其交流一下自己的感受，如若来访者仍然愿意下一次投入到箱庭中，那么，可以让来访者带着这样的防御前进。

第二节　来访者创作箱庭

来访者被导入箱庭之后，就开始了他们箱庭世界的创造活动。如果来访者是第一次接触到箱庭，他们可能对如何创作感到无所适从，为了缓解他们的紧张，我们可以引导其先接触一下沙子、玩具。

一、让来访者接触沙子

让来访者感觉一下不同沙子（假如有不同质地的沙子的话）的质地。此时，咨询者可以把手放到沙箱内并且自由、随意地移动沙子来示范一下如何运用沙箱。借由移动沙子并清出一块地方来指出沙箱的蓝色底部，同时，我们可以说：

沙箱的底部是蓝色的，可以表示河流、湖泊或某种图案。你可以在沙箱里任意地移动这些沙子，可以用它来塑形，或者做任何你想做的东西。湿沙比较容易雕塑，更牢固些，干沙流动性较好些，会更柔软一些。

对干湿两种沙子的特质都进行说明，不产生偏向，这是咨询者的基本态度。我们也不需要向来访者过多地解释沙子的意义、象征、干湿沙可能带来的心理感受，而仅仅从沙子的物理特质来说明。

在演示移动沙子之后，我们通常用手将挖开的沙子再平复一下，此时通常不需要再用平沙板去平整沙子。让来访者看到咨询者轻松、自在地玩沙子，他就比较容易看样学样了。

前文已经提到，沙子对于箱庭就如同皮肤对于我们人体，抑或是外在世界与内在世界之间的界限和交流媒介。接触沙子也就可能让来访者尝试着轻轻拨开心灵的帷幕，准备一场心灵剧本的表演。来访者双手接触柔软品质的沙子时，可能有一种抚摸细腻的类似于婴儿皮肤的感觉，这可能唤起来访者幼时与母亲肌肤抚触时的亲密、温馨的体验。因此，当来访者用一些时间接触沙子之后再制作箱庭时，就会更顺利地将适才浮现于意识中的心象表现出来，也可能表现出与母亲关系有关的内容，使咨访双方更清楚地理解来访者儿童原型与母亲原型的关系。

箱庭的游戏特性极其重要，这使得箱庭相对于其他更具对抗性的方法而言，更能够降低阻抗。沙子的视觉、质地和嗅觉使人们想起在沙滩上的记忆。触摸沙子能够引出童年的快乐记忆，那些与之相联结的有着无意识象征的海洋和那无忧无虑的时光。对于一些来访者而言，沙子能够唤起对这些经验的渴望（Pearson & Wilson，2001）。来访者用双手塑造沙子，在这种动作中，能量得以释放。手指从干沙上滑过留下了涟漪，湿沙则可用于塑造山岳和溪谷。对来访者而言，与其双手的感觉实现联结意味着更加意识到他们的身体，触摸沙子可能唤起感动的情绪。因此，也有些来访者可能刚开始时会更希望不用沙子，这可能是有触觉防御，对情绪被触动的强力监控。在箱庭创作的过程中，身体卷入使得来访者忘却了理性思维、看似合适的策略。不再依赖理智的组织，而是通过动觉和视觉迅速建立起身心的联结，促进无意识中更多内容安全地显现（Pearson & Wilson，2001）。

　　鼓励来访者或坐或站在沙箱前，闭上双眼（如果舒适的话），用手轻轻地接触沙子。我们引导来访者一边接触沙子，一边与我们分享接触沙子时头脑中所浮现的任何经验、记忆，哪怕是一闪而过的模糊影像、故事片段。我们可以反映性地询问："告诉我沙子给你的感觉。""它在做什么？""那个东西像什么？""它是怎么感觉的呢？"

　　对于第一次接触箱庭或还处于犹豫状态的人，可以邀请他们在干沙中倒一些水，然后拌和。这种运动将会很快地激发他们的兴趣，为下一阶段做好准备。

　　当来访者继续和沙时，他们的双手可能会在沙箱中制作一些若隐若现的形状或结构。我们可能会感觉到这个画面是抽象的或是很具体的，接触沙子时表达了哪些情绪；是否表现出一个现实的场景；是否是一个故事。

　　来访者可能保持安静，或者一边接触沙子，一边可能谈论他头脑中出现的是什么，也可能随后再说。来访者抚触沙子时，我们即使并不确切地知道他内心世界发生了什么，但其内在的转变还是发生着。

　　一些来访者以很快的速度深入挖掘到沙箱底部，将所有的沙粒清理干净。而有些来访者则小心翼翼地抚平沙子的表面或将其拍得更牢固。有些来访者只是用指尖轻轻碰一下沙子，不去揭开沙子，更有甚者，有些来访者不将接触沙子作为探索的媒介，而是立即选择物件，按照玩具所陈列的方式简单地摆放到沙箱中，这多少是一种阻抗或者是来访者还未准备好面对自己内在世界的表现。也有成年来访者大量地将沙子挖掘翻腾起来，并喜欢选择一个边缘平整的工具来塑造沙子，将沙子打理得很平整。

　　如果能够在来访者接触沙子时伴以适合的音乐，效果可能更好些。也可以静静地让来访者放飞想象，任由一切思绪涌入意识世界，体验这种感受。来访者可以选择闭着或睁着眼睛。

　　二、展示玩具

　　为了吸引来访者对玩具模型的兴趣，我们可以带领来访者欣赏架子上的玩具，向来访者展示各类物件、材料，如数家珍般地讲述那些与自己有关的玩具故事。如果玩具是自己用心收集的，那就会有许多与玩具有关的故事。学会讲故事很重要，因为在叙说与这些玩具的故事时，就将我们的生命与玩具建立了联结。倾听咨询者的玩具故事时，来访者也可能产生诸多情感情绪体验。这样，虽然还没有做箱庭，但咨询者与来访者已经建立了联结。

在带领来访者欣赏玩具的同时，也就让来访者知道玩具模型的分类摆放情况了，这样有利于他们很快找到其想要的物件。要告知来访者水、纸巾等其他材料的位置。

我们通常会随意选择两三个玩具摆放到沙箱里做个示范，边摆边说，让来访者知道摆放玩具就是这么容易达成的。

> 你可以到玩具架上选择任何你感兴趣的东西放到沙箱中。这样就会形成一个场景，或者是你想象的一个世界，或者也就是随意摆摆。这不是艺术创作比赛，所以不需要有任何的压力，这只是一种表达内心的方式，我希望你能用心去做。在你制作作品的过程中，我会静静地坐在一旁，做简单的记录。如果你觉得可以结束时，请你告诉我，我们再一起交流。

三、规则说明

规则有约束的意义，同时也为行为提供了充分的自由、安全。所有的规则都应该是在开始创作箱庭之前与来访者确立。

1. 沙子使用规则

通常涉及四个问题：使用干沙还是湿沙？是否可以往沙子里注水？是否可以将沙子撒到沙箱之外？是否强调玩具模型要在沙箱里摆放。虽然，咨询者提供了干沙和湿沙，但仍然有来访者一开始选择了干沙，后来想尝试着往沙子里加注些水，也有来访者将干沙箱里的沙子取些放到湿沙箱里，反之亦然。这时，咨询者通常让来访者拥有这份自由。如果来访者不小心将沙子撒到沙箱外或地上，咨询者不必太认真去提醒，但是，如果来访者刻意将沙子撒在地上或故意撒向咨询者、玩具等带有攻击性、破坏性的行为，那么咨询者必须评估对方行为的动机，给予制止、引导或教育。有些来访者尤其是年幼的来访者可能会将玩具摆放到沙箱之外的桌面、地面，不利用沙子进行创作，笔者在"沙箱的放置"部分已经说明了这种行为可能的含义，因此，我们通常不去干涉来访者的表现，不着急去引导来访者在沙箱内创作。但是，我们有时可以引导来访者可以尝试着在沙箱里表现，但如果来访者不同意，我们就不要再去干涉了。

2. 来访者的行为

我们一再强调要为来访者营造一个自由、安全的空间，因此，需要让来访者明白，他可以自由地按自己的意愿或是自己也不知道为什么的情况下创造自己想要的任何场面，且可以随时改变。来访者可以或坐或站，或蹲或跪，或把沙箱移到地上来创作箱庭。

来访者选取玩具的行为一样是自由的，不论一次性拿很多件还是精心挑选，是逐个摆放还是选取一大堆，再摆设场景，这些都是允许的，没有好坏之说。

大部分来访者都是按照玩具所负载的现实含义去使用，但也有来访者可能不了解玩具的含义，错误地使用某个玩具。也有来访者破坏玩具来实现自己的箱庭愿景，如将一块草皮上的小草逐个拆下来布置一个芳草公园；或者是选用某个玩具模型替代自己找不到的玩具，如放倒一片栅栏当作桥梁，这是创造性的表现，因此是咨询者鼓励的行为。但是，如果来访者故意破坏玩具，如将一个别墅模型拆开扔到地上，导致玩具模型受损，这可能让咨询者感到生气，这种情绪可能影响咨询者对自由受保护空间的营造。因此，如果不允许来访者破坏玩具，应在开始时就说明清楚。如果来访者在过程中明知故犯地破坏玩具，咨询者应了解其行为的动机，向其陈述相应的禁止规则。

3. 静默与言说

让来访者知道，他可以沉默，也可以说话，或者要求帮助。当然，我们可以鼓励其在创作过程中保持沉默，因为这样他会更投入去创作。如果是成人来访者，边做箱庭边说话则可能是一种儿童化、退行的表现，或者是那些时常担心被误解的人。通常，我们只要做出反应性应答即可，尽量避免提供诠释、领悟、意见，或者其他可能引导或影响来访者的疑问。

然而，如果我们治疗目标是让多言的来访者集中注意力，我们就要有所回应和设置，如："我想请你先专心完成箱庭创作，然后我们再详细讨论。"咨询者很有必要知道来访者使用箱庭的目的，这有助于咨询者对来访者做出合适的反应。

我们强调箱庭咨询者"静默陪伴"的态度，但有个例外就是给年幼儿童做箱庭时，有些幼儿可能会边做边说话，与咨询者谈话或互动，这很常见。因为幼儿做箱庭的过程类似于在使用玩具做游戏，更多的是把模型当玩具使用，做一系列充满动作和声音的游戏，像在游戏疗法中那样。他们较难在沙箱中完成一个稳定的场景，因此，咨询者必须追踪着他们的游戏过程。幼儿的这种边做边说的表现是合适的，我们要考虑幼儿发展水平，灵活地对箱庭活动的形式做出适当改变。

4. 预告可能存在的咨询者行为

在规则设置时，并非只对来访者言行进行规范，还需要向来访者说明箱庭过程中咨询者可能做出的行为、言语。

如果咨询者在箱庭过程中要进行记录，应在开始时获得来访者许可。我们通常会告诉来访者：

　　　在你创作箱庭作品过程中，我会做简单的记录，主要记下你选择的那些玩具和摆放的过程，这对我们过后回顾这个过程会有帮助，你看可以吗？

在箱庭过程中，有些来访者创作完毕时会主动告知咨询者，也有来访者需要我们提出这样的要求，但并非所有来访者在结束时都能用言语直接告诉咨询者，因而需要咨询者用心体验。

四、咨询者的位置

对于咨询者的位置，人本主义可能会很在意对来访者的尊重，因此，可以询问来访者希望我们坐在哪里。但这样的询问有时会给我们自己带来困扰，有些来访者在创造箱庭时会觉得尴尬或很谨慎，或者需要更大的空间和隐私，他们可能会要求咨询者坐得远些，甚至要求咨询者离开治疗室。有些咨询者认为必须尊崇这种要求，有些咨询者认为应留在治疗室里，坐于虽然看不到真实作品却仍能替来访者容纳能量的位置，即让自己更类似于"空气"一样的存在着，反而可以提供更大的安全感和援助。

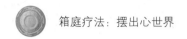

大部分来访者对咨询者坐在哪个位置并无太多的在意，有时他们以为咨询者所坐的位置就是理所当然的，所以也就没有太多的思考。

劳恩菲尔德在陪伴儿童制作"世界"时，曾提出要坐在孩子的对面，这样由来访者投射到沙箱中的心理内容就可以直接反射向咨询者。因此，假如坐在箱庭对面，沟通就可以从来访者经过箱庭到咨询者，再经过箱庭回到来访者。这可以使咨询者对来访者的箱庭世界有一个背面观，促进双方心理能量的流动，从而增进亲密和交换的力量。

更多的情况是咨询者坐在箱庭的侧面。由于箱庭空间配置的象征意义，左右有别，因而，咨询者是坐在沙箱的左侧或右侧，可能在来访者的无意识中有不同的心理动力运行方式。正如前文提及的，如果来访者对我们的信任感已经建立起来了，那么他将选择靠近我们的位置开始他的箱庭世界。这样一来，如果我们坐在左侧，来访者可能就更多靠近左侧开始，反之亦然。左侧象征着过去、内界、母性，右侧象征着未来、外界、父性（张日昇，2006），因而，咨询者的选择左右位置将引导来访者去回溯过往还是展望未来。笔者在接待成人做箱庭时，通常坐在箱庭的左侧，而与儿童工作时，则选择坐在箱庭的右侧。不论坐在哪里，切记不要侵入来访者的空间。我们需要选择合适的位置，让来访者在感受到陪伴的同时又不干扰来访者的创作。这种被来访者接受的存在感有利于营造"自由、受保护的空间"（Kalff，1980）。

五、来访者建构箱庭

不同来访者的需求可能不一样，因此来访者与咨询者之间的互动也各不相同。通常儿童在做箱庭时需要咨询者更加活跃一些。在做箱庭的时候，来访者与咨询者之间要保持一种温暖而富有共感的关系。卡尔夫在同儿童做箱庭的时候对话较多，但这些谈话并不具有干扰或者侵犯性。她并不仅仅是静静地观察这些来访者，而是充满着关切，让他们感受到自己在一个自由而受保护的空间里，这样儿童或者成人将可以跟随着自己内心的感受在沙箱里做箱庭。

通常情况下，当来访者尤其是成人在考虑如何构建箱庭时，咨询者要保持安静，尽量不用语言进行交流。箱庭的创作过程是由来访者自我控制的，由来访者内心的感受指导着箱庭形成过程。咨询者的言语可能干扰来访者无意识内容的涌现，对其创作过程所做的任何评论都可能破坏箱庭的情境，因此都应尽量避免（Bradway & McCoard，1997），静默的陪伴也就显得格外重要了。Ammann（1991）如是说：

> 在箱庭制作开始时，他们有时会坐在那里，充满犹豫、困惑和踌躇，或者专注于自己身上，同时说不知道该做些什么。而我们只是安静地等待，不需要做什么特别的事，我们会尽量尝试着，如果可能的话，摒除想要有所行动的心意和渴望。

六、与来访者互动

箱庭创作过程大部分是安安静静进行的，但咨访双方也会有些互动，包括行为接触和口头交流。

有些来访者在制作过程中会关心：要做多久？是否可以使用全部的玩具？可以这样使用玩具、沙子吗？有许多的疑惑。如果确实有必要进行口头交流，咨询者要保持情境的安静，以温和、缓慢的方式对话，这一点是很重要的。我们可以平和地回答："想做多久都可以。""按照你自己的想法去做就行了。"

有些来访者很想使用某种玩具模型，但一时找不着，或者玩具架上确实没有，这时他们也会询问咨询者，如"有水井吗？""怎么没有梯子？"之类的。咨询者并不需要太着急地去指出这些物件摆放的地方，如果确实没有，也不必告诉对方说没有。笔者更多是回应："想要一个水井，是吗？""找不到水井，是吗？那再仔细找找，或者想想看有别的什么办法。"因为找不到的原因可能是来访者的无意识还没有准备好去发现。即使真的没有这种物件，我们也不说没有，因为来访者可以去寻找替代品，或者自己创造，如"水井"既可以是现成的一个水井模型，也可以用石子砌一口井，也可以直接用手指头在沙子上挖一口井，也有来访者将一个小水杯嵌入沙子里做成一口井。因此，当来访者表示找不着某种玩具模型时，咨询者并不需要着急地去帮助其解决这个问题，而是给他们一个寻找解决方法的机会。

有时来访者会发现一个让他产生某种情感的玩具模型，然后惊喜地拿给咨询者一起分享。曾有一位来访者发现架子上一个非常精致的缝纫机，就拿着来问笔者："老师，居然有这么精致的缝纫机啊！我妈妈以前也用缝纫机给我们做衣服，跟这个一模一样耶！"我们可以共感理解地回应一下："是啊，很精致的缝纫机，与以前妈妈用的那一台一模一样的感觉。"

与口语交流互动不同的是，行为接触需要我们更加谨慎而行。在创作箱庭过程中，有些青少年特别是幼儿还会拿着玩具模型与咨询者一起玩，咨询者满怀母性地配合来访者在沙箱外做些玩具模型间互动的小游戏，这是密切治疗关系的需要，有助于来访者积极心理能量的积聚。

有时候，会遇到在制作箱庭过程中很活跃地与我们互动的来访者。我们需要确定来访者这种互动行为意味着什么。是来访者试图与咨询者形成关系联盟，或者是其应对与对抗焦虑的方式？笔者通常会给予适当的互动，但是要放慢互动的节奏和强度，减少互动的时间，一般会等待来访者全情投入到箱庭制作中去，箱庭进程本身就可能促进来访者静下心来，不再像原来那样感到忧虑。

年幼的儿童会利用道具在箱庭中展开日常生活的活动，如在箱庭中表现一场开心的生日宴会，把沙子当作饮食配料装进小碗，杯子里装水当作可乐，然后还邀请咨询者一起去"过生日"。我们完全可以参与进去，从而满足儿童早期的许多滋养、分享和工作能力。与咨询者一起在沙箱中从事这些活动，也是对沙箱特殊性质的承认，能促进儿童与咨询者间的深层联结。当儿童完成箱庭的这个阶段时，他就会前进（Turner，2005）。

也有儿童会捧着一大堆的果实分给咨询者，或者是将车辆模型推向咨询者然后再让咨询者开过去，也可能让咨询者与其一道在沙箱内进行一场赛车比赛。笔者觉得，在沙箱之外的互动行为是可以放心地参与的，而选择玩具加入来访者制作的箱庭，参与其中场景的建设却是不合适的。我们所选择的物件事实上就寄寓了自身的期待，而哪怕是很小的期待都会影响来访者游戏的方向。一些邀请咨询者一起游戏的儿童，可能在他们的生活中习惯于过度关注成人的需求。因此，我们参与到对方的箱庭中就可能进一步强化了他们的这种关注。在箱庭治疗过程中，我们的职责就是为来访者营造一个"自由、受保护的空间"，使其以自己的方式朝向治愈与转化。因此，尽量不揠苗助长，不将自己心里产生的心象物化进入来访者的箱庭世界。如果来访者要求我们一起合作箱庭时，我们可让其明白箱庭是为他准备的，需要他凭借自己的力量去经营这个世界。

俗话说：人心隔肚皮。虽然我们学习了大量的心理学著作，有着理解心灵的一些方法和途径，但对于个体的心理，我们仍然是不懂的，正如河合隼雄先生所言，人心是最不可能读懂的。在箱庭这种非言语工作的世界里，仅仅从他人摆放的玩具模型、营造的场景就想知道对方在想什么，就想去改变对方，这只能是一种妄想。因此，咨询者一定要铭记，不要轻易认为自己读懂来访者的心了，然后草率地参与到来访者的世界中去。

七、咨询者的观察点

当来访者开始创作箱庭时，咨询者就安静地坐在沙箱侧面，全情投入陪伴着来访者箱庭世界的形成过程，并关注着来访者在箱庭室内与箱庭各种媒介的互动过程。

1. 来访者对沙子的利用

在来访者开始接触沙子时，乃至箱庭创作的整个过程中，我们都需要关注来访者与沙子的相互作用。

是否花了大量时间来平整沙子表面？

是否用柔和的手势抚摸沙子，就如同母亲的手抚摸着孩子的身体一样？

是否移动沙子，或者堆积沙子，是否露出沙箱蓝色的底部？

如果使用的是湿沙，是否往下挖掘、制作隧道？或者根本不动沙子？

2. 来访者对玩具的选用

玩具陈列架是心象的集中地，因此，从展示玩具开始，来访者与玩具的相互作用必然是最吸引我们注意的。我们会关注来访者：

对哪些物件感到吸引、排斥，或感兴趣？

是否会刻意避免某些特定种类或某个物件？

是否特别钟爱某类玩具？

是随意选择还是精挑细选？

是否边挑选玩具边与玩具对话？

是否认真地、恭敬地握着玩具？

是否把玩、爱抚某些特定的玩具？

是否很确定地摆放玩具？还是经常变化、调整？此时需要注意其态度、举止。

是否一开始时选择目标明确，但突然改变思路，让箱庭翻天覆地？

注意来访者所挑选玩具的属性、颜色、大小、形状以及使用的材料。

观察玩具摆放的顺序和方式。

注意箱庭作品中的人物形象，如一家人、对立的两人、三五成群的人，观察他们视线方向，是否相对、偏离或者是朝向不同物件的方向，或者偏离或朝向来访者或咨询者？

来访者是否将原本应该在一起的玩具分在不同区域了？

有东西被埋藏起来吗？

是否将玩具模型摆放成某种几何图形？

有时来访者会选择一个物件并仔细检视，然后又放回玩具架上，需要认识到，这些虽然最终未进入箱庭世界的玩具与那些放进箱庭中的玩具一样重要。

3. 箱庭世界的形成过程

当来访者开始全神贯注地构思如何创作箱庭时，会表现得更加放松，他们大多会开始触动沙子，或者选择物件。此时，咨询者通常是安静地坐在沙箱侧边陪伴着，饶有兴趣地期待着箱庭作品的诞生；也有咨询者会为了更细致地观察来访者选择玩具的情况，希望能跟随着来访者走动，当然需要征得来访者的同意。笔者不主张这样的跟随行动，因为这会让人感觉被跟踪而不自在。虽然，在陪伴过程中，需要记录来访者选择物件的顺序以及选择、处理的方式，但箱庭治疗过程更重要的是为来访者营造一个安全自由的空间，有助于来访者探索其内在世界。

关注箱庭世界的形成过程，如：

来访者从哪一区域开始箱庭创作？

第一个动作或者玩具是什么？

哪一个动作或者玩具宣告创作结束？

箱庭的中心区构建成什么样的场景？

箱庭的边缘摆放了什么？

箱庭中哪类玩具占主导地位？

什么被分开、埋藏、攻击或浸泡在水中？

人物、动物、车辆朝向何方？

应该说，整个箱庭世界的形成过程都吸引着我们的兴趣，但所有的关注和记录，都是为了更好地理解来访者的内心世界，并为倾听来访者的箱庭故事做铺垫。

4. 来访者的行为方式

行为方式是一个人心理的外化，借助对行为的理解，咨询者将更全面理解对方的内心世界。来访者在思考如何构建箱庭时，他们可能会沉浸其中。咨询者可以细心地观察到来访者在制作箱庭时的各种行为表现，如：

是恪守咨询者订立的各项规则还是有意无意地违犯？

只站立在沙箱的固定一面制作箱庭，还是从不同角度去完成创作？

快速移动身体还是犹豫不决？

行动是否有固定的方向或路径？

是选择一个放一个，还是选一堆放在沙箱中再慢慢布置，或者是随便拿几个放到沙箱里再挑选，将不需要的放回架子上去？

摆放玩具模型时是否用力往下按压？

需要细心地观察来访者的面部表情、身体姿势，以及在故事展开、情感涌现的过程中心理能量和情绪的变化。

在创作过程中，来访者所发出的任何声音都值得倾听，读懂这些声音传递的情感，感慨、无奈、悲愤，或者是赞叹、欣喜、惊呼。

来访者进入箱庭室直至离开，其在箱庭室内所做的一切都是有意义的！在陪伴、见证来访者创作箱庭世界过程中，咨询者的各种观察既是对来访者世界的关注和欣赏，也是更好理解来访者世界的重要途径，但不论如何，我们的责任都是为来访者创造一个安全、自由的空间，并维持这种安全感。

5. 咨询者的自我觉察

不论是何种心理疗法，咨访双方都是参与的主体，因此，咨询者必须将自身的认知和情绪纳入自我觉察的范畴。在观察来访者箱庭形成过程时，咨询者应保持对自己心理感受的觉知。

沙箱的边框使得视觉上把整个场景当作一个单独的整体，尽管咨询者一直在见证着箱庭场景的变化，然而，箱庭场景的构成总是由更小的单元组合而成，因而需要咨询者在陪伴过程中时不时地回顾一下箱庭形成的过程，观察着沙箱内的局部如何共同构成这个整体。对箱庭世界的视觉关注，向来访者传达了咨询者对他们创建箱庭世界的重视，也体现出对来访者集中精神力创作箱庭过程的各种努力的鼓励和尊敬。那么，在陪伴过程中，我们是否注意松弛了？是否满怀欣赏地关注箱庭世界？是否也关注了来访者箱庭之外的身体语言？是否将自己的故事、情绪投射到来访者的活动中去？

除了觉察自身对来访者箱庭作品过程的见证过程，还需要觉察自身情绪的变化。在陪伴过程中，我们可能很容易做出判断，认为来访者作品表达的是什么样的情绪。那么，我们为什么会有这样的认为？箱庭世界唤起咨询者什么样的情绪？是温暖、舒适、平静，还是生气、冲突、恐怖？这种情绪是我们的还是来访者的？是否将自身的情绪带入来访者的箱庭世界？或冲着来访者？我们是否以言语或非言语方式表达出了情绪反应？

在来访者制作箱庭的过程中，其行为可能经历一些变化，同时，情绪也可能在整个箱庭制作过程中波动。咨询者必须觉察到这些变化，并作适当的处理。咨询者在箱庭疗法过程中也可能经验到自己的情绪变化。他可能突然间经验到一种与箱庭有关的心象、想法或身体上的感觉。正如任何反移情一样，咨询者需要辨别这是他自己的还是来访者的内容。所有这些情绪与情感的波动，不论其来源是什么，都需要加以记录与保持。

七、时间的把握

接待一次面谈咨询通常是 50 分钟左右，那么如果让来访者创作箱庭，该如何把握时间呢？每个来访者创作箱庭的时间都不太一定，这与面谈咨询的时间似乎很不一样。大部分来访者会使用 20～30 分钟时间或更长些制作一个作品。

有些来访者只用了几分钟甚至更短的时间就创作完成一个简单的作品，这可能是他们的一贯做事风格，也可能是存在阻抗、逃避的行为，或者是对箱庭过程有种不自在的感觉，也可能是来访者用一种较多意识的分析层次来操作，甚至有一点挑战的意味，想看看咨询者是否能从自己这么快速完成的简单场面看出什么来，当然，如果来访者的心理还没有准备好去面对时也会如此。如果遇到来访者只使用很短的时间创作箱庭，那么，在之后的体验、重新配置、理解交流阶段也可以引导其借助言语的主动想象来丰富作品的内涵。

有的来访者却可能沉浸在箱庭世界里而忘却了咨询时间的限定。在接待幼儿时，他们通常没有清晰的可结束箱庭的信息，即使我们强调时间到了的时候，他们依然想继续做下去。但大部分来访者还是会意识到时间的限定，并调整自己的箱庭过程。

初始箱庭如同来访者内心世界的大门，具有极其重要的意义。从直觉上可能判断出来访者全身心投入于箱庭世界对心理成长是非常重要的，或者说一个完整的箱庭过程就是一个闭合的心灵运动过程，这对来访者心灵成长是非常关键的。因此，虽然时间已经到了，却仍然默默地陪伴着。

如果来访者一再延长时间，尤其是开始时很犹豫不决，而后到咨询快结束时才投入箱庭创作，这可能投射了来访者平时的生活风格，也可能正是来访者遭遇心理困难的原因，因此，如果见面时间有限，当时间快到时，可以温和地让来访者知道时间快到了，并建议其将箱庭世界保留在今天完成的样子，这对来访者来说是一种现实原则的学习。有的来访者会接受咨询者的这个建议，也有些来访者会执着地完成自己的箱庭作品，拖延时间。当此之时，明智的做法是仍然保持着静默见证、陪伴的态度，继续为其撑起一片自由、受保护的空间。

不论基于何种理论流派视角，咨询者通常都认为箱庭场面构成的内容和主题投射了来访者内部经验世界，反映了制作者的观念体系。因此，箱庭场面的创作，就为来访者宣泄存在于无意识世界的消极情感和创伤记忆提供了机会，并对他们的认知、情感、行为产生影响。来访者在制作箱庭作品时就可能将平日里未能被意识允许的无意识本能、冲动、消极情绪、创伤记忆带入意识层面，得以宣泄、表达，并在建构箱庭作品的过程中重新建构自己的世界。箱庭世界展示的是个体对过去的重构、对当下的体验、对未来的期待。因此，即使来访者创作完箱庭之后不再或不能用言语讲解箱庭的内容，不再继续后续阶段，箱庭最核心的治疗过程也已经完成，即来访者无意识意识化的过程已经完成。

第三节　体验和修饰

当来访者说"做好了"的时候，或者通过眼神、身体语言表示已经完成时，也就意味着来访者从无意识的深处回归到意识层面，准备好与我们分享其主观世界。我们就可以进入体验与修饰阶段，这是一个承上启下的过渡阶段。

在创作箱庭世界时，来访者并不一定有全局的视野，更多是由多个局部创作共同构成一个整体。因此，我们不必太着急地与来访者展开有关箱庭世界的讨论，让来访者有个喘息的时间，让其拥有从整体上观照箱庭世界的机会和视野。这为来访者提供了一个深入体验的机会，提供了一段安静反省（reflection）的时间。如果来访者起先是站着，并围着自己创作的场景移动，我们可以请来访者就座。这传达一个信息，就是咨询者希望来访者能以舒适的姿势，花些时间去体验自己的箱庭过程，同时，也表明咨询者愿意与他一起讨论箱庭故事。咨询者可以搬一把椅子请来访者坐在箱庭正面看着箱庭作品，告诉来访者：

这是您创造的世界，您可以花三五分钟时间在这个世界里神游一番，

用心去感受作品传递给您的所有信息，回顾这个世界的诞生过程给您带来的情感体验。

如果来访者不想坐下，也可以让他站立着，只要他自己感觉舒服就行。因为，有时站立着体验是对自己整个世界的鸟瞰，这与端坐在箱庭前方的感觉可能很不相同，咨询师都尊崇来访者的选择。我们可以鼓励来访者绕着箱庭走走，从不同的角度观看自己的箱庭世界，体验不同视角带来的不同感受。这可能促进来访者关注到箱庭世界的其他层面，学会从不同角度看待自己。这可以在一开始体验就建议其如此进行，也可以是在完成正面的"神游"之后。

体验阶段是来访者与其箱庭之间的对话。这一阶段，大部分来访者会保持沉默，但也有的会说话。如果感觉来访者安静下来体验可能会更有助于其深入探索自我的内心世界，则给予一定的建议和支持。也有来访者直接就介绍起自己的箱庭作品内容了，咨询者也不必勉强其安静下来。我们要做的还是那样的包容和支持，对来访者的言语或非言语的表达给予反映性应答，仍然保持着尊敬、无条件接纳的态度欣赏来访者的作品，让自己的心灵陪伴着来访者游历其内部河山。

在来访者从不同角度观照自己的箱庭世界时，我们可以询问来访者对作品是否还有需要补充或修饰的。这样的征询，也提示了来访者更精细地审视自己的箱庭作品，从而可能对作品细节进行修饰、补充。这为来访者提供了一次自我修正、治愈的机会。有如面谈咨询中来访者陈述一大段话之后，我们询问对方"还有什么?""还想跟我说点什么吗?"一样，对方可能会提供许多令人惊奇和有用的信息。

笔者曾在导师张日昇教授陪伴下体验初始箱庭，其情其景依然历历在目。当时笔者在沙箱右上区堆积了一座大山，在山顶上放置了一座塔，在表示结束之后，在张老师陪伴下交流了有关作品内容。期间，张老师询问笔者是否注意到自己的那座塔摆得有些斜。笔者很自然地想去扶正它，但被张老师制止了。虽然这只是一个小插曲，却引发了笔者的思考：如果在来访者宣布完成箱庭之后，有个时间让其自己审视一下作品，或许他就发现了作品中需要调整、增补、更换、修饰的部分，这也是自我的一次完善和疗愈。

曾接待过一位因习惯性流产而强烈渴望当母亲的少妇前来体验箱庭。当她表示完成作品时，笔者让她用心体验一下作品，看看是否需要调整、补充或修改的地方。她念叨着说想要一只走着的狗，可是却找不到。在她的作品左下角是三只行动中的动物，这三只动物前方是一只趴在地上的狗（图4－7）。

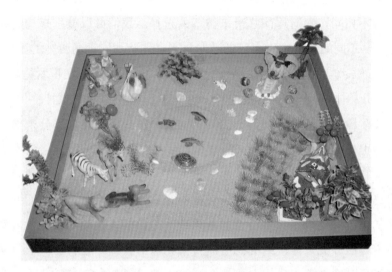

图4－7　左下区趴着的狗

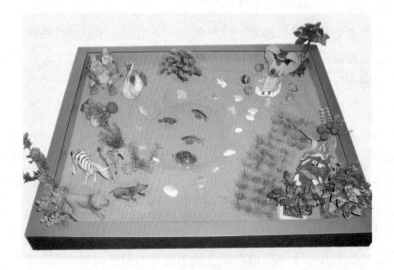

图4－8　左下区行走着的狗

由于狗趴着不动，整个动物队伍似乎都停了下来。在咨询者的支持和鼓励下，她再次去玩具架上寻找"走着的狗"，也就是先前那只趴着的狗旁边就是一只走着的狗。她再三地比对着两只狗带来的箱庭场面给自己的感受，最终选择了这只"看上去比较小"的走着的狗，并惊讶地发现这只走着的狗使这支队伍完全动起来了，并且坚定有力地朝向右上角捧着孩子的天使的方向（图4—8）。

有时，来访者从另外的角度看作品后对箱庭作品产生了很不一样的感受，并有意向想重新再做一遍。由于调整幅度过大，且由于时间的不足，咨询者通常会建议其将这种愿景留待下一次前来再用心经营。

体验与修饰阶段，并非只在个体箱庭中运用到，家庭箱庭和团体箱庭也同样适用，只是由个别成员还是全体成员来修饰可能就需要思考了。

当然，如果来访者因闭合了自己的情绪表达过程，不愿意再次沉浸到内心更深层次，或者对表现出来的箱庭世界感到不自在，不想再进入这个世界时，他可能拒绝这一阶段，这是来访者自由的选择。

在来访者体验与修饰其作品时，我们依然保持对来访者言语和非言语信息的无条件关注。

特别在意于哪一区域或哪一物件？

移动了哪些物件？是人物还是动物？或者是场景中修饰性物件？

是否针对某一物件而发出感慨、欣喜等情绪性信息？

移除什么？增补了什么？更换了什么？调整了什么？

当然，我们并不能关注所有的细节。之所以要关注这些，只是为了不断获得来访者的情绪信息，从而传递我们对来访者的共感理解，这具有非常重要的治疗作用。

第四节　作品的理解与分享

来访者静静地创造、体验箱庭作品，本身就具有治疗的价值！因为它为来访者提供了一个机会，即用可观察到的方式将最内在的想法和感觉释放到箱庭中。确实，即使在来访者完成作品创作之后不说任何话，不做任何说明，箱庭疗法也具有相当的治疗作用，因为其无意识已经借助有形的箱庭具象为意识的对象，即实现了无意识意识化。然而，总有质疑的声音，认为这样单纯的箱庭游戏是否真的有作用，也质疑咨询者的作为和作用。似乎只有咨询者有所作为，或者说些什么，对作品做些解释和分析，或者指导来访者做出改变，才具有治疗的意义。

在此且不去辩解静默的陪伴来访者创作箱庭作品的过程是否就具有了治疗效果。不过，这也引发我们去思考，如何更多地提升箱庭疗法的治疗效果？我们咨询者还能做些什么？箱庭作品的创作已经实现了无意识意识化的过程，将无意识以具象形式外化出来。如果来访者能够且愿意言语沟通，那么，以适当的方式援助来访者直面自己内部世界，进行更深入的自我探索，用口语形式表达创作愿景，或以"第三人"的视角与咨询者一起理解作品的内容，箱庭疗法的"理解与分享"阶段就成为该疗法另一个主要的治疗阶段。

一、倾听箱庭故事

Weinrib（1983）强烈地坚持不要在做箱庭创作的过程中进行解释。但她认为，在箱庭创作结束之后，咨询者可能让来访者讲述作品所表达的故事，询问一些与作品相关的问题，启发来访者对作品的理解与联想，谈论来访者所提出的内容。

> 在箱庭情境结束后，治疗者可以让病人讲述有关箱庭情境的故事，或者可以问一些相关的问题，或者引出病人的解释和对箱庭情境的联想，或者谈一些他们所暗示的问题。治疗者不要强迫联想或者以任何形式直接去面对病人……强迫联想会激发理性的行为，除非是一种自发的行为，否则就是不合适的。
>
> （Weinrib，1983：13）

因为有了前一阶段的体验和修饰，来访者已经对自己的箱庭作品有了体验、感受，对箱庭世界的形成过程重新梳理了头绪。因此，理解与分享也就有了更多的可能。咨询者以来访者感到舒适的言语鼓励其一起交流对作品的理解、体验。我们通常会让来访者对作品的制作过程做一个回溯，来访者可能完全按制作的顺序进行介绍，也可能对个别玩具进行详细的"故事性"描述。此时，咨询者需要静静地、专注地倾听，以便能够看到与来访者相同的箱庭世界。我们可以询问来访者："是怎么想的呢?""愿意告诉我这里头的故事吗?""可以说说这里头正在发生的事情吗?"

这是邀请来访者谈论整个箱庭以及整体的看法，要尽可能让其自由叙述，并对此做出鼓励性的回应，保持陪伴的感觉，让来访者知道我们正在注意并且能理解他。当来访者讲述完毕，我们给予简要概括。如果来访者有点犹豫或者不愿意，我们可以鼓励："这是你创作的一幅立体的画，我不知道这画的内容，所以想请你告诉我。""你可以编一个故事。"也可以就某一单元的场景询问来访者："这些在做什么?"

箱庭作品场面可能被描述成一个非常生动的故事，也可能只是对作品场面做简单的介绍、描述。不论是滔滔不绝的故事还是无言的表达，来访者都以叙事、隐喻、象征的方式演绎其丰富的内心世界，展示其此时此刻的心理状态。这种故事是个体的，整合了来访者通过箱庭作品报告过程中呈现出来的情感体验及其对自己内心世界的观照、洞察。当来访者介绍其作品内容时，咨询者应以面谈式咨询一样的倾听、共感理解的态度做些反映性应答，从而有利于来访者、咨询者双方加深对作品乃至对来访者内心世界的理解。此外，咨询者可能基于自己对箱庭"语言"体系的理解以及对来访者的生存环境等信息的把握，与来访者一起共享自己对作品的理解，进一步丰富作品的内容，"倾听"来访者经由箱庭作品表达的心声，以支持的态度帮助其直面困惑，克服或接纳困难，推动来访者心理的发展、成长。

二、箱庭主题的概括

一个箱庭就是一个丰富多样的世界。从系统的观点来看，一个箱庭由多个单元构成，每个单元都表现一个主题。由多个单元构成的箱庭作品，很难说有一个一统天下的主题，但正如一部小说、一篇散文、一首诗歌、一幅画，我们通常都能给它起个题目。笔者常与学生说起"主题就是主要的问题"。给箱庭作品概括一个主题是很有价值的，因为它能反映出来访者对自己、生活以及对世界的看法。来访者如何概括作品主题，关键是看主题中表达的情感色彩，因此，关注主题中的形容词显然是重要的。有些主题本身就带着情感色彩，如"温暖的家"、"和谐社会"、"快乐永不止息"、"无可奈何"等，这些词汇都包含着来访者的情绪情感。在初期体验箱庭作品时，大部分人喜欢用"生活"、"世界"、"我的家"等客观化的词汇来概括，而不表现情感，笔者通常会追问一下来访者：是什么样的生活？鼓励来访者给"生活"、"世界"、"家"添加一个形容词。"理想的"、"幸福的"、"温馨的"、"悠闲的"等情感色彩的形容词就时常出现。有些来访者使用一个动词作为主题，如"追寻"、"等待"、"守"、"内心的渴望"等，我们可以追问："追寻什么？""等待什么（谁）？""守护什么？""渴望什么？"诸如此类的追问也帮助来访者进一步明确自己情感情绪的方向，或者是自己行动的对象。

有些来访者在概括主题时不厌其烦地讲解自己作品的氛围、创作过程的心路历程，或者是作品的内容讲解，我们通常可以建议对方更简略、更文学些。通常鼓励来访者用一个短语、一个短句来概括。

从来访者概括的主题中，就很容易了解到来访者当下最关切的是什么，如何知觉环境氛围，如何评估事件、自己和他人。比如，同样是战争与和平并存的场面，有的来访者直接用"战争与和平"来概括，而"和平的背后"则强调了和平表面下"战争"的残酷，"公理何在"则在拷问着"战争"发起者的恃强凌弱行径，从而投射出来访者内心的矛盾冲突，或自身面临的人际困境。

如果是幼儿，他们可能不理解什么是主题，可让他们给作品起个名字。如果是小学生，也可以让他们给作品起个题目。当然，诸如自闭症谱系障碍者、选择性缄默的来访者，或者是一些不善言辞或不愿意言说的来访者，我们不必拘泥于主题概括的需要，因为即使对方不说话，只要创作了箱庭的过程，就已经具有相当的治疗意义了。

三、自我像的确立

在箱庭中确立一个作为自我的心象表现，或者是明确自我的位置是非常重要的治疗环节。自我（ego）是意识的中心，与无意识核心的自性（Self）构成心灵之轴，由此将心灵的各个成分凝聚于周围。正如要理解梦中自己与他人的关系一样，我们也可以借助箱庭场面中自我与他人、自我与环境、自我的朝向等信息，理解来访者在朝向自性实现过程中，自我的状态和作用。自我是否与父母原型分离？自我处于箱庭的哪一区域？是否独立于其他人群或者淹没于人群中？是一个旅行队伍的带头人还是追随者？是否存在背离自我朝向的人物、动物和车辆？

我们通常这样询问来访者的自我像："如果在这个世界中，你可能会是哪一个，或者说你可能会在哪里？""如果你在这个场景中，这里的哪一个玩具最可能代表你呢？"因为，如果直截了当地询问："你在哪里？""哪个是你？"很明显，这是咨询者先入为主地假定来访者就一定将其自我呈现于箱庭中了。虽然，来访者为了满足咨询师的意愿很可能随便指定一个玩具来代表自己，但这可能不是内心真实的自我像。

如果来访者在讲述箱庭故事时已经非常明确说明哪一个玩具是"自我"时，我们仍然可以再询问，明确其自我状态。我们可以通过简要重述来访者的箱庭故事，然后再询问："你起先说你是哪一个？""你起先说你在那里做什么？"在来访者明确指出自我的位置时，我们一定要保持浓烈的兴趣去了解这个自我像的情感状态、行为行动、与他人关系以及这个自我像的一些特点等，尤其要关注这个玩具本身的特征。一位来访者在多次的箱庭中，不论是何种场景，如舞会、party，或是一群走向丛林的动物、走向海边的马队，他都将两个戴着耳机的没有面孔特征的紫色小孩放在场景中，并将其确定为自我像（图4—9）。为何放两个没有面孔特征的人物作为自己？想掩饰什么吗？还是不愿意听、不愿意看、不愿意说？曾记得中国传统有"三不猴"（非礼勿视、非礼勿听、非礼勿言），来访者的这一对自我像是否也传递了类似这样的信息？

有时来访者使用超越咨询者认知范围的卡通形象或动植物作为自我像。"知之为知之，不知为不知。"咨询者要以谦恭的态度向来访者请教其对这一形象的解说，这些解说可能是影视作品中的形象，也可能投射出来访者的认识。

有时来访者指认了多个自我像，这通常发生在由多个单元构成的箱庭里。我们需要去倾听来访者对这多个自我进行的介绍，了解这些自我像之间的共性与差异，了解这些自我像之间的关系，了解为何需要以多个不同的形象来

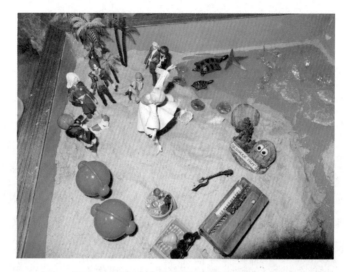

图4-9 两个没有面孔特征的红色小孩

展示自我，有了这些理解之后，再询问对方其中哪一个更可能与当下的自己最吻合。

如果来访者说自己不在箱庭场景中，我们也不需要因此而泄气，也不必强迫来访者指定一个。有时由于场景内容的设定，如动物世界、海底世界，来访者可能对于指认自我像感觉不适，我们可以询问来访者"你最在意的是哪一只？""哪一只的情况与你比较相似？"或者是咨询者去考虑哪一个玩具可能更具代表性。

当然，与来访者讨论其自我像时，依然保持将讨论限定在箱庭的故事框架内。也就是当来访者指认某一物件为自我像时，我们不是去询问："你在那里做什么？""你是什么样的状态？"而是询问："他在那里做什么？""他是什么样的状态？"避免来访者产生谈论自己的焦虑。

在询问来访者自我像时，也可以了解一下作品中可能代表其他人的形象，但不预设与来访者自我像之间的关系（如配偶、孩子、朋友、敌人等等），虽然，在讨论中来访者的叙述可能涉及这些关系，但咨询者不预先询问。

四、漏斗式聚焦

有些来访者在介绍箱庭故事时滔滔不绝，也有的来访者如同挤牙膏，问一句说一句，对作品没有全面的说明，我们需要尊重来访者说与不说的权利。

在倾听来访者的整体介绍之后，咨询者可以就某个区域单元的故事询问来访者，让来访者更详细地描述每一个场景，这也能表现咨询师的兴趣和投入。尤其是来访者原先没有介绍的内容，我们需要谨慎地询问这里可能是什么地方？是什么人？正在发生什么事情？来访者的情感是什么？一旦所有的场景都讨论完了就可以专注于具体的玩具了。

　　在对每个单元场景进行说明和讨论时，来访者可能会对某些玩具进行解释。但也有来访者可能不会这样做，因此，对于我们认为可能很重要的玩具、心象表现，可以问一些问题去澄清或者获得额外的一些信息。通常，来访者的第一个动作或玩具是非常重要的，因为它开启了这扇心灵大门，确定了当次箱庭的格局、氛围。我们可以询问来访者是否还记得第一个心象、玩具是什么，然后了解一下为何选择这个心象、玩具来开始这个箱庭世界。

　　来访者通常都愿意讲解为什么要在这个场景中选这个玩具。也有许多来访者最初仅仅认为那个物件就应该放在这个场景中，他们可能会说："一开始并没有想太多，就觉得想摆这个玩具。"但既然被提及，来访者通常会说出自己现在对这个玩具的感受，他们可能对自己的选择感到非常惊讶。事实上，许多来访者在创作箱庭时，对于玩具选择并没有太多挖掘其承载的含义，也并不太多地有意将其与自己的生活历程相联结，尤其是那些令自己动情伤怀的过往，更多是等到不可回避地要去面对这个玩具时，才去更多地谈论它。

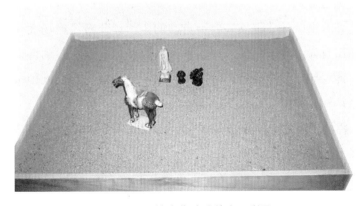

图4—10　被当作骆驼的唐三彩马

在谈论来访者摆放的玩具模型时，有时咨询者会感到非常惊讶，因为一眼就能辨识出这是什么东西的模型，而来访者却说是另一种东西。曾有一位来访者在沙箱正中摆放了一匹朝向左侧的唐三彩马，然后说这是一只在沙漠行走的骆驼，并将其确定为自我像（图4—10）。马与骆驼都是负重的动物，但各有特点，马是力必多的代名词，帅气、充满活力，疾速奔跑，它的环境似乎与草原、战场相关联；而骆驼被称为"沙漠之舟"，其环境更多与沙漠相联结，给人一种缓慢行走的负重感，况且作品中摆放的这匹马是驻足不前的状态。惊讶之余，我们却可以借此理解来访者意识自我与无意识自性之间的矛盾。

由箱庭整体场面到局部单元，再到具体的玩具模型，漏斗式聚焦的讨论将帮助来访者更加清晰箱庭中表现出来的所思所想，他们不仅更加关注自己所创作的箱庭场景，也获得了一次情感的再体验。他们也可能因为这种聚焦而盘算着在下一次创作箱庭时如何去改变以创作出新的场景，并且在下次的箱庭创作中真正得到了实现（Weinrib，1983）。

五、箱庭含义的放大

实践中时常面对着来访者或者儿童家长半信半疑的询问："只是将玩具摆进去玩个游戏，会有什么效果呢？"甚至心理咨询界的同行也觉得，来访者对自己所摆放的玩具模型的象征意义并不一定了解，仅仅摆放玩具是否就能让他们悟出什么道理来。

确实存在着来访者可能只局限于自己的生活经验对箱庭场面及其玩具模型的象征做出解释。对于儿童来说，片面的解释如果没有得到咨询者的恰当回应，就可能误导儿童对自我和世界建立起不当的观念。成人则可能固着于已有的错误认知来解释当下的箱庭场景而无法跳出这样的参照系。

因此，需要帮助来访者将箱庭的含义放大，也就是在理解来访者箱庭故事含义的基础上，提供这一故事、场面、单元或者某一玩具模型在宗教、神话、传说、童话、习俗或故事中的含义，从而帮助来访者从人类学、历史学、文化学等更宽广的途径获得与自己箱庭有关的信息，获取箱庭更深层的内容和隐含的意义，促进来访者的觉悟。荣格学派的箱庭咨询者可能根据分析心理学的原理，对很明显的原型进行放大。放大主要用于成年来访者，并且也只是与来访者分享有助益的信息，以促进来访者对其象征中的一般性意义进行探索（Pearson & Wilson，2001）。

含义的放大需要咨询者提供不同于来访者的参照系。依据罗杰斯现象场的观点，要帮助来访者，第一步就是要走进来访者的世界，要站在对方的视角来理解来访者，并且通过言语表达出来，这就是共感理解。在共感理解基础上，加入咨询者对箱庭场面所表现问题的见解，箱庭及其单元的含义就得以扩大了。这有助于来访者挑战自己的错误观念，不会产生新的错误观念，也不会加强之前的错误观念（Homeyer & Sweeney，2011）。

六、隐喻性讨论

在理解与分享阶段，咨询者在倾听来访者有关箱庭故事时，与来访者保持隐喻方式讨论箱庭是非常重要的。箱庭本身就是来访者心理世界的隐喻表现，这为来访者表现问题和解决问题提供了必要的距离。毕竟，直面自己的问题有时令人尴尬、困窘、不安，面对面的谈论可能缺乏情感和心理上的安全性，而箱庭则是借助玩具模型的象征意义，间接地摆出了心世界。

Siegelman（1990）认为，隐喻用特殊的方法将具体和抽象结合在一起，使我们从已知走向未知，接近象征。在某种程度上它实现了这种结合，并产生强烈的情感，并引发了强烈的情感体验，从而导致内心的整合。隐喻的确是强大的治疗方法，最有力的隐喻是来访者自己形成的。箱庭疗法为隐喻的表达提供了完美的条件，沙子和玩具为来访者表达其潜在问题提供了理想的方式（Homeyer & Sweeney，2011）。

大部分来访者对自己选用哪些物件、如何建构箱庭并没有特别清晰的意识，当进入理解与分享阶段时，箱庭所负载的东西才会显现出来。既然来访者已经将内心世界摆到了箱庭里，那么，讨论的焦点就应该是箱庭及其内容，而不是放在来访者身上。是双方一起讨论箱庭世界，而不是讨论来访者。这样的设置让来访者以"第三人"（other）的身份参与到讨论中，因而感到安全，他就能自由地讨论他的问题了。

因此，即使是有经验的咨询者借助箱庭心象的象征意义，大致也能理解来访者箱庭作品中显示出来的心理意义、行为风格、错误观念、人格特征，但我们也不能将箱庭中的故事直接与来访者对应起来谈论，而是保持隐喻的安全性及治疗中的距离。Miller 和 Boe（1990）认为，当问及儿童的箱庭作品时，咨询者在内心中保持儿童所提供的隐喻。例如，如果一名儿童在沙箱中放了一只大恐龙，箱庭制作结束后，咨询者可能会让儿童描述更多关于这只恐龙的信息。儿童可能会告诉咨询者，这只恐龙是妈妈，在保护它的婴孩。这样，咨询者会接着在这个隐喻内继续探索，可能询问该儿童恐龙妈妈在保护她孩子远离来自哪方面的威胁。

　　非常常见的一个现象是，有些来访者很想知道咨询者是如何理解箱庭场景的含义，他们可能会询问我们："通过这个作品您能看出什么问题吗？""您能说说我需要怎样改进吗？""您看我该怎么办？"诸如此类的问题可能都说明了来访者还处于意识的严密监控下，未能完全沉下心来放心地在箱庭中表现心理世界，这种现象在陪伴成人的箱庭治疗的初期较常出现。有时是儿童的家长很想知道箱庭投射出孩子可能存在的问题，希望咨询者能给予解释说明，或者给予一个切合孩子改变的良方。笔者建议，不论咨询者多么有把握，也要清醒地认识到心理咨询不是点子公司，不是帮助来访者回答问题而是帮助其发现问题，并援助其探索解决问题的途径。因此，要保持在箱庭的故事框架内以隐喻方式与来访者或儿童的父母讨论箱庭的含义。

　　在一次团体箱庭体验中，一位成员询问笔者从箱庭中看出有关她的哪些问题。这确实是一个难题，虽然从箱庭的场面也大概能说出一二，但不论我们说得对与不对，都将让咨访双方感到不安，而且是在团体合作的场面下，因此，不要直接回答来访者的问题，而是引导其去回顾自己的箱庭表现，以及玩具模型的特点。事实上，来访者最初想放一艘扬帆远航的船只，但当时说只找到这艘断桅的船只，所以就放上这只模型，而且，她想摆放一只奔驰着的骏马，但在左侧与船只平行的位置摆放了一匹驻足不前的小马（图4-11）。因此，笔者引导她去对照自己选择"扬帆远航的船只"、"奔驰的骏马"的愿望与事实上摆放上去的船只、小马之间的差距。另一位从事心理咨询工作的高校教师将箱庭区分为两岸与河流三个区域，上半部分与河流都表现出了向右前行的探寻倾向，能量充沛，方向笃定，而下半部分是幸福家园。家园部分静静地观照着上半部分的探寻，然而，从来访者站立的位置可以清晰地观看探寻之路，却无法看清家园的幸福与忙碌以及家人的静默支持（图

4—12)。因此，在与来访者充分讨论时，以隐喻的方式引导其感受箱庭所投射出来的自身世界，就具有了相当的治疗效果了。

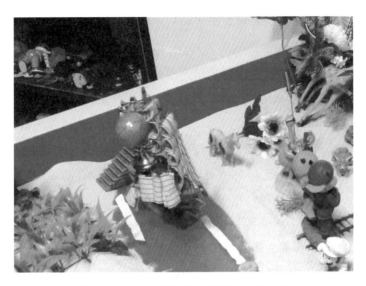

图 4—11　左侧断桅的船只和驻足的小马

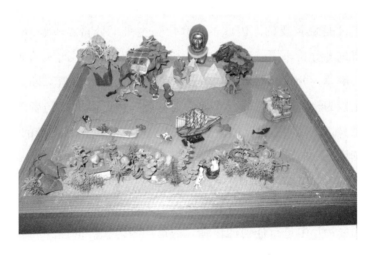

图 4—12　Z. Y 高校教师　主题：探寻

七、情绪体验的反映与表达

正如前文所述，心理咨询是双方主体参与的过程，作为主体的双方都投入了心理能量。在箱庭治疗过程中，不仅来访者会因为玩具模型或场景诱发出各种情绪体验，咨询者也会因为来访者的箱庭作品或心生悲悯，或满怀感动。

恰当准确地反映来访者箱庭中表达出来的情绪体验，或者关注来访者箱庭中的情绪表达，是咨询者的职责所在。因此，当与来访者讨论其箱庭时，可以询问来访者制作箱庭过程中的情绪感受，并予以共感理解。也可以将陪伴过程中观察到的来访者的表情、情绪反应，向来访者了解当时的感受、缘故。

分享咨询者自身的情绪情感是真诚的表现，也足以让来访者感到被理解的感动。真诚地表达自己对来访者箱庭作品的感受，有助于增进治疗关系。当来访者在箱庭中充分展现出一家欢聚的场景时，我们一句"好温馨的家啊！"可能就让来访者感觉被充分理解了。一位来访者将原本直立的佛像、人物等一并推倒时，咨询者说自己当时"感觉心里头有一种毁灭的恐怖和重生的希望"，这样的表达居然就让来访者泪如泉涌了。

八、对作品的解释

卡尔夫（1980）忠告咨询者们不要专注于解释，必须认识到只有来访者自己的解释才是最重要的。因此，箱庭疗法主张不分析、不解释、不判断。这不是说咨询者分析不了、解释不清、判断不准，而是不向来访者进行原型象征意义的解释、分析，不对来访者箱庭作品场面进行价值判断。有些初学箱庭的人士以为箱庭以荣格分析心理学为基础，因此要向来访者解读箱庭作品的象征意义，使其明白自己的问题所在。这实在是高估了自身的分析能力，也低估了读懂人心的困难。

虽然咨询者对来访者在箱庭室内各方面表现尽可能都给予关注，对其行为、物件选择的意义有自己的理解。Boik 和 Goodwin（2000）提醒我们，不要在该次箱庭治疗中进行任何的诠释、假设，因为我们的诠释和假设可能存在错误。错误诠释有三个来源：

（1）咨询者对玩具模型产生的投射，即咨询者赋予来访者所使用玩具模型的意义。

（2）从原型、文化或心理意义出发，将对玩具模型的一般理解赋予来访者个体的作品。

（3）因对来访者背景信息的了解，先入为主的判断左右了咨询者的理解。

这意味着在对来访者作品的解释过程中常常投射了我们自己的想法和经历，这并不是来访者自身的解释。有时，因为咨询者的职业敏感性，诠释、假设自动闯入头脑，这就需要学会将其先搁置一旁，直至确信能对来访者进行更为准确理解时才再次回想（Boik & Goodwin，2000）。我们需要牢记的是箱庭治疗应该要有助于来访者而不是咨询者。

一般而言，箱庭理论家都持有这样一种观点，不应在箱庭创作完之后马上给予解释，而是延迟到对箱庭的内在含义进行回顾（即将结束治疗时），治疗双方可能清晰地发现箱庭的主题时（Ammann，1991；Weinrib，1983；Ryce-Menuhin，1992）。

> 通常在做完箱庭以后，接受箱庭咨询者会把箱庭图像当作是他内在的世界，此时将会产生一种情感后效（an emotional after-effect），这种情感将会持续到下一次箱庭疗法……所以在箱庭做完后马上就进行解释将会是错误的。这种危险性在于使病人固着于理性的图像的解释上，会打断情绪和感情的参与和创造力的自然流露。
>
> ——Ammann，1991：3

箱庭的创作阶段是一个没有语言交谈的阶段，也是治疗阶段（Ammann，1991；Weinrib，1983）。在这个阶段，来访者在子宫般空间的感觉进入游戏当中。卡尔夫认为，在自由和受保护的空间里，来访者可以重新体验母子一体性的完全被接纳的感觉，早期的童年经历和发展的获得可以重新被体验，在这个空间里，解释对治疗过程是不利的（Ammann，1991；Weinrib，1983；Ryce-Menuhin，1992），它很容易破坏全神贯注的状态，理智、批判性的思维过程会妨碍在自由游戏的氛围中意识和无意识之间的对话。

箱庭的理解与分享阶段就必须有更多的自我参与，这是一个意识集成阶段。即便如此，Weinrib（1983）仍然认为，箱庭的场景本身就是不言而喻的，没有太大必要去做一大堆的言语解释。只有在一系列的箱庭作品完成之后才进行言语解释，也就是等到自性得以群集和自我力量得以增强之后，才来回顾箱庭的场景。Bradway（1981）同样偏爱于箱庭本性中必要的非言语过程。她认为，对箱庭场景的叙说是一个充满自我表达的方式。当要回顾一系列箱庭场景时，咨访双方共同努力去发现箱庭画面所描绘的意义，这是箱庭过程的回顾而不是反映理智发现过程的解释。卡尔夫也很强调箱庭的非言语、非理智的本质。在非言语阶段，要保留不解释和过早概念化。

通常情况下，咨询者不向来访者分析、解释箱庭作品的象征意义，不根据箱庭的场面、心象对来访者的人格进行诊断性评价。虽然箱庭疗法的理论认为，箱庭中可能表达人类集体无意识、原型意义，但我们认为，箱庭的个性表现要多于人类的共性，来访者个体箱庭作品心象表现对于来访者自己来说其象征意义是唯一的，是其主观世界的表征。虽然透过心象的原型解读，可能在更深刻的层面上理解来访者的心理问题，但不适当的解释、分析可能令来访者感到不舒服。即便"说得很准"，也可能使来访者因害怕"被看透了"而拒绝继续在箱庭中进行充分的表达，从而影响整个咨询、治疗的效果和进程，使来访者的心灵运动处于停滞状态。当然，如果咨询者认为来访者的问题必须在无意识层面上以分析心理学原理进行解释方可解决问题的话，咨询者仍然需要保持以隐喻的方式，借助象征的语言，在箱庭故事整体框架下，与来访者共同探讨作品中某个心象对于来访者自身的可能含义。

箱庭实践过程中，也时常遇到一些高度理性的成人，他们创作完箱庭之后可能会问咨询者："您看看我这里面的这些东西是什么意思？"这对咨询者来说非常具有挑战性。实际上，来访者对答案和信息的坚持，反映其对咨询者的对抗，以其无形的内在生活的信心之力量来引导和支配咨询者。

第五节　箱庭疗法的记录

如同面谈心理咨询一样，咨询者要准备笔和几张纸，并进行简单记录。

箱庭疗法最常用的记录方法就是照相，并做过程记录。

一、照相

数字时代，咨询者很容易就能拍摄并保存清晰的箱庭图片。照相已经成为箱庭的最主要的记录方式，并成为与来访者回顾箱庭治疗过程以及个案分析报告不可或缺的资料。

（一）预告

不同咨询者对是否让来访者知道要给箱庭作品拍照有不同的看法。有的咨询者认为应在来访者不知道的情况下保存箱庭记录，以减少他们潜在的表现焦虑。而有些咨询者则认为需让来访者知道，并将每次的作品照片提供一张给他们。我们通常会在刚开始导入箱庭时就向来访者说明给箱庭作品拍照的意愿，征得来访者同意后才可以拍照。通常可以与来访者商议：

> 在接下来的时间里，你将用心去创作一个心里想着的世界，在你结束创作之后，我们想为你的作品拍照，在咨询结束后送给你作为留念，毕竟这是你用心创作的作品，同时作为我们今天活动的一份记忆。你看可以吗？

大部分来访者都会同意为箱庭作品拍照。不能只想着将箱庭作品的照片作为记录存档，而要让来访者知道拍照是箱庭治疗的重要环节，它为结束时的回顾提供重要的资料，而且可以让来访者得知自己可以获得这个照片以做纪念。对箱庭作品的照片进行回顾，对于澄清和明确表达无意识的经验颇有价值，它强化了改变和理解。

咨询者如果经费并不太紧张，可以将每次箱庭照片冲洗出一张来，制作成精美的相集赠送给来访者，以此作为治疗的终结。有些来访者可能还把自己的箱庭照片当作一个纪念物夹在书中，发挥了书签的作用，时不时看到自己精选的箱庭照片。在治疗关系上，这本书就成了一个漂亮的过渡物。

有些咨询者对箱庭有很深的敬意，情愿不拍照，主要是担心来访者的隐私被其他人看到。这些咨询者可能认为，照片相当于咨询过程的摹本，拍照可能会干扰到咨询。因此，是否为箱庭作品拍照，很大程度上取决于咨询者的理念和所秉持的原则。

（二）拍照角度

我们通常会从正前方拍摄一张箱庭照片，这通常是来访者创作箱庭的主要方向，以及他们看作品的主要角度。还可以从左侧、右侧分别再拍一张。这样就记下箱庭不同方面的情景。即使是非常简单的作品，笔者也坚持如此拍照，毕竟每个物件从不同角度都能提供不同的感受。

如果来访者不是从正前方创作箱庭，或者咨询者不是坐于侧面，那么就需要增加从来访者的视角、咨询者的视角两个角度拍摄。从来访者的角度拍照能提供重要的信息，而咨询者的视角所拍摄的照片可能与来访者视角截然不同，对来访者来说那也是换一种角度看自己的世界。

可以从箱庭的正上方俯拍一张，这对于了解物件之间的空间距离很有帮助。因为是数码相机，多拍几张也无妨，因此也可以从不同角度多拍几张。从箱庭的正后方拍摄的照片可能提供了来访者看不到的内容，也会引发不同的感受，但咨询者需要慎重考虑这样的视角是否让来访者焦虑，影响其安全感。

让来访者选择一个或多个视角给箱庭作品拍照，时常能获得重要的信息，因为选择何种视角，关注在意什么，都在不言之中。曾有一位轻抑郁的女大学生制作了一个箱庭，笔者在完成拍照后，让其选择角度拍一张，她选择了左上区域表现家园的部分（图 4—13、图 4—14），因为那两只打斗嬉戏的小猫让她想起了家里以前养过的两只小猫，非常可爱的样子；那只蜗牛虽然爬得很辛苦，也时常半途滚落下来，但始终不放弃，很令人感动；还有那个在打水的老人，因为有他，这个家才一直支撑下来，他最辛苦了。来访者在介绍拍照这部分的理由解说投射出了她对家园的那份眷恋和在意。

有时，有些物件被遮挡住了，或者太细小，远距离拍照可能无法显示出来，那就拍些微距照片。如果物件被隐藏或埋葬，那就在拆除作品时将它们拿出来单独拍照。

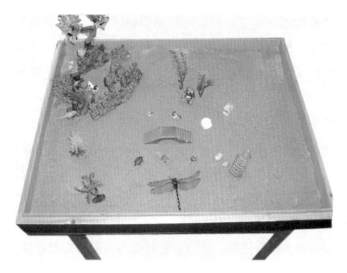

图4—13　D. QP 大一女生　主题：家

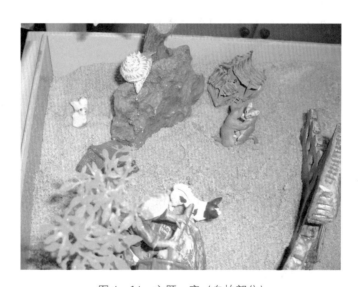

图4—14　主题：家（自拍部分）

（三）照片的标识和归档

　　箱庭照片多了容易混淆，因此如何标识来访者的箱庭照片也就需要用点心思了。有些咨询者用卡片写下来访者姓名的首字母、日期或者编号代码放在沙箱中，方便过后辨别，也有利于档案管理。然而，这种"标识照片"只适用于咨询者的目的，对包容与信任并无助益。Turner（2005）建议拍一张带标识的，同时再拍一张不带标识的照片。这样，在过后的咨询中，咨询者便能在不破坏信任，或不受箱庭中附加元素干扰的情况下，清晰地包容来访者的进程。

数码相机使咨询者能够在电脑上设置文件夹存储来访者的箱庭照片，或刻成光盘保存。这极大地方便了记录保存，也较好地保存了这些照片。而且，保存于计算机上的箱庭图片，既方便咨询者回顾来访者先前的箱庭过程，也便于在咨询结束时与来访者一起回顾，这是一种咨询结束的很有力总结。

（四）为儿童箱庭拍照

小孩特别喜欢为箱庭拍照，他们通常对咨询者拍摄的照片感兴趣，因此，咨询者可以在拍照之后给对方看看，如果儿童来访者愿意，也可以让其与箱庭作品合影一张，这都是很值得珍惜的瞬间。当然，如果照片中有来访者的形象，尤其是儿童，一定要认真保护场景内容，保护好来访者的秘密。

二、书面记录

正如其他的心理咨询与治疗方法一样，箱庭治疗过程的记录会对日后咨询者专业成长尤其是专业培训和持续督导有帮助。要用于培训或个案报告时，需要经过当事人的允许，必须平衡好督导的益处与为来访者营造自由、受保护空间的需要。

如同心理咨询一样，咨询者要准备笔和几张纸，并进行简单记录。为每个来访者分别准备一个档案袋，将书面箱庭记录和照片放在一起。但记录的不仅仅是作品创作的顺序，更重要的是来访者的情绪情感表达、咨询者面对来访者的表达而产生的感受、体验。

常见的不良记录举例：

小 A，21 岁，男，人际交往，第 1 次箱庭（图 4—15）

（XX 年 XX 月 XX 日　星期 X，16：00—16：50）

箱庭内容：沙箱中间是一个湖，湖中有一只恐龙和一块石头。左上方是几座山，山上有几只动物，山后住着一户人家。下方是一块沼泽地，一条蛇正在寻找猎物。右方是一座村庄，村庄里有房屋、农田草地和牲畜。

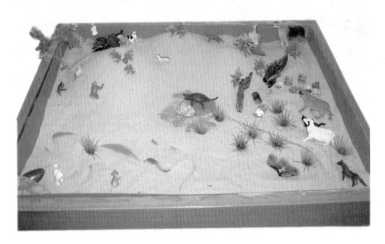

图 4—15 小 A 主题：在路上

　　制作时间 27 分钟，小 A 说明：右方是一座祥和的村庄，左上方是一户以打猎为生的人家，家里只有爸爸和女儿。本来他们是住在这座村庄里的，但猎人的妻子被狼咬死了，小女孩也被狼咬成了残疾，所以他们搬到了山后。左下方和右上方的山（石头）高而险。这只小狼本来是和小女孩在一起，但它选择了离开，现在正走在路上，有些不舍。小狼也很舍不得离开，一步三回头，但又不得不离开，因为它要去寻找属于自己的生活，而且有狗守在小女孩身边，所以它也可以离开了。猎人正面朝着妻子的坟墓，心里正矛盾着，既想杀死小狼为妻子报仇，但又觉得狼将会是自己很具潜质的助手，而且女儿也很喜欢它。

　　看起来简洁适切，的确说明了针对作品内容的描述，但这样的内容只要看拍摄的相片就能够了解。问题点在于，只对作品进行描述，对来访者当时的态度、行为等毫无描述，当然，若能加上咨询者当时的感想印象会更好。

　　改善后：

　　小 A，21 岁，男，人际交往，第 1 次箱庭

时间：XX 年 X 月 X 日　星期X　16：00—16：50

箱庭制作：16：02—16：29

进咨询室的态度：进咨询室时很平静，自己主动走到沙箱前摸沙，并说"这沙好细呀"。当我把所有的玩具柜打开后，他就去拿玩具了。

制作时的态度：整个制作过程很认真投入，几乎没看过我，偶尔会站在沙箱前停下来，像是在思考什么。

空间使用：整个沙箱各区域都摆了玩具，但下方的玩具偏少。

箱庭内容：沙箱中间是一个湖，湖中有一只恐龙和一块石头。左上方是几座山，山上有几只动物，山后住着一户人家。下方是一块沼泽地，一条蛇正在寻找猎物。右方是一座村庄，村庄里有房屋、农田草地和牲畜。

言语交互：做完了，可以了吗？

来访者对作品的介绍：本来我是想围绕小女孩来摆玩具，但又觉得主角应该是我（两座山之间的那只小狼）。沙箱右方是一座祥和的村庄，左上方是一户以打猎为生的人家，家里只有爸爸（猎人）和女儿（小女孩）。本来他们是住在这座村庄里的，但猎人的妻子被狼咬死了，小女孩也被狼咬成了残疾，所以他们搬到了山后。左下方和右上方的山（石头）高而险。这只小狼本来是和小女孩在一起，但它选择了离开，现在正走在路上，有些不舍。小女孩也很不舍得小狼的离开，一直目送着小狼的离开。小狼也很舍不得离开，一步三回头，但又不得不离开，因为它要去寻找属于自己的生活，而且有狗守在小女孩身边，所以它也可以离开了。猎人正面朝着妻子的坟墓，心里正矛盾着，既想杀死小狼为妻子报仇，但又觉得狼将会是自己很具潜质的助手，而且女儿也很喜欢它。做完这幅作品，让我想起了高中时的情景，那时的我追求真实、纯真，但这样又会脱离班上的同学，失去一些东西。那时的我就像现在这只小狼，既矛盾，但又走在路上。

咨询者感想：来访者对父亲、女孩、那只小狼三者心理的叙说，声音低沉哀婉。整个作品各个区域都有内容，而且有多个内容单元，但他却只专注于左上区的父女与小狼的故事，为何对箱庭中心区的湖泊、恐龙与石块的组合却只字不提呢？一只恐龙的出现，让我感觉似乎在表达一种比较久远的创伤。老鼠边上的蛇、农庄和右上角的狼都给人一种隐约的不安感。印象最深的是那位父亲双手抱在胸前，背对着女孩的状态。箱庭场面中多种分离、不安，是来访者日常人际关系的状态吗？

一份好的记录，即使第三者不在场，看了记录也有身临其境的感觉，即记录传达了切实、正确的资讯。这样的记录结合箱庭照片就能更好地再现当时的箱庭过程了。每个咨询者可以结合自己的习惯，发展一套适合自己的记录系统，方便自己工作。

第六节　箱庭作品的拆除与清理

箱庭作品的拆除意味着一次箱庭疗法过程的闭合，代表着一项行动得以完成，问题得以解决。是否在来访者离开箱庭室之前拆除箱庭作品历来争论不休。有的研究者认为来访者离开后再拆除作品，让作品完整地保留在来访者心中。Turner（2005）认为，在来访者离开箱庭室之前，箱庭程序都没有结束。也有咨询者认为，箱庭最终都必须拆除，这就是现实，因此，需要培养让来访者遵从"现实原则"，学会自己去处理。也有咨询者认为，箱庭是来访者自己的世界，"我的世界我做主"，有些来访者出于一种闭合感和隐私保护的需要，喜欢自己拆除作品。因此，咨询者可以征询来访者喜欢哪种方式。一定要让来访者知道，不论他们愿意与否，他们的箱庭作品在咨询结束后会被拆除。

一、不当面拆除作品

一般情况下，笔者不当着来访者的面拆除、清理他的箱庭世界，因为这样可能传递一种信息就是他的箱庭不值得留下来，相当于对其作品进行了一个负面的价值判断，打破了来访者与内在自我的连接，也损坏了与咨询者的联结。在来访者面前触动其箱庭作品，是对其心理领土的侵犯。因此，等来访者离开后我们再来拆除作品，这让来访者感觉到自己的作品得以完整保持着，获得一种被尊敬的感受。箱庭是一种游戏形式，玩具如同文字，是来访者情绪和内在自我的深层次表达。当面"拆除"、"清理"这种表达是来访者不可能接受的。

而且，在来访者离开之后再拆除作品，这个作品的内容就仍然在来访者心理留下一个视觉的场景，保持了心灵最后图景的完整性。很多来访者到下一次前来做箱庭之前还在继续思考箱庭中的人物和象征意义，甚至有些来访者数周内一直都在思考箱庭中的含义，这是对咨询的有力延续（Homeyer & Sweeney，2011）。来访者走后再由咨询者帮助拆除作品，这也有助于咨询者回忆起适才作品的完成过程，并可能注意到刚才没有充分理解或未关注到的领域。

二、来访者自行拆除作品

也有儿童青少年或成人提出要自己拆除、清理箱庭作品，在劝说没有效果时，我们还是要尊重来访者的决定。

笔者认为，如果来访者愿意自己动手拆除这个"世界"，那就让他们自己完成这一重要工作，因为来访者已经有了足够的心理能量，且愿意结束当前的阶段，清空自己，为下一阶段做准备，那就应该鼓励来访者自己完成这一神圣任务，并告诉他以"一期一会"的珍爱、尊重的态度拆除自己的箱庭作品。

"一期一会"是日本茶道用语，一系列茶道活动包括水、饭、谈、茶四大步，最后完成时，使亭主和主客、从客静心清志，由内到外自然涌现出一种"一期一会、难得一面、世当珍惜"之感，苍凉而略带寂寥。进而思考人生的离合、相聚的欢娱，使参与者的精神境界接受一次洗礼，达到更高的状态——冥想中的涅槃。"一期"表示人的一生；"一会"则意味仅有一次的相会。井伊直弼诠解道："茶会也可为'一期一会'之缘也。即便主客多次相会也罢。但也许再无相会之时，为此作为主人应尽心招待客人而不可有半点马虎，而作为客人也要理会主人之心意，并应将主人的一片心意铭记于心中，因此主客皆应以诚相待。此乃为'一期一会'也。"人生及其每个瞬间都不能重复。"一期一会"提醒人们要珍惜每个瞬间的机缘，并为人生中可能仅有的一次相会，付出全部的心力；若因漫不经心轻忽了眼前所有，那会是比擦身而过更为深刻的遗憾。"一期一会"也是箱庭疗法的道理，每次箱庭都是不可重复的，均需珍惜。

三、咨询者援助拆除

如果来访者选择自己拆除，咨询者可以征求其意见，是否需要咨询者的帮助。如果得到应允，为了尊敬来访者的创作，我们请来访者先动手从箱庭中拿走四五个玩具，这样能迅速破坏箱庭世界的整体性，咨询者再和来访者共同拆除作品就不会使其产生被侵犯感。在这样的设置下，咨询者可以提供帮助，加快拆除的过程。

但是，我们的帮助有许多注意事项：

> 不宜拆除明显就是作品中主体的人物、动物等物件；
> 不要当面将来访者挖开的沙子覆盖上；
> 不将来访者堆积的大山削平；
> 不宜拆除来访者放在中心区的玩具；
> 不宜拆除来访者第一个和最后放置的玩具；
> 不故意将作品中的玩具掩埋、推倒。

正如大部分心理咨询、心理治疗方法一样，咨询者所提供的帮助仅仅是一种援助的感觉，并不能帮助来访者做出决定。

四、清理箱庭

拆除作品，清理玩具，放回玩具架，将沙子平整好，恢复箱庭室的中立状态，这些都是为迎接下一位来访者做好准备。即使咨询治疗的接待量再大，也要在接待两个来访者之间安排 30 分钟以上的缓冲时间，毕竟清理箱庭需要时间。

为了避免将沙子带上玩具架，在移除玩具时，可以用刷子清理一下玩具底部。如果来访者使用了某一类的很多玩具，我们可以利用这个机会将架子擦干净。可以准备一个可过滤的箩筐或者小水桶，有些不易破损的小玩具如塑胶人物、玻璃珠等，可以直接用箩筐装起来筛沙子。如果时间足够，可以放在水龙头下冲洗一下，将湿的玩具倾倒到一条棉布毛巾上，快速擦干净。

如果确实时间不足，但必须将沙箱清理干净。来不及清理的玩具先用布遮住，待过后再整理，不让下一位来访者看到脏乱的玩具。

有时后一位来访者提前到达，但一定要坚持让其在外等候。坚持不让一位来访者的作品被另一位来访者或支持性情境之外的任何人看到（Turner，2005）。

如果两个沙箱内的沙子都被和成湿沙，那就要将一个沙箱里的湿沙更换成干沙。因此，箱庭室内多准备些沙子和水桶，比较方便操作。

拆除箱庭作品，清理箱庭室环境，不仅仅是工作场面的需要，也是一种仪式性行为，它使咨询者的身体和心理恢复到中立状态，并清空、清理自己的心理空间，迎接下一位来访者。

总的来说，箱庭疗法的实施过程，就是咨询者陪伴来访者创作箱庭作品、欣赏来访者的箱庭作品、倾听来访者的箱庭故事的过程（张日昇，2012）。

第五章　箱庭疗法的作用机制

许多使用箱庭疗法的咨询者可能都曾有过如下两个方面的疑惑：箱庭疗法真的有用吗？箱庭疗法为什么有用？坦率地说，笔者在初识箱庭疗法时，也曾有过如此的疑问。

箱庭如何对来访者产生助益？笔者认为，箱庭疗法具有其自身特有的优势，它为来访者设置了一个集中精神力的空间，帮助其心灵得到表达，在其内在世界和外在世界间建立了灵性的联结，在构建自身心灵殿宇过程中，心灵世界从无序嬗变为有序，并获得了跃迁，其作品创作过程是一种审美创造的过程。

第一节　箱庭疗法的优势

一种心理咨询与治疗的方法体系的存在，它一定具有众多有效方法的共性，同时具有其独特的优势。正如前文所述，箱庭疗法是一个平台，可以与不同理论取向相结合。箱庭是一种游戏，它需要来访者动手，可以让来访者不需要说话却得以表达内心，不需要解释、分析、判断、指导却让来访者获得成长，正是"处无为之事，行不言之教"。

一、箱庭使人放松

箱庭疗法与面谈咨询不同，它是一种需要来访者动手的心理咨询与治疗方法，具有独特的肌肉运动的知觉特点，提供了感觉经验。那些深陷窘境和危机中的来访者甚至所有人都需要有这种肌肉运动的感觉体验。箱庭疗法通过玩沙子和做游戏使人们获得了这种体验。抚摸沙子、移动沙子的体验对身心健康很有益处，它使人放松，情绪平静下来，并引导其沉思。有时，我们引导那些不愿意言语沟通的来访者用手去抚摸沙子，其他什么都不做，结果慢慢地他们就开始谈论内心的问题了，似乎感官的体验能让人舌头放松。徐洁、张日昇（2008）曾介绍一位11岁选择性缄默儿童的箱庭历程，当儿童在长时间抚摸沙子之后，开始愿意说话了。然而，这并非箱庭疗法的目标，而仅仅是副产品。在箱庭室内，动沙子和摆放玩具都是安全的，其肌肉运动知觉也是很舒适的，这尤其对于原本感觉紧张的来访者来更是如此。

二、箱庭提供了深入表达内心的机会

情绪危机中的来访者通常无法用言语表达自己的痛苦，箱庭疗法的象征性、投射性表达方式为此提供了可能性。让心理受到创伤的来访者使用箱庭玩具来表达痛苦，要比言语表达简单得多。在箱庭治疗过程中，箱庭本身所具有的包容性以及咨询者所营造的安全、自由的心理空间，来访者通过创作箱庭对自我进行指导，却又有一种在描述他人故事的感觉。来访者不是直接去谈论自己的创伤、危机，而是谈论一个情境、一个故事、一种感受，这为来访者创造了一定的治疗距离。儿童、家庭、成人运用沙箱和玩具，通过象征和升华将情绪释放了出来。

有过心理创伤的个体、家庭需要拥有一个可以宣泄消极情绪的空间。情绪的宣泄是治疗创伤的关键，能够促进心灵的表达。箱庭疗法提供的治疗距离，为来访者释放那些被压抑的问题提供了一个安全的空间。

前文已经提及隐喻是一种强大的心理治疗方法，最有效力的隐喻是来访者自己形成的。Siegelman（1990）认为，隐喻用特殊的方法将具体和抽象结合起来，使我们从未知中走出来并去了解它。沙子和玩具是表达治疗性隐喻的理想方式，箱庭的隐喻、象征特性为心灵的表达提供了完美的条件，它通过来访者的双手利用沙子和玩具摆放出箱庭作品，为内在世界提供了表现的途径和出口，形成自己的隐喻。

只要隐喻、象征性内容呈现，咨询者可能很自然地就想对此做出治疗性的解释。前文提及，卡尔夫（1980）认为不要关注解释，要认识到只有来访者自己的解释才是最重要的。在接待过程中没有必要对箱庭进行解释，因为在解释的过程中，我们常常投射自己的想法和经历，但这并不是来访者自己的解释。在接待来访者创作箱庭作品时，咨询者对来访者的经历进行解释时，必须了解到，咨询与治疗的目标是要有助于来访者的发展，而不是咨询者。

要想了解内在心理问题和无意识冲突，这是一件难事。由于沙箱中沙子的可塑性，当来访者拥有一个安全的空间，他可能上行或下行地使用沙子。不论是上行还是下行，做箱庭时将沙子移动、塑造，潜在的心理问题借此得到最快、最彻底的暴露。尽管不可能很全面，但箱庭本身的特点为接近内在世界提供了一种安全的氛围。虽说每个人都有改变的愿望，但大部分来访者对自我面临的挑战会进行防卫。箱庭疗法有助于减少这种自我控制和防卫，促使其更大程度地暴露，增加心理空间去考虑人与人之间及内心的问题。

箱庭疗法为语言表达能力不良的来访者提供了必要的和有效的沟通方式。可适用于包括聋哑者、语言发展滞后或欠缺的来访者，以及那些社交或言语困难、心理障碍的患者等（陈顺森、张日昇，2007）。当然，由于方言等原因不好沟通的时候，箱庭也能够逾越言语障碍使咨访双方的沟通成为可能。箱庭疗法为人们创造一个无需用语言就能表达自己所需、进行有效沟通的媒介。

三、箱庭有效克服咨询进程的阻碍因素

并非所有来访者都是自愿前来接受心理援助的，也并非所有家庭成员都热衷于治疗。箱庭疗法因为它的无威胁性和有吸引力等特点，能够吸引那些不太愿意交流的来访者和保守的家庭成员，因而能够有效克服来访者的阻抗。游戏是与儿童最天然的沟通方式，因此，对于那些受成人强迫来的儿童来说，箱庭也相对容易接受些。对于有阻抗的个体和家庭成员，箱庭疗法能够转移语言冲突所引发的恐惧。

箱庭疗法可以消除来访者的语言防御。有些言语表达娴熟的成人，他们会用理智进行心理防御，无法做到深入内心，其自我探索的进程会滞留于表面认识，而使用箱庭则很好地消除了这种防御。

箱庭疗法可以有效处理移情问题。劳恩菲尔德（1979）提出，在沙箱中创造世界，移情发生在来访者与沙箱之间，而不是来访者与咨询者之间。Weinrib（1983）指出，沙箱是一个独立的物体，所以来访者会投射到箱庭中的某一形象，而不是直接移情到咨询者身上。沙箱和玩具可能成为移情的对象，或者通过这种方式已经安全表达移情问题，因而，箱庭疗法为移情提供了安全的表达方式。

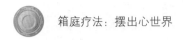

四、提供家庭和团体层面上解决问题的可能性

多人一起时，如一个家庭、一个团体，面谈就可能有所顾忌。尤其是在为家庭做工作时，由于儿童发展水平等因素的局限，面谈有时难以开展。在家庭治疗中，要求儿童用言语详细表达、描述，或者要求感觉疏远的、缺乏自信的家庭成员用言语来表达，都是不容易的。家庭箱庭疗法有效克服了这些局限，它为每一个家庭成员创造了表达自己的机会。

箱庭为个体、夫妻、家庭、团体提供了获得控制感的空间。危机和创伤会使人失去控制感，主要包括情绪失控和心理失控。处在危机中的个人、家庭都会因为失去控制感而感到挫败和恐惧。因此，在为这些来访者提供心理援助的关键目标是帮助他们重新获得动力、重建信心。箱庭疗法自我指导的方式能让来访者重新找回控制感。对于那些渴望获得自我控制的来访者，箱庭建立了清晰的界限，在界限范围内，来访者拥有完全的操作自由，界限帮助他们获得控制感。对于那些想逃避责任的来访者，箱庭制作的过程本身就赋予来访者面对问题的责任。因此，箱庭治疗是帮助来访者获得控制感的有效手段。

第二节　集中精神力

箱庭疗法注重为来访者营造一个自由受保护的空间，在这样的空间里，来访者无需任何训练就可以创作箱庭作品，年龄和性别对结果不产生影响，来访者是否能够精确回忆事件和问题对箱庭疗法的治疗效果也没有太多的影响。

给来访者自由的、被接纳的、受保护的心理感受是非常重要的，因为只有置身于自由、被接纳、受保护的心理空间，来访者才能将其内部世界通过箱庭作品自由地表现出来，来访者的心理不适应问题才可能通过箱庭疗法得以缓解、解决。

在理解"自由和受保护的空间"这一原则时，定然涉及箱庭治疗的基本设备，箱庭的道具包括：沙箱、玩具。道具的限定有利于来访者集中精神力去冥想、思考。作为心理咨询与治疗的方法，箱庭疗法也同样坚持时间、空间的限制，事实上，这也是有利于集中精神力的设置。正如张日昇教授所言：限制即是治疗！张老师时常教育弟子们："满怀感恩心，集中精神力！"并借助宗教以及日常生活的任务完成等事例来说明集中精神力的治愈意义。

一、沙箱规格的特殊性

目前，国际上通用的箱庭规格是 57cm×72cm×7cm 的矩形沙箱，这样特殊规格的设定是基于这样的假设，即当将箱庭置于齐腰高时，个体不需要转动头部，而箱庭世界都容于视野内，因而产生安全感。但这样的规格也就形成了一个限制，沙箱的边界构成一个内外的界线，来访者只能在这么小的空间里主动想象，构建箱庭作品，表达自己的心理世界。箱庭游戏有别于孩子们在家里玩玩具、做游戏，其中最主要的区别之一就在于游戏范围的限制问题。箱庭疗法要求来访者只在一个沙箱的空间里制作作品。受制于沙箱的面积，来访者只能挑选自己想象中的一小部分内容展示于沙箱里，而这种选择过程中，自己最困扰的、最关心的话题也就更容易浮现出来。而在家中的游戏，空间没有明显的限制，选择性自然也不明显了。

箱庭疗法有边界和限制，能够促进来访者的安全感建立。边界和限制可以反映治疗关系和其他的关系。Sweeney（1997）认为，没有边界的关系不是一种关系，而且，由于没有约定好的具体规则，这只是一种无法建立起联结的无结构尝试。没有限制的世界不是一个安全的世界，而如果不能感受到安全，儿童是无法成长的。

箱庭疗法过程的细心安排、咨询者精心挑选玩具并提供了界限为来访者的成长提供了安全感。沙箱的大小、玩具的样式、治疗室的布置以及咨询者的指导和说明，都为来访者提供了界限和限制。限制是必要的，这会促进自由表达。箱庭疗法内在的限制是治疗的焦点，除了带来安全感，也有助于来访者集中表达问题。

二、玩具模型的无限性和有限性

虽然有些箱庭产品供应商将产品区分为"标准版"、"豪华版"等，但事实上箱庭疗法的玩具是很难于进行标准化的，因为过去、现在、未来曾经存在，或可能存在，或不可能存在但却可以想象其存在的一切，均可能成为箱庭的玩具模型，因此，玩具模型的数量、类别、形态是无限的。文化、信仰、生活区域不同，玩具模型也就不同。由于箱庭玩具的无限性，也就没有标准可言，也就没有穷尽所有的可能。玩具的有限性是这世界的无限性导致的，然而，这种有限性同样也是具有治疗意义的。许多来访者初次见到箱庭玩具陈列架琳琅满目的玩具时都会惊叹："这么多玩具啊！"但在制作作品时，却又时常感慨："找不到自己想要的玩具！"在箱庭制作过程中，来访者深切感受到不是自己想要什么就会有什么，不是自己想怎样表现，就能怎样表现。这是"现实原则"的学习！由于玩具的有限性，来访者只能在现有的玩具中选择自己想要的玩具模型去表现，集中注意观察玩具，并赋予玩具个人的意义。

三、时空的限制

人生有限，而时空无限。然而，箱庭治疗过程却对时间、空间进行了明确的限制。来访者何时来箱庭室？可用多长时间？到哪一处箱庭室？由谁陪伴？这些都有约定。这些约定有助于来访者延迟满足自己的倾诉愿望，学会尝试着自主解决自身的困扰。而且，有了这些约定，来访者在有限的时空里将更加专注于自我探索，避免了关注点的飘移、发散。

咨询者对场面的适当设定对来访者自由、受保护感是必要的，无限制的完全自由反而使人感到恐慌、不安。在箱庭制作开始之前的设定，告诉来访者什么是可以做的，什么是不可以做的，让其在设定范围内充分自由地表现与探索自我。

四、冥想式的箱庭过程

箱庭能够促进来访者集中注意力，以实现中心化、达到更加集中的状态，这就像一根蜡烛，或者冥想或祈祷中可能用到的其他特殊的精神或宗教心象一样，或者与祭坛将人们的注意力集中于神圣的仪式上一样。箱庭制作过程中，来访者似乎处于半催眠状态下，全身心专注于自己的箱庭世界。

复杂的曼陀罗在东方传统中被用于辅助专注和凝视。与此相似，对箱庭作品的描述避免了分心。来访者在初始箱庭中可能完全缺失中心化的感觉，相对而言更多展示抗争、混乱，而较少神圣的表达。然而，随着问题的解决和对咨询者信任感的建立，来访者会逐渐感觉到平静和兴奋，似乎他们内在生活的负担已经消除（Pearson & Wilson，2001）。朝向中心化的过程常反映于一系列的箱庭作品，这些作品由混乱到有序，由有序到神圣的表达。这种聚焦的效用为来访者提供了一个对心灵的超个人水平开放的机会。当内在世界能够对普通的日常意识进行补充和加强时，心灵和情感便变得健康。

箱庭疗法在个体的内在和外在世界中建立了一座联结的桥梁，它突破认知、理性力量的统治（这些因素不能单独促进情感或精神治愈），在来访者的人格中建立一种完整感。不同时代的神话、传说、寓言和神话故事不断重复着：占统治性地位的自我投降之后，新的和谐、联盟和安宁就出现了。

构造一个故事或作品，本身就是一项创造性的活动。箱庭中的场面构成、玩具的选择、作品的故事和组织能够集中来访者的精神力，构成来访者神话的一部分。箱庭创作为探索、设计和创造与内在世界相关的心象提供了空间。但箱庭疗法的特性决定了在创作过程中可以进行改变，外在的转变将内化为一种内在经验。身体、思想和感受的卷入则将内在的经验转变成外在的现实（Pearson & Wilson，2001）。

第三节　表达与建构

对于人类来说释放出心理能量是非常重要的，尤其是当他们面对负性事件或者消极情感时。在咨询环境里，咨询者通常会鼓励来访者进行自我探索与表达，如用写作等言语方式，或者用黏土、油画、蜡笔画、木偶戏和箱庭，甚至通过一些诸如谩骂、怒吼、宣泄等外显的行为来表现。众多咨询实践都表明，游戏或者艺术是一种有效的表达方式（O'Brien & Burnett，2000），箱庭疗法更是如此。

作为游戏治疗的一种，箱庭疗法是一种来访者亲自动手操作的表达性咨询技术和心理治疗方法。箱庭疗法是一种表达性和投射性的心理咨询与治疗方法。创作者（来访者）在自我引导下，在见证者（经过训练的咨询师）促进下，借助特定设备，以非言语交流的方式展开了自己的内心和个体间的问题，并对此进行加工、探讨。众多研究已经表明，箱庭疗法对于有情感或行为问题的个体相当有效，如焦虑、抑郁、回避、攻击性、母爱剥夺等等。已有文献显示，箱庭疗法强调在"自由受保护的空间"里激活来访者自性（the

Self）强大的自我治愈力（Self-healing），并认为这是治疗的关键。咨询师所要做的就是营造一个自由和安全的环境。在这样的环境里，来访者内在世界的剧本将生动上演，激活心灵的治愈力，然而，在这个特定的环境里，箱庭疗法为什么能激活自我治愈力呢？箱庭疗法是怎样帮助来访者呢？笔者认为，表达和建构的结合是箱庭疗法的有效机制（Chen & Zhang，2009）。

作为心理治疗技术，箱庭疗法过程包括两个重要部分：第一部分是来访者建构一幅箱庭场面，第二部分是来访者就这个作品场面讲述一个故事或者对其予以说明介绍。表面上看，两部分完全分开，实际上，这两个阶段都包括了表达和建构的功能。

一、创作箱庭作品时表达和建构的结合

箱庭的第一阶段是创作箱庭作品。在沙箱里，来访者将其对咨询过程的需要和咨询师意图的感知表现出来（Pearson & Nolan，1995）。在这阶段，咨询者会鼓励来访者在沙箱里创作一个场面，来表达其对内部或外部世界的情感、认知、思考，使用任何可用的玩具模型，包括人物、动物、植物、交通工具、建筑物、生活用品、自然物或象征物等。咨询师通过参与、注意、反应，以及与来访者创造的世界产生和谐共鸣的方式，促进来访者完成这一进程。利用沙子以及可视可触的玩具模型，来访者在箱庭世界里表达其对主观微环境（subjective micro-environment）的认知和情感，这反映了其自己和社会现实的各个方面（Dale & Lyddon，2000）。不可否认，玩具模型可以代表人物角色，表达思想、境况、感受以及其他潜在的无限可能性，从而有利于来访者去表达。箱庭能使内心更深层次的内容自然、安全地释放出来，有效释放情绪、减少因情绪导致的问题行为。

箱庭创造阶段，咨询是一种社会行为，在此来访者能够感受到经验的分享和理解是安全的。通常情况下，咨询者的治疗取向决定了他对箱庭作品的目的、意义的视角，以及如何与来访者互动。然而，箱庭场面通常被看作儿童内心经验世界的投射（Dale & Wagner，2003），再现其世界观、价值观、生活态度等。同样，箱庭也为来访者提供一个表达消极情绪、记忆、认知的机会，这些情绪、记忆、认知可能存在于其无意识，影响了他们的选择、感受、行为（Pearson & Wilson，2001）。尤其是内心深处需要释放或修复的不

愉快或消极的经历，包括阻滞的情感、未解决的冲突、具体或非具体的不满、对自我的消极信念、态度和脚本、对世界的防御态度、挫折感、失望感、愤怒、悲伤、伤害、分离、需要等等。因而，首要的一步就是将这些情绪、认知、记忆由无意识带到意识领域，将其释放出来，减弱其影响力（Pearson & Wilson2001）。总之，箱庭有助于那些因来访者的逻辑思维、短时记忆、表达性言语的限制而被抑制了的复杂心理和情绪问题、先前的消极经验、贫乏的洞察力、对世界不安感等的表达（De Domenico，1995）。促进来访者消极或积极的能量在自由和受保护的空间里得到有效释放。

Homeyer 和 Sweeney（2011）认为，箱庭疗法可以让人表达非语言的情绪问题，为人们的表达提供了安全的方法。游戏是儿童的语言，也是那些无法或不愿意用言语来表达的来访者的语言。游戏是语言，玩具就是词汇。正如画布为画家提供表达的空间一样，沙箱也为来访者提供表达情绪的空间。由于箱庭游戏不需要评价，所以无需创造力和艺术表达能力。来访者在完全自我指导的箱庭制作过程中能够充分表达自我。在箱庭游戏中，咨询师积极关注和完全接纳，儿童和家庭就能表达出他们的全部人格。箱庭为那些受到伤害却无法用言语表达的来访者提供了新的可能，为自我表达提供了有意义的方式。

"空难"（图 5—1）是女中学生 H. Y 所做箱庭的主题，她一开始制作箱庭时就一边喃喃自语，一边用力地朝沙箱里投掷大量的石头，令人感受到强烈的愤怒情绪，然后再使用四个松树皮、四个栅栏共同构成一个戈壁场景，还有一棵坚强的小树苗。最后是从玩具架上选取了一架直升飞机，让飞机做往下飞翔坠落状，同时口中发出"呜——呜——"的类似于缺少燃油的飞机声音，当直升机猛扎进戈壁滩后，她说："完了，一切都完了！"然后瘫坐于椅子上。即使没有语言的解释，我们也可以通过箱庭世界体验她的消极情绪。在来到箱庭室之前，她因为成绩退步受到父亲的责罚。在整个箱庭过程，H. Y释放了她的愤怒、不满，象征性地展示了她的消极生活事件。更重要的是，她在这样的"空难"事件中，留下了那棵坚强的小树苗，虽然如此弱小，却在那种负性环境下展示了独特的生命，表达了一种自我治愈的希望。

箱庭疗法：摆出心世界

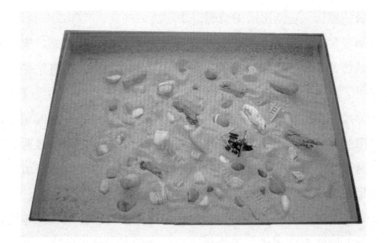

图5-1 初三女生 H．Y　主题：空难

　　女大学生 L．XL 来自于沿海渔村，是一个既不幸又有幸的童养媳。在第一次接触箱庭时，她花了近一个小时的时间慢慢地、细心地抚摸沙子，做成一个坟墓，并且用沙子做了一道保护性的环绕护栏。她细心地选了一对老夫妻吃饭的模型，非常温馨、安详的样子。她一边哭着一边把这个模型慢慢地埋进沙堆——坟墓，用沙子将其完全埋没，然后再将其从"坟墓"里取出，放在"坟墓"上面，端详一会儿后再埋入，再取出，如此反反复复地做了三四遍。期间，咨询者给她面巾纸擦眼泪，她接过后只随便一擦，不顾及自己满脸的涕泪。将沙子堆成坟墓可以唤起囚禁、窒息、死亡和埋葬等感受，但也可能有宁静感、挣扎之后的内心平静感。相反的，沙子保存、提供了一种温暖、亲密、安详的感觉，坟墓也是新生命的一个发源地（Steinhardt，2000），方生方死，方死方生。她反反复复地让那对老人模型进进出出地往来于"坟墓"内外。表现出个体可能揭示一些有意掩饰的不愉快事件，这些事件需要获得理解和解决。通过长时间抚摸沙子，构建"坟墓"，L．XL 释放了她的悲伤情绪和无助，充分表达了对母爱的渴望。在咨询结束时，L．XL 将那对老人模型放在沙堆（坟墓）上，说她希望能看到爷爷奶奶在另一个世界幸福生活、快乐的样子，她要看着他们笑。尽管没有更多的语言，我们也能理解 L．XL 的感受和需要。

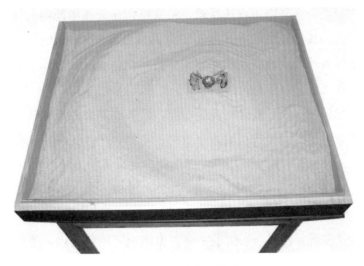

图5-2 主题: 坟墓

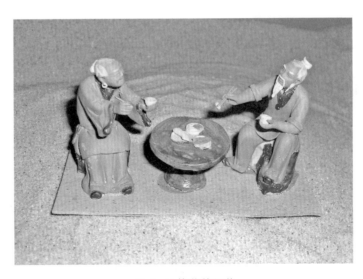

图5-3 坟墓的细节

　　箱庭给来访者提供了一个自由和受保护的空间,与言语沟通方式相比,在这样的空间里,他们的消极情感能得以更自由地发泄,以更为可视化的方式促成在无意识层面解决问题。在这样的安全空间里,利用创造一个童话、画面、故事的形式,来访者内心深处的内容可以无威胁地呈现出来,来访者感觉也更为舒适。许多来访者还反映，箱庭制作还提高了他们的创造力。这种更具创造性的接触生活的方式改善了自信和自尊。Weinrib（1983）认为，纯粹的创造性活动有效地满足和释放了压力。在这个投入身体、思想和情感的创造性过程之后，当事人的自尊得到了提升。这就是箱庭奇妙的表达功能。

但是，如果仅仅依靠箱庭的表达功能，而未改变来访者对其主观微环境的态度和信念，是不可能获得满意疗效的。正如建构主义者所主张的，人们主动创造个人和社会的现实，从而发展出自己对世界的表征模型（Mahoney，1991；Meichenbaum，1995；Neimeyer，1995），箱庭咨询者强调要给来访者提供一个在沙箱里建构属于他自己的世界的机会（Kalff，1980）。在创作作品阶段，借助沙子和玩具模型，来访者完全自由地决定用什么以及怎样来构建世界。本质上这是他们个人世界观的表现（Ammann，1991）。在这个过程中，如果需要，来访者也可以对作品进行适当的修改（Bradway，1981），这也强调了来访者在他们转变过程中的积极、主动作用（Earle et al.，1995）。当来访者完成了他们的箱庭世界时，他们的问题也就得到了表现。

总之，表达和构建功能在箱庭创作过程中同时发生。当来访者开始用箱庭来表达他们的内部或外部世界时，他们也就开始构建对自我世界的新观念。

二、箱庭故事叙述时以"他人"身份进行的表达与建构

在箱庭创作期间，来访者通过非言语、象征手段对其重要情感、观念进行表达和构建。借助箱庭的背景，支持言语和非言语的交流，鼓励来访者全身心参与，箱庭疗法促进了个体更好地表达，这比单独使用抽象的情绪语言所进行的情感表达的范围要更为宽广得多（Enns & Kasai，2003）。这样的静默制作箱庭的过程本身就具有治疗意义，但是，大部分咨询者通常会在非言语建构之后随之开展对作品的言语探索和理解，帮助来访者进一步理解箱庭中业已表现出来的无意识内容，使更多重要的无意识主题、情感、信念进一步意识化（Enns & Kasai，2003）。

因此，在箱庭作品完成之后，如果来访者能感到舒适地进行言语交流，就可以进入另一个阶段，即理解阶段，咨访双方一起分享来访者在箱庭中的故事。鼓励来访者阐明作品的个人意义，分享在箱庭制作过程中所产生的新的情感体验和见解。另外，咨询师怀抱着共感理解的态度和温暖的心参与到来访者对箱庭作品的理解，在理解某一特定物体象征知识基础上，在故事的框架内将这些意义与来访者当前环境、箱庭故事等信息联系起来。

通常情况下，咨询师会鼓励来访者在介绍箱庭故事前在箱庭世界里再次静默地神游一番，从全面和整合的视角来观察箱庭里放的都是些什么，唤醒了什么样的情感、回忆。此时，来访者可能会对箱庭作品进行一些修改、调整。咨询师也静默地观察着这个箱庭里的虚拟世界，继续提供一种共鸣的支持。它给来访者提供了一个更深层次地体验这个世界的非言语时刻。提供了一个无干扰的、安静的反省（reflection）的时间，箱庭中摆的是什么？它引发了什么样的思考？唤醒了何种情绪？有哪些躯体感知？如此等等都将从内心深处浮现出来。这些方面对其后的言语探索是非常重要的，因此需要多方面努力来促进这一心灵旅游的进行。

有了这样的体验，咨询师和来访者就可以用言语分享：箱庭中摆放的世界是什么？或者它唤醒了什么？咨询师可以让来访者叙述箱庭故事，或询问相关的问题，引出来访者对这个箱庭进行评论，或谈论来访者所提出的问题（Weinrib，1983）。同样，在这一过程中，咨询师仍然怀抱共感、共鸣的态度，关注来访者的肢体语言、语调等等。咨询师用反映性言语对来访者的话语做出应答，鼓励来访者获得更深切的体验，同时去发现脑海中会浮现出什么。用温和、针对性的方式，而不是机械模仿来访者的言语给予指导。这一过程能够有效地促进个体更深层的表达。

咨询师可以请求与来访者一起观察这个箱庭世界，让来访者把咨询师带进这个世界，就好像处于现实世界一样，包括所产生的身体、心理、情感、精神体验、记忆和关联等都是真实的感觉，游历来访者的内部河山。来访者的关注点从站在沙箱外看着这个世界转移到站在箱庭世界中来探索、知觉。这种转变也就鼓励来访者尽可能多地投射到箱庭世界中去。经过故事叙述阶段，来访者在咨询者辅助下获得完整感或整合感。箱庭提供了一个自我解读（elucidation of self）的途径（Ryce-Menuhin，1992），是一种将身、心、灵整合起来的综合方法（Pearson & Nolan，1995）。来访者的能量在对箱庭理解与对话过程中进一步得到了释放，并整合了对世界的新的感知方式，由此进一步自我探索（Pearson & Nolan，1995）。

　　箱庭创作阶段和故事叙述阶段的不同在于对待箱庭作品内容的视角。在箱庭创作阶段，来访者全身心投入到箱庭世界的创作活动中，箱庭里的世界就是他们的真实世界，他们就在这个箱庭场面构成的世界里玩耍，箱庭就是他自身的象征。但在其后的叙述阶段，当来访者从箱庭世界回到真实世界，来访者以"他人"（other）身份看待箱庭世界，箱庭是身外他物，此时的叙述就好比在讲一个有关别人的故事。因此，来访者讲述箱庭里的故事就如同在另一个充满自由和安全的世界里一样。来访者讲述箱庭故事，以合理的逻辑将箱庭世界串在一起，在箱庭虚拟的故事框架下，知觉自己的主观微环境的认知方式，解构造成自身情绪与行为困扰的不合理的认知，并且在叙述的同时思考着重新建构合理的认知（Dale & Lyddon，2000；Neimeyer，1993）。

　　箱庭故事述说不是来访者的独白。它经常以对话的形式进行着，双方持中立的或者是"他人"的言语来叙述箱庭世界的故事和体验，从而投射出来访者的内部世界。咨询师帮助来访者清楚地感知箱庭世界呈现了什么，从而帮助其更好地向咨询师说明自身的体验。咨访双方还将讨论来访者在箱庭世界内外所产生的体验，咨询者可以很好地理解来访者的体验，将通过言语清晰地反馈给来访者。咨询者对箱庭作品和箱庭故事的观点，也为来访者提供了一种可与自己观点相比较的故事建构。因此，箱庭疗法拓宽和深化了来访者关于自身以及自己和世界联系的认识。这样，来访者原先投射到箱庭中的心象，经过咨访双方的讨论后，再以投射的方式返回给来访者。在作品理解体验阶段，咨访双方共同努力，借助箱庭，咨询者对来访者的箱庭故事进行理解，提供一个解决问题和适应的更健康方式（Russo，Vernam & Wolbert，2006）。说的是箱庭故事，又恰似在说来访者自己的故事，改变了对箱庭故事的理解，也就改变了对自己世界的理解。在倾听来访者叙述箱庭故事过程中，咨询者也就明晰了箱庭中哪个物件代表了来访者，来访者对哪些东西感觉不适，用解决问题的方式复述来访者的箱庭故事，获得治疗效果，明确情感体验。根据荣格象征理论，有时对原型的放大提供了一个与来访者分享有益信息的平台，使来访者发现作品象征的更多更深的含义，进行更深入的自我探索。

　　总之，来访者可以在制作箱庭的过程中释放自己的情绪，解构不适应的故事并重构适应性的方式，自发地与其真实世界建立联系；反之亦然。此外，表达和建构不仅在单次箱庭治疗中发生，还发生于一系列箱庭治疗的连续过程中。

因为箱庭制作和故事叙述的结合，即表达功能与建构功能的结合，箱庭疗法比面谈法和行为矫正等其他传统的方法可能为来访者提供更多助益。而且，箱庭游戏的创造性过程还增加了箱庭治疗的价值，它通过从不重复的想象性创造和故事叙述激发了个体的创造力，提高了来访者表述个人故事和想法的能力（Russo，Vernam & Wolbert，2006）。伴随着一系列箱庭作品的创作，从混乱、挣扎到问题的解决（Allan & Berry，1987），来访者释放了情感，建构了适应的自我世界。当来访者更加全面地清楚自己的情绪表达，思考箱庭故事在生活中的应用时，他们就把箱庭中所学到的东西整合到自己的知识结构中去了。

箱庭疗法是一个自然、无威胁的游戏形式，可适用于各种各样的心理问题，可应用于各类机构、来访者。表达与建构的结合，不同理论背景的心理咨询者都对箱庭疗法表现出特别的兴趣，它提供了一个独特的媒介，不仅帮助来访者表达了个人现实中深层次的重要方面，而且通过解构或重构对主观微环境的认知，帮助他们在现实生活中获得改变。

第四节　能量耗散与心理调适

人类的心理是一个复杂的完整系统，这个系统具有三个显著的特点：第一，"人心隔肚皮"，看不见，摸不着；第二，人心是发展和变化的；第三，"性相近，习相远"，人的心理存在个体差异。因此，研究人类的心理现象必然面临着巨大的困难。现代科学理论的不断提出和完善，为揭示人类心理"黑箱"提供了新的视角，为心理学研究提供了强大的方法论支持，其中，耗散结构论对理解人类（个体或团体）心理系统的发展、变化、失调提供了理论支持，并为心理调适提供了方向性的指导。箱庭疗法则形象生动地呈现了心理系统的能量耗散与调适过程。

不论是整个人类社会还是人类个体的发展、变化，都呈现出一个循环往复的过程。从一个状态变换到另外一个状态，即系统一时到达了有序的结构，一旦逐渐偏离平衡态，这个系统又将产生无序的结构，反复循环，从无序到有序，再从有序到无序（荀国旗、冉隆锋，2006）。在嬗变过程中，又时常出现振荡、涨落，从而促使整个系统朝高一级水平跃迁。

人类个体本身就是一个开放的系统，其心理系统在吸收外界物质、能量与信息的同时，不断改组其内部结构，呈现出耗散结构的基本特点，箱庭疗法借助投射性、象征性特质，有效地再现了这一结构。

一、箱庭：洞察心理系统之门

我们既不能对人脑的内部工作机制进行直接的观测，也不能对人的心理过程进行直接的观察。

人类是充满好奇心的。洞察人类心理这一既不能打开又不能从外部直接观察其内部状态的"黑箱"，一直是科学家热衷的事业。心理学作为一门独立的科学面世以来，各学派从不同的侧面试图探讨心理现象的真正面目，呈现出百家齐放的热闹局面，丰富、发展了心理学，但也使心理学面临着分崩离析的危机。这一方面由于心理学研究对象的内隐、变化、非线性特点，对心理现象的理解只能建立在假设的基础上，研究方法、对象选择的不同，定然造成对"黑箱"内部机制解释的不同；另一方面由于心理学研究缺乏科学的方法论指导。20世纪40年代以来，系统科学为心理学提供了新思路、新方法，对现代心理学的发展产生了重大而深远的影响（陈曦、张积家，2003）。

从系统科学视角看，心理是宇宙中最复杂的现象，具有多层次、多水平、多因素共同作用的特点。它是一个错综复杂、纵横交错的有序系统，也是一个自组织系统，其状态随时间发展而变化，表现出运动性和多变性（陈曦、张积家，2003）。因此，采用适合研究这种有序整体和强调历时性原则的系统方法，才能科学有效地研究心理现象。箱庭疗法似乎提供了这样的可能。

一方面，箱庭借助沙子、玩具模型等物件，以象征的方式将无形的心理有形化，以可视化的形式克服了心理内隐特性对研究的巨大挑战。来访者通过创作箱庭作品，将内心世界以及对外部环境的认识、反应直观生动地表现出来。它不仅表现了个体的意识，还将个体无意识与集体无意识的内容也带入意识。

另一方面，箱庭表现了个体心理的整体。个性化有双重含义：一方面指的是成为独特的、独立的人；另一方面是重建心理的完整与统一（冯川，2006）。箱庭是个性化的形象写照。在箱庭中，个体将心理的各个方面都表现出来，在沙箱边界内，即使是结构相对松散的箱庭，也因为有了沙箱这一容器，这些部分的表现自然构成一个整体。箱庭是一个兼具空间和时间维度的"小宇宙"，从来访者所创作的箱庭作品，其内心世界的多层次、多水平、多因素共同作用的特点得以直观表现，其随时间发展而变化的运动性和多变性状态也得以即时呈现。

二、箱庭再现心理系统的耗散特点

耗散结构论是关于系统自组织的理论。人的心理是一个自组织的非平衡有序系统，在耗散结构论视阈下，心理发展和心理活动的进行要通过不断同外界环境进行物质、能量和信息的交换实现。这种交互作用使系统处于一定平衡态上下波动，从而出现"有序→无序→新有序"的循环态，并在此过程中需要一定的能量、信息或影响之物即熵值作用（潘孝富，1997）。熵值表现的是系统能量的混乱程度，正熵值越大意味着系统越混乱。非平衡有序的结构特点是：一方面是结构和有序；另一方面是耗散或消费，系统只能在物质和能量的不断耗散中形成和维持。

心理系统是开放的。从控制论角度看，凡是与周围环境自由地进行物质和能量交换的系统均可称之为"开放系统"。人一出生，就有一些基本的生活需要，它需要与周围环境自由地进行物质和能量的交换，维系着生命的发展与延续。以人的大脑为信息载体的心理系统，也是在与自然、社会的物质、信息、能量的互换中形成和发展起来的（黄冬梅，2007）。个体心理的发展过程，是心理系统与外界环境信息交流、沟通的过程。箱庭世界的形成过程，直观地展示了个体心理系统的开放状态，可以看到哪些物件代表着哪些心理内容进入了沙箱内。

心理系统是远离平衡态的。一个系统可能有三种不同的存在方式：平衡态、接近平衡态、远离平衡态。心理系统内部各子系统、要素及其与外部环境、活动、客体间都存在对立统一的关系，都处于非平衡状态之中，强烈的能量流或负熵流穿过系统并驱动系统向低熵的有序化方向持续发展，远离平衡态促使心理系统呈现出动态发展的特点。当个体的心理系统处于平衡态时，其所做的箱庭可能呈现出一片的死寂状态，投射出个体心理失调状态。当个体通过箱庭疗法的援助，心理系统与外部环境构成交互作用，打破平衡态，心理朝有序方向持续发展，其箱庭作品表现为动态场面。

心理系统是非线性的。心理系统各要素之间存在着复杂的非线性协同作用，各要素间不是简单的因果关系、线性依赖关系，而是既存在着正反馈的倍增效应，也存在着限制系统进化的负反馈（赵守盈、刘旭华，2003）。箱庭结构也同样表现了心理系统的这种非线性特点，箱庭作品的形成没有必然的由此及彼的因果关系，箱庭场面中各空间单元、内容单元以及时间单元也不是简单的因果关系、线性依赖关系。

三、箱庭疗法的心理系统调适功能

从耗散结构论的视角可以将个体的心理失调看作心理能量正熵值的累积、无序度增加、心理系统混乱程度的加重（赵守盈、刘旭华，2003）。要让个体重获健康，就需要调适个体的心理系统，箱庭能够有效地调适心理系统。

（一）箱庭游戏过程打破心理系统的封闭性

心理系统的适度开放是维持良好心理状态的基本条件。箱庭的道具包括了形形色色的玩具模型，象征着大千世界。来访者创作箱庭时，就必然与这些象征物建立联结，并借助这些象征物，关注了外界信息。箱庭场景模拟着现实生活的各种活动，虽然只是象征性的游戏活动，却让来访者的心灵积极地参与了活动，从而使心灵处于与外界交流的状态，打破了来访者心理系统的相对封闭性，因而有助于保持良好的心理状态，调适心理。

（二）良好的箱庭治疗关系注入负熵流

依据耗散结构论，心理系统从环境中可以摄入正熵流也可摄入负熵流。环境因素、自身的监控结构决定了心理系统从环境中摄入正熵还是负熵。箱庭疗法充满丰富健康的刺激、自由安全的咨访关系能为心理系统注入负熵，降低心理系统的熵值增加，降低混乱程度，使心理状态朝健康、有序的方向发展。

（三）箱庭创作过程可有效监控人格系统

健康人格表现为健康的人生观和价值观、客观全面的自我意识、积极向上的生活态度、正确高尚的信念结构。健康的人格监控系统是心理调适的内部条件（赵守盈、刘旭华，2003）。人格的健康程度，直接影响心理系统的整个面貌。当个体具备健康的人格监控系统，就能使心理系统朝健康有序的方向发展、演进。箱庭创作过程中，个体客观上处于箱庭之外，以"第三人"的身份监控着整个箱庭世界的形成过程，也监控着箱庭中的人格表现，并从箱庭世界中获得有益的信息。

（四）箱庭疗法使心理系统远离平衡态

远离平衡态是保持心理健康有序的内部动力。箱庭疗法使心理系统与外界保持源源不断地进行着物质、能量和信息的交换。它以象征的超越功能帮助个体替代性地实现了自己的愿望。箱庭的玩具模型可能将自己的目标追求、理想、憧憬表现出来，也可能将当前的平淡、空虚无聊、无动力等负面状态表现出来。箱庭作品对心理状态的呈现，使个体得以直观地认识自己的心理状态，重新建构生活、生命的意义，调整人生目标，鞭策个体鼓足追求人生目标的勇气，保持强大的动力，这样就使得心理系统处于远离平衡态，拥有良好的心理状态。

第六章　荣格分析心理学

前文已经提到，基于不同的实践应用和理论取向，箱庭疗法咨询者和研究者对箱庭疗法进行了不同的界定。箱庭是一个平台，可以用不同的理论去理解它。虽然有许多不同理论取向，但荣格分析心理学取向的箱庭疗法是目前世界范围内应用最广泛的取向。卡尔夫所创立的沙游戏疗法（箱庭疗法）基于三个基础：劳恩菲尔德的世界技法、荣格分析心理学、东方哲学思想，其中，荣格分析心理学为理解箱庭治疗假设、治疗过程的设置、箱庭作品的理解视角、治疗机制、治疗过程特征及疗效判断等都提供了理论依据。

荣格（Carl Gustav Jung，1875—1961）是瑞士著名心理学家、精神病学家、精神分析学界泰斗，分析心理学学派的创始人，国际精神分析学会的第一任会长。他是一位学贯东西的学者，在世界心理学界都得到了很高的评价。他不仅是一位伟大的心理学家，始终不懈地探索着人类的精神世界，同时，他还是一位敬业的医生、精神分析专家、教授、学者、作家、社会批评家，他的思想为人类在黑暗中点亮了一盏灯。

卡尔夫及其追随者的箱庭疗法理论普遍源自荣格分析心理学理论，因此，要理解箱庭疗法如何达成疗愈心灵，需要了解荣格分析心理学对心灵结构的描述、心灵疗愈的方法等一些基本的概念。荣格分析心理学理论的博大精深，笔者学习水平有限，在此，仅介绍与理解箱庭疗法必不可少的一些概述。

第一节　心灵结构

荣格（1956/1976）认为，人类存在两种思维形式：直接思维与间接思维。直接思维试图建立秩序，以言语为特征，是线性的、序列的、理性的。

然而，这种直接的思维方式形成于间接思维，这种潜在的心理进程以心象性为特征。间接思维并非偶然（random），而是潜在心理进程的有意义产品。由此，荣格发展了他的无意识和意识的概念。荣格有关心灵结构的描述，包括无意识的本质、自我、情结、自性（Self），以及彼此的关系。

一、无意识的本质

提起无意识，人们普遍认为这是弗洛伊德的发现。然而，弗洛伊德却在他70岁寿辰时反驳说："在我之前的诗人们和哲学家们就已经发现了无意识，我发现的只是研究无意识的方法！"诚然，从古希腊的神话、柏拉图的"迷狂说"，到黑格尔有关"无意识深处无穷无尽的形象和意识中没有的观念世界"的讨论，以及叔本华、尼采等著名哲学家都从哲学角度对无意识进行了论述。但揭开无意识面纱的，还是弗洛伊德。弗洛伊德断定，在人类自觉意识之外，还存在着一种人们没有意识到的内驱力，它时刻存在于人的精神世界里，支配着人们的行为，这就是无意识。无意识主要来自个人早期生活，特别是童年受压抑、被遗忘的心理内容，往往是个人的、经验的，并总是极大程度上与个人被压抑的"性欲"有关（常若松，1999）。

荣格与弗洛伊德一样，强烈意识到人们的经验和动机大部分来自意识之外，承认意识和无意识的存在。他认为，构成精神世界的大多数内容都是无意识的，因此，无意识在本质上与我们不可分割，但却很大程度上未被觉察到，它主要由个体无意识和集体无意识这两个部分组成（Jung，1953）。

（一）个体无意识

个体无意识由驱力相关的内容组成，是意识所不能接受或者还不了解的冲动和愿望。这包括来源于我们所有感官的数据，包括情感、思想、直觉以及本体感受（Shuell，1996）。它是个体的和文化经验的产物，或多或少属于表层，无疑含有个人特性。荣格有关个体无意识的这部分观点与弗洛伊德的无意识过程的观点很相似。

个体无意识主要源于压抑。我们意识到一些东西，但将其忘记，发现其是不可接受或不可忍受后，便将其压抑到无意识中。

——《论分析心理学的两篇论文》（1953）

但与弗洛伊德个体无意识观点不同的是，他认为不能将所有无意识所感知的内容都用"性欲"理论来诠释。因为性的需要并非人类生活的唯一需要，人类对精神的需要比对"性"的需要更重要。人类对神话、宗教、艺术的需要不仅涉及人生意义，而且非常现实地决定着人们以什么方式共同生活。弗洛伊德所认为的无意识内容不仅包括本我（Id），而且包括自我和超我中的一部分。而荣格则认为个体无意识包括两方面内容，一方面是在某段时间里曾被意识到，接下来被压抑的内容，另一方面是原则上可以被知觉却尚未达到意识阈限的内容。

> 我把无意识定义为所有那些未被意识到的心理现象的总和。这些心理内容可以恰当地称之为"阈下的"——如果我们假定每一种心理内容都必须具有一定的能量值才能被意识到的话。一种意识内容的能量值越是变低，它就越是容易消失在阈下。可见，无意识是所有那些失落的记忆、所有那些仍然微弱得不足以被意识到的心理内容的收容所。这些心理内容是不自觉的联想活动的产物——梦也是由这种联想活动导致的。除此之外，我们还必须把所有那些或多或少是故意予以压抑的思想感情也包括在内。我把所有这些内容的总和称之为"个人无意识"。
>
> ——《本能与无意识》（1919）

（二）集体无意识

荣格关于另一种无意识内容的假定超越了个体经验的界限，他称之为集体无意识。这一观点与弗洛伊德的观点截然不同，这也标志着他们私人关系的破裂。集体无意识是荣格最伟大的发现，正是这一发现，使他成为 20 世纪最伟大的学者之一。

荣格认为，集体无意识是人类心灵中所包含的共同的精神遗传，即人类进化过程中整个精神性的遗传，注入在每个人的内心深处。是人类据以做出特定反应的先天遗传倾向。

我发现无意识中还有一些性质不是个人后天获得而是先天遗传的。例如，在没有自觉动机的情况下，作为一种冲动而去执行某些必要行动的本能，就属于这种性质。在这一"更深"的层面，我们还发现了一些先天固有的"直觉"形式，即知觉和领悟的原型，它们是一切心理过程必需事先具有的决定性因素。……我把它称之为"集体的"，是因为与个人的无意识不同，它不是由个人的即或多或少具有独特性的心理内容所构成，而是由普遍的、反复发生的心理内容所构成。

——《本能与无意识》（1919）

　　荣格认为，集体无意识是人类原始祖先潜藏记忆的储存库，它由世世代代遗传下来但又常常在不知不觉中影响我们行为的各种本能和原型组成，它是集体的、普遍的、非个人的。也就是说，集体无意识是人类心灵中所包含的共同的精神遗传，即人类进化过程中整个精神性的遗传，注入在每个人的内心深处，它是人类历史进化过程中祖先经验的积淀，是人类据以做出特定反应的先天遗传倾向（杨韶刚，2002）。这种倾向超越了文化和历史的界限，且被所有人类在深层次的无意识水平上共享，具有一种无所不在、永恒不变、放之四海而皆准的性质（《阳向离子》，1951）。

　　对于个体无意识与集体无意识的关系，荣格认为，个体无意识有赖于集体无意识。

　　个人无意识有赖于更深的一层，它并非来源于个人经验，并非从后天中获得，而是先天地存在的。我把这更深的一层定名为"集体无意识"。选择"集体"一词是因为这部分无意识不是个别的，而是普遍的。它与个性心理相反，具备了所有地方和所有个人皆有的大体相似的内容和行为方式。换言之，由于它在所有人身上都是相同的，因此它组成了一种超个性的心理基础，并且普遍存在于我们每一个人身上。

——《集体无意识的原型》（1934/1950）

　　荣格认为，个体无意识与集体无意识截然不同，个体无意识主要来自个体的和文化经验，是从个人那里发展而来；而集体无意识则从未为个人所获得过，通过继承与遗传而来，它的存在完全得自于遗传。

> 集体无意识是精神的一部分，它与个人无意识截然不同，因为它的存在不像后者那样可以归结为个人的经验，因此不能为个人所获得。构成个人无意识的主要是一些我们曾经意识到，但以后由于遗忘或压抑而从意识中消失了的内容；集体无意识的内容从来就没有出现在意识之中，因此也就从未为个人所获得过，它们的存在完全得自于遗传。个人无意识主要是由各种情结构成的，集体无意识的内容则主要是"原型"。
>
> ——《集体无意识的概念》（1936）

荣格留心世界各地文化中的神话、传说和信仰，将其作为集体无意识的根据。他发现，在彼此分隔、没有任何交往的不同民族和文化背景下，人类的精神传说在结构上都是相似的，如力大无比的勇士、带来灾难的女人、指点迷津的智者、富于自我牺牲并担负了拯救使命的英雄等等。

集体无意识可能与人类的潜能和历史相似，穿越了文化与时代的界限。神话和童话是集体无意识的内容的投射。个体心灵和集体心灵并不像它们的界定那样被清晰地区分开来（Turner，2005）。荣格认为，集体无意识和个体无意识的内容以相互补偿的关系存在于意识中的。无意识会在意识忽略的时候或者无意识不能被意识接受但是它必须存在于那里时会闯入到意识中，构成心理的平衡和整体的感觉。

（三）集体无意识的内容

集体无意识的内容主要是本能和原型，都能驱使人做出某种行为，但人们却意识不到这种行为背后的真实动机，因其潜藏于心灵深处。

> 正像本能把一个人强行迫入特定的生存模式一样，原型也把人的知觉和领悟方式强行迫入特定的人类范型。本能和原型共同构成了"集体无意识"。
>
> ——《本能与无意识》（1919）

本能本质上是一种集体现象，也就是说，是一种普遍的、反复发生的现象，它与个人独特性没有任何关系。它是受无意识决定的生理内驱力，是典型的行为模式，如性本能、营养本能等。人类的性行为、饮食行为的动机就是性欲和饥饿，这种动机是和人类共有的行为模式相伴而生的。

> 本能是典型的行为模式，任何时候，当我们面对普遍一致、反复发生的行为和反应模式时，我们就是在与本能打交道，而无论它是否与自觉的动机联系在一起。
>
> ——《本能与无意识》（1919）

原型和本能有着同样的性质，也是一种集体现象。原型是知觉的普遍模式，是受无意识决定的心理内驱力。

> 原型是一种典型的领悟模式，无论什么时候，只要我们遇见普遍一致和反复发生的领悟模式，我们就是在与原型打交道，而不管它是否具有容易辨认的神话性质和特征。
>
> ——《本能与无意识》（1919）

荣格甚至认为，集体无意识的内容主要是"原型"。

> 集体无意识是由原型这种先存的形式所构成的。原型只有通过后天的途径才有可能为意识所知，它赋予一定的精神内容以明确的形式。
>
> ——《集体无意识的概念》（1936）

（四）箱庭中的无意识水平

箱庭是一个个体意识、集体意识、个体无意识、集体无意识交汇的平台，个体的无意识又可以进一步细化为个人无意识、家族无意识、文化无意识三个水平。因此，通过箱庭疗法，可以从 4 个水平评估来访者无意识资源。

个人无意识水平　这个水平包含了来访者自身与沙箱、玩具和象征的联结。这是他们自己的语言和与象征交流的方式。

家族无意识水平　在这个水平上出现家庭的联结，并使这种图式浮出水面。来访者可能会在沙箱中摆放许多表现家庭成员的玩具模型，如图6－1，表现的是一个家庭即将就餐时的情景，爸爸从厨房端出食品，爷爷和孩子在等待就餐，那么，妈妈去哪里了？一排珠子将摇摆车等儿童玩具分割在箱庭右下角。对于这位有情绪障碍的儿童来说，家庭结构中母亲的缺失已经成了自己无意识的组成部分。通过重复表现其家庭关系，来访者以重要的方式呈现家庭关系，实现与家庭成员建立联结，即情绪上的联结。

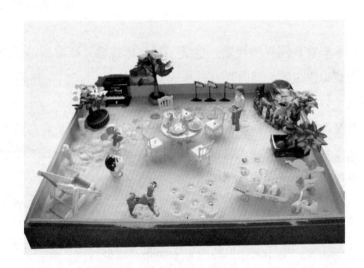

图6－1　小学五年级男生　主题：家

文化无意识水平　个体可接近文化中的神话、祖先以及原先就居住在这片土地上的本土居民的物件。来访者可能在箱庭中摆放民族性的雕像、建筑，如关公像、福建土楼等。

集体无意识水平　这个水平中包含从神话、传说和童话故事传递下来的具有普遍意义的象征，即原型意象，如制作了一个纯粹精神层面的曼陀罗结构（图6－2）。

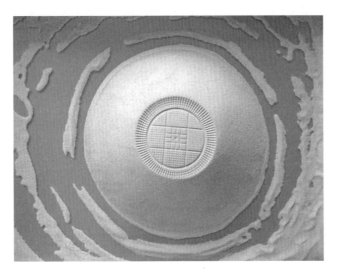

图 6—2 中年男性 主题：天心

二、意识与自我

意识主要是指我们能够察觉到的内容，也就是在人的心目中被直接感知到的那些心理活动。意识是从无意识中显现出来的。本质上，意识是心灵的一个疆域，而不是思维的觉察或进程（Turner，2005）。

（一）自我及其作用

在荣格分析心理学里，意识是以自我（ego）为核心的，或者说是处于自我控制之下的，包括思维、情感、感觉、直觉四种心理功能和内倾、外倾两种态度类型在内的"个性化"过程，也就是成为一个与众不同的、独立的、不可分割的统一整体的发展过程，其目的是为了尽可能充分地认识自己和实现自己，或者对自己的认识不断深化和发展（杨韶刚，2002）。

通过对心理材料的选择和淘汰，自我保证了人格的同一性和跨越时空的连续性，创造连贯的"我"的感觉。自我的任务不仅要调节无意识和意识，还需要回应人格中力量大于它本身的自性（Samuels, Shorter, & Plaut, 1986）。自我必须要辨别存在于心理中的各种对立面，如意识—无意识、男性—女性、善良—邪恶等等，并承受与其共存的紧张。

要与无意识保持良好的关系，自我需要认识到人格中的消极的、不合格的方面，而不是通过向环境中的人和机构进行投射来分离它们。

（二）自我与意识化

自我对意识疆域中的元素反思、阐释，使它们获得意识上的觉察。意识化是个性化进程中的一个重要元素，它涉及自我与心灵内容间的关系。自我作为意识的结构，能够接触潜藏的心灵内容，并使其意识化。大量不为自我所反思的心理内容仍停留于无意识状态，没有自我的参与，任何内容都将无法被意识到。

自我是意识的执行机构，反思着意识疆域中的内容。自我依赖于心理内容的觉察和保持，通过理性的反思将其与我们已经习得的内容联系起来。它的功能在于认识与接收外在与内在世界的内容，并将经验到的世界转化成更易于管理的、连贯的现实（Turner，2005）。

自我会对心灵中的内容进行区分，发挥着对本能进行控制、促进个体对文化标准适应的功能。在这个过程中，可能会出现不平衡，失去与心灵中的更阴暗元素的联结。荣格（1956/1976）认为很重要的一点是，自我对无意识心理内容的存在和能量进行反思，从而避免无意识的严重爆发。这个过程发生于个体水平，同时也发生于集体或文化水平。

通常来说，自我就像是黑暗房间中的一束光，它只能关注或反思被它的光照到的区域，看不到更大的画面，但具有调整和控制光线的能力。当自我照亮与分辨出我们在这个世界上的参数时，就形成了主观自我即"我是谁"的感觉。作为意识觉察的中心，自我照射到的区域，现实就得以塑造（Turner，2005）。一旦现实的画面显现出来，自我便会紧紧地抓住它。为了生活，我们需要对"它是什么"、"预示着什么"有所了解，否则，将陷入心理混乱。因此，自我是界定与保持现实性与同一性的心理组织。

（三）自我与自性实现

自我还具有自性实现的倾向性。它不仅仅照亮它光线范围之内的区域，同时还具有实现完整性（whole）的内在动机，试图看得更多一些，以观察到更大的画面，因而具有一种先天固有的张力。作为意识的一部分，自我的疆域是有限的，但它却创造了将所有现实纳入思考的主观意识。然而，它并不满足于自身的限制，试图扩大其疆域，这就需要改变其当前的限制。但是，在将更多内容提升至意识觉察疆域过程中，为了实现自性，必须丧失一部分自我的成分。因此，在扩大意识疆域的过程中，还需要接纳自我的部分丧失，并确保自我结构的平稳变化。

（四）箱庭中的意识化

前文已经提及，包括箱庭疗法在内的所有精神分析学派的方法，其治疗机制都是将无意识内容意识化。那么，无意识如何意识化？无意识本身并无法直接实现意识化，它必须有媒介、有载体。箱庭是一个平台，一个容器，也是一个心灵的窗口，是无意识意识化的一种理想平台、媒介和载体。由于箱庭作品是三维的，因此，摆放到沙箱中的物件对来访者来说是具有意识性的。比如，大三女生 H 在箱庭左上角布置了一个家园，那里有一对老人，H 说那是自己的父母。那么，至少在说明这一内容时，她意识到了这是自己的家、父母（图 6—3）。但是，箱庭其他部分如右上区的三个人、草地上的动物、水中的渔翁、游船与这个家园有着什么样的关系，为什么是这样的关系，如何产生这种关系，可能就有许多是无意识的表现了，来访者也可能说不清楚为什么会这样，只是当时觉得应该是这样的。

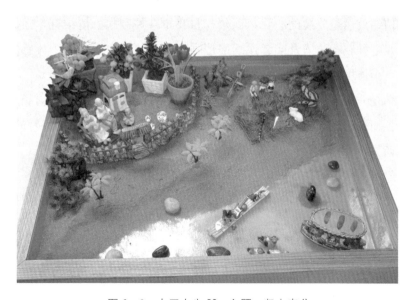

图 6—3 大三女生 H 主题：归去来兮

当咨询者引导来访者对作品进行思考时，箱庭作品中的那些原本不知道为何那样摆放的内容，可能在意识水平上就获得了更清晰、更丰富的觉察。然而，大部分内容并不是来访者理性的结果，更可能是超越了来访者意识觉察的内容。由于在咨询者的见证下，在一个三维的空间，以具体的形式摆出了内心世界，箱庭作品也就在一个适当的时机影响着治疗双方意识觉察的潜在变化。

三、情结

情结（complex）被荣格视作通往无意识的捷径。在他看来，梦和神经症状都是由情结一手造成的，位于情结之后或之下的就是无意识的大海，因此，通过分析情结就可以发现无意识的心理奥秘。

荣格认为，情结是一些相互联系的无意识内容的群集，是整体人格结构的一个独立存在的心理单位。他认为，个人无意识的内容主要是由具有情绪色彩的情结构成，它们构成了心理生产的个体的、私人的方面。情结属于阴影的一部分，具有强烈的情绪色彩，与意识的习惯态度不相容。情结的情绪色彩是其内容所固有的，因此，是"有情感特色"（feeling-toned）的。

在寻求维持同一性过程中，自我必须与来自于它相对权威定位的挑战做斗争。情结就像是分裂的心灵，偶尔与自我抢夺控制权。情结有着强制性的品质。当一种独特的情景或者连续遭遇强烈的情绪反应，会使个体感觉失去控制时，个体可能正紧握着一个情结。

情结是一些心象和想法的群集，这些有着共同情感基调的心象和想法围绕在一个原型的核心周围。当情结在人的生活中起作用（产生群集）的时候，它就会产生一种强烈、一致的影响。无论个体是否意识到它的存在，它都会影响人的行为（Shuell，1996）。它是自主运行的，有它自己的日程和方式对某些情况做出反应（Whitmont，1991）。Whitmont（1991）援引的荣格对情结的界定：

> 心灵生活的焦点或者结点……是不能缺少的，否则心灵生活会出现致命的停滞。情结包括心灵生活的驱动力。"苦难不是一种疾病，它是幸福的正常相反物。只有当我们还没有得到它的时候，一种情结才变为病理性。"因为它接下来会影响我们，因此，可以看到，意识到一个人的情

结有利于它们倾向成为病理干扰源。

不管怎样，情结在个体发挥功能时起着一个消极的作用。个体可能陷入一个情结之中，淹没于过度反应的期望和投射到环境中的恐惧。自我被情结的无意识本质所控制，沦为无意识倾向的玩物。荣格发现，许多情结深深地植根于病人的神经症状之中，不是人支配着情结，而是情结支配着人。因此，分析治疗的目的之一就是分解、消融这些情结，把人从笼罩着他的情结的暴虐下解救出来（常若松，1999）。

四、自性

在荣格分析心理学理论体系中，自性（Self）是最重要的，同时，也是最难以用言语来描述的概念。根据荣格的观点，自性的概念同时跨越了意识和无意识领域。自性是人类心灵深处存在着的一种"完美的"、"最好的"心象模式。

> 自性是一个总量超过意识自我（ego）的数量。它不仅包含意识，而且也包含无意识精神，因此可以说，是一种我们也在其中的人格……我们能达到自性意识的边缘的希望几乎没有，因为不管我们怎么样地意识，总存在着一个没有定限也无法定限的无意识物质的量，该量属于自性的整体之中。
>
> ——《论分析心理学的两篇论文》（1953）

因此，意识和无意识内容的总和构成了一个整体，这个整体称为自性。自性被定义为"个人最大潜能的原型形象"（Samuels, Shorter, & Plaut, 1986）。自性是心灵的统一原则，也是构建心灵殿宇的原始动力，因此，自性实现可以视作人生的目标。但是，由于自性包含着大量的无意识成分，因而不能在意识上获得充分的认识。

> 我们几乎不可能在任何时候达到甚至只是接近自性的意识成分，我们有许多意识就一直存在于一个不确定和数量含糊的无意识材料中，而

它们是属于自性整体的。

——《论分析心理学的两篇论文》（1953）

如果将人的心灵比喻成一个球体（如图6—4），那么，光束照到的球表就是意识，而其中心点就是自我，而自性就是整个球体的球心。由此，作为意识中心的自我与作为心灵整体之核心的自性之间形成一个轴。自性将它的需求传递给自我，自我试图去处理这些需求，但不可能充分表达自性。因此，自我和自性的关系被看作是前者不断努力去接近后者的永无止境的过程。随着个体意识疆域的不断扩大，自我就越发接近自性。自性需要自我，自我也需要自性。自我—自性轴是整个人格框架的基础。但自性并不能简单地理解为球体的核心这么一个点，而是由这个核心点与整体球体的任何一个点都存在的组织关系，因此，自性原型就可以视作一个整体。

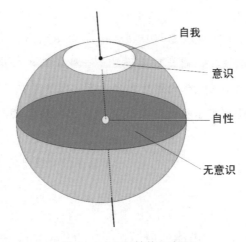

图6—4　心灵结构示意图

然而，由于自性深藏于心灵深处，不能用文字呈现、描绘出来，因此，在研究自性时面临着巨大的困难（Bradway，Chambers，& Chiaia，2005），但是自性无时无刻不存在着，从个体一出生就存在着自性，但正如Neumann和卡尔夫所认为的，自性在两三岁时才得以表现，这是因为要到两三岁左右时孩子才能意识到自己的体验，那时，自性就会以画圆圈的形式出现在他们的第一幅图画里，这就是自性的显现了（Bradway，Chambers，& Chiaia，2005）。

自性虽然不能用语言文字呈现、表达出来，但可以通过想象和体验呈现出来。Chiaia认为，想象是我们没能直接体验到的一些事情。如果已经体验到某些事情，知道它是什么样子了，就不存在关于它们的想象（Bradway，Chambers，& Chiaia，2005）。因为自性是我们不知道的东西，我们唯一能做的就是去想象它。让个体自行想象自性是什么而不是告诉其自性是什么。箱庭为想象最不可思议的东西提供了一个美妙的空间，是自性呈现的一种可视化方法和途径。箱庭疗法通过为自我体验自性创造了条件，试图重建受损的自我与自性的联结，箱庭咨询者们也力求去识别、理解自性箱庭，由此对来访者的心理体验有所认识、共感并做出适当的非言语反应（Cameron，2003）。

在箱庭过程中关于自性箱庭的识别缺乏一致的意见。如果自性箱庭存在，它们是什么？它们看上去是什么样子？我们怎样才能识别自性箱庭？卡尔夫说每个自性的箱庭都是独一无二的，所以我们无法对它们进行概括。但她补充提到它们有一个共同点——它们是神圣的，它们都引发了观看者一种神圣的感觉（Bradway，Chambers，& Chiaia，2005），如图6-2。自性是完整性的象征，常以圆圈或四的倍数的心象（如正方形、十字）出现，并结合了对立面（Steinhardt，2001）。有些象征独特地体现了自性，通常表现为曼陀罗的形式，是整体象征。整体原型都有着相似的意义，但是可以看出它们是以广泛的形式存在着。出现最多的就是方形或者圆形，也可能是这两种形式的组合，即"方圆"。自性的象征也会以神性人物形式出现，比如基督或者佛像（Kalff，1980）。

Cameron（2003）同美国11位资深的箱庭治疗家们进行了深度访谈，大家一致认为自性箱庭具有重要的治疗意义。自性体验不仅是对过去自性的一种呼应，也是对未来人格发展的一种促进。

Cameron（2003）根据访谈结果，归纳出自性在箱庭中出现的重要结论。

（1）当自性出现时，在箱庭制作者体内有能量的联合及释放。
（2）随着时间的推移，当自我和自性的关系越来越清晰，并不断发展后，接近自性变得越来越容易。

（3）即使没有被明显地意识到，自性一直是呈现着的并且指导着箱庭制作者的发展及箱庭的制作过程。

（4）最可靠的识别自性出现的方法是感觉和意识自性的神圣力量，这可以被描述为"可感知的"，当自性到来时会呈现在箱庭中。

借助箱庭这一奇妙的空间，去想象自性的样子，自性的表现就可能如同我们的生活一样千变万化，所以很难定义一个"自性箱庭"的模样，这是用有限的实体去限制无限的体验。但是，Chiaia（2005）认为，可以对自性箱庭的场面做一些粗略的描述。

（1）曼陀罗，在梵文中意为"魔幻圈"，在箱庭中，它是最容易被认作核心图像之一。一个四方体包含在环形内，这种环形常常是由诸如岩石、木头或贝壳抑或水晶或珠宝等组成，从而形成了循环型。

（2）箱庭中可能出现源于自然或有机源的一个或许多中心项目，以象征自性的原始能量，如花朵、鱼儿、贝壳、水晶、金子、岩石、坟墓、木头以及水体。

（3）箱庭中可能出现带有宗教或超越性联合体的中心图像，比如，耶稣、如来佛、观音、湿婆神或者来源于许多神话的图像。

（4）可能一起出现一对相反的形象，如国王与皇后、狮子与羔羊、黑与白、水与火。

自性的体验不是箱庭治疗的目标也不是箱庭的结束。在自性出现以后，我们仍然要进行持续的治疗去整合其他的经验。

第二节　原型与象征

荣格所提出的原型（archetype）是箱庭疗法咨询者时常提及的最重要概念之一，甚至有些初学者在没有清楚原型的内涵时，将箱庭的玩具模型都说成是原型。曾有过一位接受过沙盘游戏疗法培训的学员询问笔者："您那里收集了多少原型?"着实让笔者不知该如何应答。由此可见，原型与原型心象（意象）、原型与象征的关系还需要予以厘清。

一、原型与原型心象

正如前文所述，荣格认为，原型与本能是集体无意识的内容，且认为集体无意识的主要内容是原型。本能是行为的普遍模式，而原型则是知觉或领悟的普遍模式，是受无意识决定的心理内驱力。

荣格认为，原型是无意识中遗传的基本要素，是从心理发展过程中遗传下来，是构成心理经验的基本形式。在拉丁文中，"arche"是开始或初始原因的意思，"type"是痕迹、印象的意思。

> 原型这个词就是柏拉图哲学中的形式。为了我们的目的，这个词既适宜又有益，因为它向我们指出了这些集体无意识的内容，并关系到古代的或者可以说是从原始时代就存在的形式，即关系到那些自亘古时代起就存在的宇宙形象。
>
> ——《集体无意识的原型》（1934/1950）

原型不是现成的继承性图像，它是看不见的最初形式、潜在的模式，因此，原型是无形的、不具体的。

作为心理经验的本质模式，原型有别于与之相关的原型心象（Jung，1960/1981；1971/1977）。原型是无形象、空洞的，纯属于形式，是集体无意识中一种不可知的因素。原型心象（image）则是原型的象征性表现、形象化表述。例如，圣母玛利亚、维伦多夫的维纳斯、《西游记》中的观音菩萨和我们喜欢的祖母都可以说是伟大母亲原型的心象，但并不是原型本身。通过原型心象和内容可以了解原型的意义，从而了解人的多种深层心理活动。

> 原型从根本上说是一种无意识的内容，当它逐渐成为意识及可以察觉时便发生改变，并且从其出现的个体意识中获得色彩。
>
> ——《集体无意识的原型》（1934/1950）

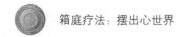

原型只有通过后天的途径才有可能为意识所知，它赋予一定的精神
内容以明确的形式。

——《集体无意识的概念》（1936）

因此，原型是无形的，而原型心象是有形的，是原型的心象化表现。原
型是集体无意识的主要内容，是纯粹的形式，原型可能显现，也可能在个体、
群体或集体心灵中活动。神话主题便是原型的显现，而其如何显现则取决于
个体或群体特性，以及文化的影响和差异。这一点体现在不同文化的宗教和
神话中出现相似的基本主题或模式。

原始部落的传说与原型有关，但这些原型已采用特殊方式加以修改。
它们已不再指无意识所包含的内容，而变为意识的公式，根据传统进行
传授，并且一般是秘密传授。这种传授是一个传递那些溯源于无意识的
集体内容的典型方式。

另外一个众所周知的表达原型的方式是神话和童话。但是这也是从
古代传下来的一些具有特殊烙印的形式，在这里，原型一词只能够间接
地应用于"集体表现"，因为它指的只是那些尚未经过意识加工的心理内
容，所以还是心理经验的直接材料。

——《集体无意识的原型》（1934/1950）

原型概念对集体无意识观点是不可缺少的，它指出了精神中各种确
定形式的存在，这些形式无论在何时何地都普遍地存在着。在神话研究
中它们被称为"母题"；在原始人类心理学中，它们与列维·布留尔的
"集体表现"概念相契合；在比较宗教学的领域里，休伯特与毛斯又将它
们称为"想象范畴"；阿道夫·巴斯蒂安在很早以前则称它们为"原素"
或"原始思维"。

——《集体无意识的原型》（1934/1950）

这些原型通过体验而被具体化为原型心象或者其他的呈现方式。这也说

明了一个普通原型如何产生出众多的想象和原型表现。原型具有集体无意识的普遍意义，但同时他们的呈现对于一种文化、一个个体来说又可能是独一无二的。如天国原型的内涵是一致的，但基督教的天堂、佛教的极乐世界、孙中山的大同世界，其表现的形式却各不相同。

原型的种类是无数的，甚至我们试图对其进行命名也限制了它们潜在的可能性（Turner，2005）。

> 生活中有多少种典型环境，就有多少个原型。无穷无尽的重复已经把这些经验刻进了我们的精神构造中，它们在我们的精神中并不是以充满着意义的形式出现的，而首先是"没有意义的形式"，仅仅代表着某种类型的知觉和行动的可能性。当符合某种特定原型的情景出现时，那个原型就复活过来，产生出一种强制性，并像一种本能驱力一样，与一切理性和意志相对抗，或者制造出一种病理性的冲突，也就是说，制造出一种神经症。
>
> ——《集体无意识的概念》（1936）

原型可以在不同文化的神话和传说中看到其表现。在个体身上，则通过梦、幻想和某些形式的创造性表达来展示。通过对象征、梦幻、神话、艺术等的分析和解释，才可能或多或少地认识原型，进而了解集体无意识（常若松，1999）。原型的表达并不局限于视觉，也可能通过各种各样的动态过程来表达，包括情感、情境、行动和直觉，也可能通过静态的想象表达（Jacobi，1959）。原型本身是一种倾向、趋势、模式，是普遍的。而原型的表达是那个普遍模式的一种独特呈现。

箱庭疗法的沙箱和玩具模型，为原型的呈现提供了可视化的媒介。借助箱庭疗法，个体与生命原型有了深层接触，培养了在意识层面与原型沟通的能力，使个体向生命更深邃的、集体的根源保持开放的态度，实现与所显现的原型保持最根本的联结。箱庭进程中对原型的接触为个体治愈和集体（global）治愈提供了无限的可能性。当我们逐渐意识到彼此之间的深层联结，意识到与万物的深层联系时，我们对他人、对世界实施暴力的能力便荡然无存（Turner，2005）。

箱庭世界可能呈现出许多主要的原型，如人格面具、阴影、智慧老人、魔术师、圣婴、阿妮玛和阿妮姆斯、伟大母亲等（Fonatana，1994）。人格面具是我们呈现给世界的，是一种面具。当个体将人格面具认同为真实的自我时是危险的，因为他将允许他自己的其他部分未经检查和确实就通过。阴影是个体不愿接受的方面，如愤怒。智慧老人原型是成长的最初原型，可以治愈、毁坏、吸引或抵制。魔术师是转变的原型，同时也充满狡猾的笑话和恶作剧。圣婴是再生的力量，它能够促进自性的实现。阿妮玛是男性心灵中的女性性，如情绪性、冲动；阿妮姆斯则代表女性心灵中的男性性，如责任、信念、灵感（Fonatana，1994）。神话中倾向于将阿妮玛描绘成一位女神或一位美丽的女性，阿妮姆斯则以高贵的神或英雄为代表（Fonatana，1994）。有关这些原型在箱庭中的表现，张日昇（2006）已有详细介绍，在此不再赘言。

二、象征过程

象征（symbol）有多个层面的理解，可区分为习惯性象征、偶发性象征、普遍性象征等（张日昇，2006）。

（一）符号与象征

习惯性象征是一种符号学方面的定义。从这一角度出发，象征指的是一种符号，用于代表其他事物的一些代号、事物，如用 UN 指代联合国，用国旗、国徽代表一个国家，等等。但这不是深层心理或箱庭疗法中所探讨的"symbol"。

荣格分析心理学理论体系中，不是从静态的角度思考象征，而是将其作为心灵的一种动态机能。象征就是一个图像、动作或者概念，指向一个更大的、未知的、不能直接呈现的观点（Shuell，1996）。

一个象征中，部分是意识的，部分是无意识的。显然，意识的部分是我们所看见的或意识到的方面。如从意识方面看，桥是横跨两岸的一种建筑物，是连接两岸交通的途径。摆进箱庭或梦的世界中，对于某一个来访者而言，桥梁可能仅仅是代表着一条路径，或者他所熟悉的家乡的一座桥梁，其含义仅仅局限于其代表的事物。这种带有明显的个人意识的偶发性象征，与被象征的经验联系完全是偶发性的，它并没有公认的意义，除了个体之外，对他人不一定有相同的象征内涵，别人无法领会它，人们无法用这种象征进行普遍的交流。而无意识中对桥梁所代表的更深层的、原型层面的含义，只有在其被整合到意识中时才被个体所认识到，如在箱庭或梦中出现的桥梁，可能意味着从一个状态到另一个状态的转变，具有转化功能，是对立面的统一体，是以象征的隐喻方式不断地强行运作。根据荣格的理论，真正的象征是不会被有意识设计或者选择去代表一件事物，象征的产生是无意识的。象征的来源和目标的存在都是不可知的。

（二）原型与象征

与弗洛伊德不同的是，荣格认为，象征不是一种用来把人人皆知的东西加以遮蔽的符号。这不是象征的真正含义。相反，它借助于某种东西的相似，力图阐明和揭示某种完全属于未知领域的东西，或者某种形成过程中的东西。

这种"完全属于未知领域的东西"、"某种形成过程中的东西"正是集体无意识中的原型。因此，可以认为，象征就是那些不能以其他方式来定性的原型的表达。原型是无形的，因此，我们并不能直接体验到原型，无论是被抬至无意识最高层面的人格面具，还是处于无意识深处的自性等原型。要与原型对话，认识原型的内涵，就需要借助原型的心象表达。这些心象便形成象征，它是被激活原型的个体独特体验，以及个体对文化经验的吸收。象征从这些原型心象中显现，是无意识对自我的适应危机的反应。这些象征在自我原先所偏离的方向和无意识的代偿品之间建立起联结的桥梁，为解决特殊的危机提供了一个新的视角（Turner，2005）。

由此可见，原型和象征，虽非同义但关系密切。象征中总有个原型存在于其核心（Jacobi，1959；Whitmont，1991）。象征可以描述成原型的图像，但不是原型本身。原型只是一种潜力，是心灵的一个结构因子。当它被集体或者个体的因素激活时，原型就会出现。原型会以身体或者情感体验，或者以一种观点、一幅图像的形式出现，这样象征就产生了（Jacobi，1959）。

作为对立面的统一，原型能够通过象征被我们体验到。象征作为原型的外在表现，是一种有意义的心象，是促使心理变化的工具。象征所隐含的意义是超越理性的理解，它们提供了一个有关未知真相的生动体验，而不暴露其所隐含的具体形式（Jacobi，1959；Whitmont，1991）。当理性源泉不充足时，心灵就会产生一种象征。在荣格看来，一种象征，无论它是出现在梦中，还是出现在白昼生活里，都具有双重意义：它不仅仅是符号，还是一种推动和促进心理发展的力量。其作用不仅把本能能量从其本来的对象中转移到替换性的对象上，还代表某种超越性的东西。

如果一个象征完全被带入意识表征其代表的概念时，它就不再具有活动的功能，就会成为一个标志、另一事物的简单表征，而不再是那些深不可测的真正象征的预兆（Jacobi，1959；Whitmont，1991）。象征所提供的喻义比其自身强大得多。Jacobi（1959）引用了Bachofen的话："象征唤醒了暗示，言辞只能解释……象征强力地扎进深植于灵魂最隐秘处的根源，而言辞只能像一阵微风轻轻略过理解的表层"。

因为非理性本质，象征能够在两个显然不能调和的矛盾概念之间建立起联结。个体试图去理解象征及其所代表的未知东西这种联结，这种联结的体验能够释放能量，使个体得以自由发展和前进（Shuell，1996）。

（三）象征的超越功能与箱庭

荣格认为，意识和无意识在内容和倾向上很少能一致起来。与无意识打交道的过程是一种真正的劳作，既有行动又很艰辛。在通向个性化过程中，密布着各种各样的坎坷。然而，因为人性中同时具有了超越功能（transcendent function），精神的整合才似乎具有了某种内在的保障（冯川，2006）。象征再现了一种建立在真实与想象、理性与非理性材料上的心理超越功能，并因而在意识与无意识之间裂开的深渊上架起了一座桥梁。而一旦无意识内容意识化，这种分裂就在一定意义上被超越和克服了。

箱庭疗法鼓励来访者使用玩具模型和沙子，将自己主动想象的内容摆出来，以一种非常个人化的形式探索精神生活的内在意义。箱庭世界是短暂的，在意于体验，而不是作品的艺术性。荣格（1959）曾指出，有一定绘画天赋的病人可以通过图画来表达他们的情绪。他们的画在技术上或者美学上是否令人满意并不重要，只要这些画能够自由地表现他们幻想并且尽可能自由地表现就可以了。如同绘画，箱庭中的象征意义已经超越了纯粹的艺术领域，当来访者最终发现他通过箱庭为自己创造出一种象征，并因而得以从痛苦的精神状态中解脱的时候，他就在以后情况更糟的时候再次转向这种解脱方法，由此获得一种独立性的增长和成熟。通过创作箱庭，来访者在使用象征表达自己的同时，也建构着自己，在无限可能性的箱庭中表现出内在的"自性"。

　　一位学习状况不如意的学生，因为成绩的下滑而感到很无力，但同时又很迫切地想维护自己是学习强者的形象。这种无力感和其强者形象就构成了一对矛盾的对立。当他在自己的箱庭中摆放了由许多温顺动物构成的圆圈后，他解释说这是充满了竞争的草原与森林，将一只老虎放在了这一动物圈的一个点上，并称之为"病虎"（图6—5）。这意味着这位男生在认识到自己学习下滑的无力时，却在箱庭建构的场景中发现了自身强大的潜力。箱庭的象征表明，他在自我认识上发生一种转变，来寻求解决问题的途径，重新建构自我价值。象征为这种别无其他解决方法的困境提供了一种解决方式，通过整合更多的自性成分到意识层面来扩展、发展人格。象征形成经由心理能量的增强而实现，当心理能量强大到足够激活当前无意识中未知的内容时，便会促进成长与发展（Turner，2005）。对于这个男生来说，病虎作为一种象征活动着。它激发着一种重要的负载，即其心灵的控制性能量，并促进像老虎一样的品质获得发展。象征活跃着，直到其所负载的品质被整合到意识之中。当这个进程结束时，男生将更好地认识到自己的价值与力量。箱庭的象征所发挥的就是这种超越功能的作用。

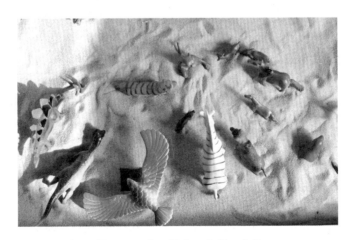

图6—5　高三男生　主题：竞争

（三）箱庭中的象征表现

象征可以以许多种方式进入自我意识中，可以在梦境或幻想中出现，也可以是突然的灵感或直觉。箱庭是象征的聚集途径（Turner，2005）。张日昇（2006）在其著作《箱庭疗法》中用一章集中介绍了众多心象的象征意义。Bradway（2001）在 Journal of Sandplay Therapy 专门结集一期"象征词典"，列举了箱庭中各种心象的象征意义。学习箱庭心象的象征意义，目的是为了更好地理解来访者的心灵运动过程。荣格认为："尽量多学点象征主义的知识，但当真正去解释梦时，应当忘记所学的一切。"因为任何既定情况下象征的特殊意义只可能被象征出现时的全部背景所决定，也就是运用象征的人的支配性经验所决定。由于箱庭在很大程度上表现了个人层面、家庭层面、文化层面的无意识，因此，在理解来访者箱庭中心象的象征意义时，必然要考虑来访者所处的文化背景，并在整个箱庭的故事背景下去理解。

箱庭象征的内容是丰富的、无限的。箱庭疗法并不要求我们知道或理解箱庭进程中的一切。卡尔夫指出，我们无需明白所有的一切，但我们必须不断地让自己明白。因此，当我们面对箱庭中涌现的心象，所需要做的就是对这些心象及其所反映的一切保持开放。

《尸子》："上下四方曰宇，往古来今曰宙。"箱庭是一个神奇的小宇宙，它不仅具有三维的空间，而且来访者在其箱庭空间中创作自己的神话过程中，都很自然地赋予了时间的维度。箱庭作品这个"小宇宙"所具有的力量是无可比拟的。就单次的箱庭作品，其中的象征内容就异彩纷呈了，更不用说在一个完整的箱庭进程中，一系列箱庭作品中的象征内容更是丰富得令人难以领悟。事实上，在我们的玩具架上陈列着众多的物件，但是，如果它们没有进入箱庭这一时空环境，它似乎都是静止的，因为它没有负载创作者的心理内容。当物件以一种很具体的形式成为箱庭的构成元素时，其负载的心理内容就使得箱庭中的象征结构变得异常强大。

箱庭疗法中人物模型为来访者提供了其成长和转变所需的独特的象征物。另外，这种象征构造的三维特性，对来访者的心理发挥着强大的影响。箱庭作为一种由众多心象以象征性关系构造起来的视觉画面，承载着丰富的身体、思想和精神活动。来访者通过双手对沙子的塑造与移动，对人物模型

的选择以及体现其特殊关系的摆放，以一种深刻的方式促进来访者心灵的
成长。

当箱庭所呈现的与普通的日常生活没太大联系时，可以清晰地观察到原
型，如金字塔、龙、许愿池或水井（Hunter，1998）。水井与来自地下深处的
源泉相接，这是个集体无意识能量的象征。Shuell（1996）发现，当来访者作
品中出现水井一两周后，他们的身体力量得到了加强，同时情绪上的问题得
到了更好解决，或者反映其受到当前所面临挑战的影响减轻了。

第三节 个性化进程

个性化是荣格于 1921 年出版的《心理类型学》一书中首次提出的概念，
在其最后一本著作《精神的整合》（1956）中，荣格对该概念的认识达到顶
峰。个性化的理论是为了回答个体究竟要发展成什么样的人的问题。他认为，
只有达到个性化的人，才是最健康的人，才是一个具有平衡和统一人格的人。

一、个性化的含义

个体一生的发展目标究竟是想让自己成为像某一个人或某一些人那样，
还是要成长为有别于他人的人？荣格提出的个性化（individuation）或自性实
现（Self-realization）过程就是指人的心理发展过程。荣格所提出的个性化有
双重含义：一方面指的是成为独特的、独立的人；另一方面是重建心理的完
整与统一（冯川，2006）。这双重含义是一个整体的两个不可分割的方面。因
此，个性化过程就是一个人最终成为他自己，成为一个整合的、不可分割的
但又不同于他人的发展过程。

> 我使用"个性化过程"这个术语来意指一个过程，人通过这个过程
> 成为心理学上的"不可分割的"（in-dividual），换言之，独立的、不可分
> 的统一体或者"整体"。
>
> ——《意认、无意识和个性化》（1939）

个性化过程意味着变而为一个单一、同质的个体，而且，由于"个

性地向前发展"，就是要与我们最深处的、最后的、而且无与伦比的独特性相结合，因此它便包含了变而为一个人的自性的意思。我们由此可以把个性化过程转变为"走向自性"或者"自性实现"。

——《论分析心理学的两篇论文》（1953）

因此，个性化的过程也就是实现自性的过程。这一过程既包括了发生于意识上的成长过程，也包括自然的持续过程。个性化过程包括对人格中初看是消极或无用部分的认识和接纳。作为一个自然的无意识现象，个性化一直都在进行着，并不需要自我的指导，反而经常与自我的意愿相对立。不论自我的意愿如何，无意识将人格中需要整合的方面带进意识中进行处理。

荣格认为，自性化就是把精神的各种非自我方面——如阴影、人格面具、阿尼玛、阿尼姆斯，以及在人格中不占主导地位的态度和功能类型等等——加以强化、区分、整合，使之成为意识的过程。其最关键的一点就是对各部分有关情结的整合，使它们成为一个在心理上不可分割的整体。因此，心理治疗的任务就是帮助来访者正视其自己的无意识，实现人格的整合统一。

荣格认为，在合适的条件下心灵可以自我治愈。然而，为了得以整合，意识的参与可能就很有必要。整合的象征与心象以及自性的产生并不需要自我的帮助，但是意识中的自我为了成长却必须吸收并消化这些养分（Samuels，1985）。

个性化过程的一个结果就是调和自我作为心灵主宰的定位。个性化发展了自我，自我已不再保持完全被控制的虚位，而是能够识别它范围以外存在的力量，它与这些力量斗争并且共享心灵的规则。当自我面对远超其力量的自性时，它在与人格其他部分关系中承担着更恰当的角色。个性化过程使个体在更大的人格整体中去体验组织因素，获得对该组织因素可信任的认识（Shuell，1996）。这并不意味着在追求个性化的过程中，个体放弃对意识的责任，自我做出决策并将它交给值得信赖的和仁慈的无意识。这意味着自我必须足够强大，才能辨识并争得心灵中的合法地位（Whitmont，1991）。

在意识和无意识中的一方受到另一方的压抑和伤害的时候，它们就

不会构成一个整体。如果它们必须斗争，至少应该让双方享有平等的权利，公平斗争。无意识和意识都是生命的一方面。意识应该捍卫其理性和保护自己，无意识的混乱生活也要给予我们在随范围内尽可能多的机会去走自己的路。这意味着同时公开冲突和公开的合作。显然，这就是人类生命应有的方式。就是铁锤和铁砧的老游戏：坚韧的铁块在它们中间被锻造成了一个坚不可摧的整体，一个"个体"。

这大概就是我所说的个性化过程。

——《意识、无意识和个性化》（1939）

意识试图接近自性的要求，在意识和无意识的对立面寻求一种平衡。这个过程中较少逻辑，而更多的是使用象征来实现这种平衡，包括梦和其他更多有意识的象征产物。象征使对立面的矛盾结合成为可能。

荣格的个性化概念意义深远，他的个性化理论阐释了个体发展过程中具有一种天生固有的意义和目标，包含着对个体独特性的充分尊重，以及对所有生命共同来源的认识。

二、个性化与分化

个性化是一种将人格各方面整合为一个整体的心灵过程，同时，个性化还包括另一种心灵进程，即"分化"（diferentiation）的过程。

分化的意思是差异的发展，部分与整体的分离……只要一种心理功能仍然与一种或几种不同的心理功能明显地混合在一起而不能单独靠自己发挥作用，它就仍处于"原始"状况……

荣格早期认为，在个体成长与发展的过程中，思维、情感、知觉和直觉需要彼此互相分离。将这四个方面功能区分开来的能力使得个体能够清楚地确定一项行为的目标或过程。未分化的思维在思考问题时常常受一些与该问题不相干的情感的干扰，未分化的情感则常常混合着某些幻觉。要使心理的各个方面都得到充分的发展，分化是一个必要的前提。自性实现包括了心理分化，分化中却包含着片面发展的危险，此外，分别得到发展的各个方面也极有可能"各自为政"而使人格陷入分裂。因此，个性化进程中必然隐含着人格分裂和片面发展的危险。当两种或两种以上功能陷入混乱时，个体便会因为无法区分与目标相关或无关的内容，而无法朝向一个有意义的方向。在这种情况下，整合就显得尤为重要。尽管如此，个性化作为心理发展的一种内在趋势，却总是以自发的顽强努力，不断地在心理分化的同时致力于心理的整合，致力于重建精神的"完整"、"统一"和"不可分"（冯川，2006）。

> 虽然完全的分化、平衡和统一的目标很难达到，但至少，这正是人格发展所选择的方向。这种自我实现的努力和使人格臻于完美的努力是一种原型，也就是说，是一种与生俱来的先天倾向……（个性化）不仅意味着每一个心理系统会分化得不同于别的系统，而且更重要的还在于：每一个系统的内部也发生了分化，从单一的结构成长为复杂的结构。结构的复杂性意味着一种结构能够以多种方式表现自己。举例来说，没有获得充分发展的自我只有很少一点简单的自我意识方式，当他逐渐个性化之后，它的全部自觉行为就大大地扩展了。个性化了的自我能够在它对世界的各种知觉中获得很高的鉴别力；它能够领悟表象与表象的微妙关系，能够深入到各种现象的意义中去。
>
> ——霍尔、诺德贝.《荣格心理学入门》

个性化过程包括了整合与分化，因此，必须将个性化过程与整合过程进行适当的区分。整合关注的是自我对心灵成分的扬弃或对阴影元素的意识化。个性化过程中常伴有意识层面的成长，关注的是自我与自性联合成为人格的中心。对阴影的整合可看作个性化的一个健康先决条件，因为，只有一个强大而坚定的自我才能经受住个性化过程中的艰辛，使自我重组（re-ordering）到自性之中。然而，仅仅将一些元素整合到意识中，并不意味着是个性化。个性化常包含对意识的重组，以使其与自性一致（Turner，2005）。个性化的过程中常伴有个体对其独特性和整体性的赞赏。同时，个性化必然使个体谦恭地认识到人类的平凡。不承认一个人的阴影和局限性是危险的，它将导致严重的膨胀（inflation），未能真正珍视一个人的独特性和整体性则会导致紧缩（deflation）。

在晚期，荣格强调意识内容与无意识内容之间的分化，将其看作是个性化过程的中心。认为个性化是在自我和集体无意识间建立起联结的过程。无意识能够补偿和肯定意识，因此，理解它们之间的差异能够极大地促进个性化（Turner，2005）。虽然荣格在晚期较少强调四种功能间的分化，他依然认为这四种功能或次级功能在个性化过程具有重要作用。

三、个性化过程与箱庭表现

荣格很重视创造性艺术活动在推动个体发展的动力性。他认为，在创造性艺术活动中，幻想得以自由表现，全部事情尽可能地得到完成，所创造出来的产品受到意识和无意识的双重影响，包括无意识层面上智慧显现（light）的努力，也包括了意识层面上物质（substance）的追求。这种努力反映了自性试图借助自我的形式得以具体化以及意识与自性建立联结的渴望（Winter，1999）。

虽然说荣格所说的艺术创造类型中并不包括箱庭，但 Bradway 和 McCoard（1997）在讨论超越功能时曾将箱庭描述成一种类似于"无需认知溶解（cognitive solutions）的可塑性媒介，为超越功能的呈现提供了一个自然、自发的特殊机会"。因此，借助箱庭的作用，可能就可以探索个体的自性如何借助自我的形式得以具体化。在箱庭过程中，不论箱庭制作者是否保持沉默，是否介绍箱庭场面中的故事，是否对箱庭中某个特殊心象的含义进行详细的探索，对自己所创造的箱庭场景是否"知道"，是否借助箱庭触碰到自性，其自我的发展都在进行中，其个性化的过程都在进行中（Winter，1999）。

个性化的过程是一个兼具整合与分化的过程，在箱庭中常表现为在一系列箱庭作品中重要人物或动物的成长。Turner（2005）认为，儿童的箱庭作品表明个性化可发生于生命的早期。箱庭疗法通过整合抛弃的阴影元素，将心灵中心化到自性的核心原型中，创造一个有利于实现个性化的环境，来促进个性化。

五年级男生 C. WJ 常与同学闹矛盾、爱打闹，甚至出现以头撞墙的行为，有明显叛逆情绪，攻击性行为较多。他的早期作品（图 6—6）呈现了许多野生动物，而他自称是那头凶狠的野牛，但为了避免冲突，他为这些动物建构了天然的界限——河流。最有意思的是，草丛中出现了两只毛毛虫。笔者也不知道为何在这样的场景中会出现两只毛毛虫。当看到其第 12 次箱庭"飞机场上的战争"（图 6—7）上空也莫名地出现两只飞翔着的蝴蝶时，就有一种豁然开朗的感觉。由毛毛虫蜕变为蝴蝶，也就能感受到这个男孩的自性化过程，他对自身男性性的觉察，以及对情绪的自我控制、自我清洁、自我扬弃。

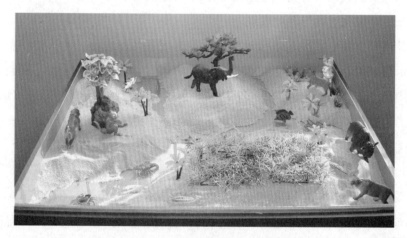

图 6—6　C. WJ 的第 3 次箱庭：野生动物园

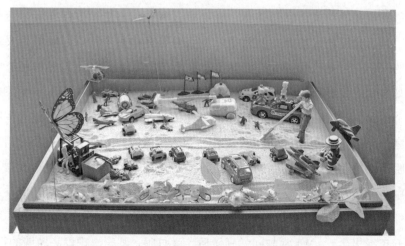

图 6—7　C. WJ 的第 12 次箱庭：飞机场上的战争

第四节　主动想象与箱庭

主动想象（active imagination）在国内也译作积极想象，active 有"主动的、积极的、活跃的、活泼的"等义项，其对应的另一极是 passive，即"被动的、消极的、缺乏精力的"等意思。中文的"积极"与"消极"，是一对感情色彩很明显的词，对应的英文单词通常是 positive 和 negative。而荣格所描述的 active imagination 似乎译成"主动想象"更为贴切。

荣格发现，主动想象是一种非常有用的手段，而且对自性化过程的实现具有特殊的效果。

一、主动想象的概念

荣格所说的主动想象，指的是一种通过一个或者一串的心象及与该心象有关的联想将心灵调动起来的方法。它"将难以捉摸的梦境心象或自发产生的视觉印象群集起来，去观察其发生的变化"（荣格，1959）。通过主动想象，无意识表层的内容可以逐渐提升到意识层面。通过一系列相关的体验，无意识内容可能获得瞬间顿悟，也可能经历一个逐渐明朗的过程。要完成这一精神之旅，就需要在心理上进行必要的切分：人格的一部分进入想象的世界，而另一部分却成为过程的观察者。

主动想象的对应概念是被动想象。梦与幻觉基本上是无意识的自主活动，都是某种"被动想象"，意识自我不过是被动的观念而已。主动想象则有所不同，意识参与其中，自我起着主动作用，意识自我虽然不能随心所欲，却可以与无意识进行大量的交流和争辩。

以一个梦象或一个心境作为起点，个体将一系列相关幻想发展成一个节点，在这个节点上，该幻想呈现出它本身的活力。在这样的主动想象过程中，可能会面对未曾预想的特点并与之对话，或者可能体验到自发的栩栩如生的画面，并观察着它们的变化。由此观察和跟进，而非控制或引导。这个过程，无意识是领导者，而意识自我是追随者（Samuels，Shorter & Plaut，1986）。

荣格将这个过程描述如下：

你选择一个梦或一些其他幻想的心象，以简单的抱持，集中注意看着它。你可以以一个糟糕的心境为起点，然后试图找出可能产生哪一类想象心象，或者说用哪些心象来表达这种心境。然后借助全神贯注将这一心象铭记心中。通常，当个体去思考它、赋予它生命时，它就发生改变。所有这些主动想象的心象都必须小心记录下来，因为它们反映了无意识背景下的心理过程，以意识记忆中存在的心象形式呈现出来，以此实现了意识和无意识的整合（Jung，1970）。

主动想象将心灵调动起来，因而，在心理分析框架下，许多创造性表达都可视作一种主动想象。但仔细观察还是能发现它们各自的本质明显不同。正如语词可以有多种不同的用途，心象也如此。荣格认为，许多艺术形式能够表达内在的心象。他认为：

> （主动想象）拾起患者梦中的一个心象或者一种联想，以此为起点，让他自由地幻想从而将其说明详细或者完善他的主题。这可以有许多种方式来完成，如戏剧的、辩证的、视觉的、听觉的，或者是舞蹈、绘画、雕塑等等（Jung，1947）。

一些艺术治疗者和当代心理分析师在接待患者过程中经常使用创造性表达方式，有些方式只能说是主动想象的一个小火花，并不能说是主动想象本身。艺术形式虽然有时反映了主动想象，但并不是其本身。主动想象是个人的体验，并非是一种媒介。这也正是为何艺术家们经常宣称他们在意的是创作的过程，而非他们所创造的艺术作品。但这一说法局限了对主动想象潜在内涵的理解。主动想象的过程确实非常重要，但其终结于创作结果。视觉、梦境或画面，作为治疗关系中一种共享的心象或物体，是心理分析关注的部分，不仅影响着移情也影响着反移情。

荣格借助他自己的体验来谈论主动想象以及他的放大法。在与弗洛伊德分道扬镳之后的好长一段时间，荣格内心产生一种无所适从之感，经历了他称之为"迷失方向的时期"。在《记忆·梦·思考》这部荣格自传中，他讲述

178

2

了自己面对无意识（1963，第 6 章）以及如何面对他的梦和他当时的心理状态，从而引发一个密集的自我分析时期。这种与倾听患者梦境和联想相结合的自我分析使他更加着迷于对心灵神秘内容的探索。每当荣格感到被自我分析的内容困住时，他就会去制作一个雕塑或者画一张画，唤醒儿时游戏活动的记忆。不由自主地，他创作了许多圆形的画，后来，当他接触到东方哲学时，他认识到这些画与东方的曼陀罗很相似。1918 年到 1920 年间，他开始明白，心灵发展的目标就是走向自性。"没有线性的演变，有的只是自性弯弯曲曲的发展"（荣格，1963）。

　　主动想象与此相似，没有什么东西是线性的或者合逻辑的，而其过程给人一种间接方式的感觉。它唤起原型内容，荣格将其与集体无意识建立关系，在某些集体无意识条件下，行为确实总像是梦的原动力，因此，主动想象在某种程度上取代了梦。因有了这种梦的功能，就可以将主动想象看作是"睁着眼睛做梦"的一种方式（张日昇，2010）。

　　二、主动想象与自由联想

　　主动想象最初源自精神分析的自由联想。荣格（1931）说："这是我从弗洛伊德的自由联想法那里学来的。我将其视作自由联想的直接延伸。"

　　因此，这两种方法的区别就很值得关注了。弗洛伊德自由联想的具体做法是，在一个比较安静、光线适当的房间内，让患者躺在沙发床上，打消一切顾虑，随意进行联想，想到什么就讲什么，鼓励病人按原始的想法讲出来，不要怕难为情或怕人们感到荒谬奇怪而有意加以修改。咨询者则坐在病人身后，倾听他的讲话，不随意中断其讲话，保证对谈话内容保密。一般来说，咨询者经常鼓励患者回忆从童年起所遭遇到的一切经历或精神创伤与挫折，从中发现那些与病情有关的心理因素。自由联想法的最终目的，是发掘患者压抑在无意识中的致病情结或矛盾冲突，将其带到意识层面，使患者对此有所领悟，并重新建立现实性的健康心理。

　　而荣格的主动想象，患者却可以有所选择，也可以由心象所指引。患者的任务只是对那些在他看来很重要的任何幻想碎片进行深思，直至这些幻想碎片的背景成为可视的心象。因此，对于荣格的主动想象而言，选择就是这一过程非常重要的组成部分了，因为它表明患者的兴趣所在，主动想象鼓励

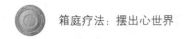

患者对心象或幻想进行详尽的描述。

三、主动想象的形式

主动想象的形式可以是言语性的，也可以是非言语性的，还可以是二者结合起来使用（常若松，1999）。

言语性的主动想象是让患者与一个无意识中的人物或事物进行一场想象性对话，谈话内容由咨询者或患者记录下来，以供分析。这种言语性的主动想象是心理分析常用的方法，国内学者朱建军（2001）所使用的"意象对话技术"就属于言语性主动想象。

非言语性的主动想象是让患者将自己想象的东西用绘画、雕塑、舞蹈或者利用沙堆、玩具模型等方法表现出来，再由咨询者对此进行分析和判断。箱庭疗法的场景创作就属于非言语的主动想象，而箱庭的理解与对话部分，让来访者就自己的箱庭作品展开联想，就是将箱庭的场景视作一连串无意识心象，以此促发来访者进行言语性的主动想象。

> "主动想象"一词指的是由蓄意专注状态中产生出来的一系列幻想。……作为结果出现的一系列幻想把无意识释放了出来，并制造出富于原型形象和联想的材料。
>
> ——《集体无意识的概念》（1936）

患者主动想象的作品可能很幼稚、粗糙，但内容却绝对真实，甚至具有震撼力（常若松，1999）。荣格认为，当患者处于幼稚境况时，他处在被动状态，而一旦运用主动想象，他便开始扮演主动的角色了。

主动想象的结果是个体所幻想的东西，这样就将这些无意识的内容提高到有意识行为的地位上，个体不仅谈论它，并且通过艺术形式将其表达出来，这必将增加幻想对其产生的效果。正如前文所述，主动想象是睁着眼睛做梦，有助于咨询者对梦的研究与分析，从中找到与梦的联系，进而揭示出梦境中那些看似奇异、荒诞的意象含义。

箱庭、绘画等艺术形式的规则赋予了幻想某种现实的因素，从而也赋予它更大的能量和更强的推动力。当患者发现自己可以通过制作一个具有象征性的作品来摆脱痛苦的精神状态时，他便会在日后情况更糟糕时转向这种方法，独立性获得增长，标志着心理成熟的一大进步（常若松，1999）。

主动想象并非全无危险性，荣格指出：

> 很明显，这一方法只适用于某些精心选择的例子，它并不是全无危险的，因为它可能使病人过于远离现实，因此有必要警告人们不可机械地运用这一方法。
>
> ——《集体无意识的概念》（1936）

如果没有一位有着坚定自我的咨询者陪伴左右，患者有可能将主动想象转变为弗洛伊德式的"自由联想"，从而使患者陷入自己情结的无效循环中。有些患者则可能专注于对自己想象的美学欣赏，无法对其加以整合。这样，主动想象只能加重患者病情的发展，使他们更多地沉浸于内在精神世界中难以自拔。更严重的是过多无意识内容的涌现，有时甚至会压制意识心灵，导致严重心理疾患（常若松，1999）。这也正是箱庭疗法反对个体自行体验箱庭创作，强调一定需要有一位具有坚定自我的咨询者陪伴方可进行箱庭创作的原因所在。

四、主动想象作为箱庭

箱庭可以将意识和无意识内容整合起来，因此很多箱庭理论家都认为箱庭是来访者主动想象的一种重要方式。在箱庭中，追随着无意识的指引，来访者有意、主动地创作箱庭场景。但是，在许多箱庭案例中，无意识内容的表达通常有其内在方向指导。不论是箱庭还是主动想象形式，意识和无意识内容的整合都被视作治疗的关键（Ammann，1991；Ryce-Menuhin，1992）。

尽管有许多研究者认为箱庭与主动想象之间有许多共同点，但也有研究者指出二者的差别。Weinrib（1983）认为，箱庭的具体性为主动想象技术纯粹的精神活动提供了一个不同的体验。这种内心世界具体化的方法，为测量无形且无限的无意识内容提供了一个测量途径，这是其他方法难以达成的。而且，正如 Weinbib（1983）所认为的那样，箱庭的另一个优点是任何人都可以毫不费力地参与到箱庭游戏中，它不像绘画、雕塑和言语式主动想象那样需要技术和一些练习方可有效地参与进去，与无意识建立联结。

实际上，箱庭比言语式主动想象获得了更多的无意识参与。在言语式主动想象中，来访者有意地意识到自己正在参与一个自动的心理想象过程，而在箱庭过程中，并无这种最初的意识。随着时间的流逝，个体在箱庭中面对的无意识就会增加，在箱庭场景中，自我有意识地参与到了无意识材料意识化过程。

更能体现箱庭疗法与主动想象密切关系的是它的创造力。在荣格看来，创造力是一种与无意识内容建立联结的重要过程。全情投入到箱庭的创作中去，有利于建立起意识与无意识的联结，从而获得治愈。对外部世界所表现出来的内心心象的理解，开启了已知世界与未知世界的对话，开启了意识自我与心灵未知部分之间的交流和愈合。

绘画、雕塑和箱庭都可用来实现无意识意识化。如同其他创造性活动，个人在箱庭中肯定会接触到未知的内容，并以某种方式将其表现到现实中来。箱庭的创造过程还是一个以游戏玩耍方式来完成的过程。个体通过充满好奇、灵活的游戏活动，与先前未曾预想或渴望的无意识内容建立联结。作为自我探索的一种方式，箱庭创造并非要求来访者去创作艺术作品或进行美学评价，开放和接纳的态度就是游戏，心甘情愿地去放开意识对这个过程的控制和跟随想象。

游戏是对自性力量的释放和组织的服从（Weinrib，1983）。Neumann（1973）认为，只有当个体融入游戏的象征现实中，他才能成为一个完整的人（Neumann，1973）。荣格认为，主动想象的创造性活动将人类从束缚中解放出来，使其提升到他所扮演的角色地位。正如 Schiller 所说，只有会玩的人才是完整的人（Stewart，1981）。

为了避免因为训练而带来的束缚，通常要求来访者从未受过这种主动想象形式的训练，以使来访者的想象活动成为一种自发的行为。如要求作家来访者不采用言语式主动想象技术，而是采用绘画；让学美术的人不采用绘画而尽量应用言语式主动想象。箱庭是一种用双手摆出来的主动想象技术，适合于不同人群，并不太受来访者原有能力的影响。

箱庭作为一种非言语式主动想象，它不仅在当次的箱庭游戏过程中促发来访者主动想象，并且在进行自我表达的同时建构自己的心灵殿宇。而且，在当次箱庭结束，甚至整个箱庭治疗过程都结束之后，来访者仍然会继续着进行主动想象。

荣格是一位"先知式人物"，其思想博大精深，著作汗牛充栋。以荣格分析心理学为理论背景的箱庭疗法是该疗法的主流学派，荣格的理论为我们理解箱庭疗法的作用机制以及理解来访者箱庭作品投射出来的内心世界提供了全面的方法论基础。

第七章 箱庭疗法的关注点与理解视角

大部分来到箱庭室的青少年、成人都会认为，咨询者通过箱庭作品可以看出一个人的心理问题所在，可以借助箱庭读心。大部分前来学习箱庭疗法的人，也都很希望能借助箱庭读懂来访者的心，了解来访者的人格特征。

我们不对来访者解释、分析作品的象征意义，不向来访者做出有关箱庭作品的判断，主张"不解释、不分析、不判断"原则。但需要明确的是，对箱庭过程及其作品的理解是箱庭疗法必不可少的重要部分。箱庭作品是来访者在陪伴者静默的陪伴下，在自由和受保护的空间，受无意识的引导创造出的作品。在箱庭的过程中，来访者不仅表达而且建构新的内在世界（Chen & Zhang，2009）。作品的形成过程及其最终的场景反映了来访者的内在世界，对作品的理解自然也是咨询者了解来访者内心世界的主要途径。

由于箱庭疗法所使用的道具（玩具模型）可能因文化背景、具体生活环境的不同而千差万别，而且，对箱庭作品的理解并非总是客观的判断，也不总是事实，其中也包含着咨询者的主观评价和对这些事实的反应。因此，将无法标准化的箱庭疗法作为诊断工具对来访者进行临床诊断是需要慎重的。

不过，有经验的箱庭咨询者由于理论上的学习，也由于见识的箱庭作品比较多，确实能够依据心象的象征意义等知识，从箱庭作品的创造过程以及最终的作品中理解来访者可能的心理表达。而且，在研究水平和对箱庭作品过程的理性理解也是很有必要的。即便如此，当我们试图去解释箱庭作品、解读来访者的心象表达含义时，必须充分意识到，意识水平的理解从来不可能很好地描述与之有关的心象的全部内容。不要把箱庭心象的内容减少到仅仅是一些概念和词语。对箱庭作品的理解必须谨慎！Turner（2005）指出，对箱庭的"理解"不是理性地"了解"，而是在精神层面上为出现的内容提供一个充分的容器。事实上，"理解"箱庭是咨询者准备并愿意"包容与支持"箱庭进程，它是一种包容性环境。因此，必须充分尊重来访者的内心体验，且保持理解箱庭的其他开放方式。不要有"什么我都懂"的感觉！在绝不超出箱庭画面的界限基础上，用无数的"可能"、"如果"、"但是"来点缀对作品的理解。将对每个心象的理解变成一个问题，而把这个问题的答案留给来访者的自由、主动想象。

第一节　理解箱庭的一般视角

如何理解箱庭过程及其最终作品，众多箱庭疗法研究的先驱们进行了非常有意义的尝试，提出了多种理解和分析箱庭的标准和视角。因为理论背景和出发点不同，或因箱庭疗法自身的发展变化，有些观点已经不适用于当前的箱庭疗法实践，但仍然能从这些先驱们的足迹中汲取养料。艾里克森的"戏剧性作品测验"中提到的戏剧性作品的考虑因素、彪勒的"世界测验"的模式（A、E、CRD）、博格和费希尔详尽的"小世界测验"评分系统以及鲍尔对世界技法作品分析标准，这些评估体系基本上是将箱庭游戏这种游戏形式作为投射心理测验的一种方式，本书第二章第五节已经做了介绍，在此不再赘述。而劳恩菲尔德对世界技法作品的五轴分析、马丁·卡尔夫（Martin Kalff）提出理解箱庭的 21 点、Bradway 和 McCoard 理解箱庭的指针、Grubbs 的箱庭疗法分类清单则是基于心理治疗取向提出的理解箱庭的关注点，对后学者具有非常重要的指导意义。

一、劳恩菲尔德世界技法的五轴分析

在劳恩菲尔德（1979/1993）看来，世界技法是儿童直接表达内在思维过程的一种方式。她认为，世界技法作品——"世界"表达了意识与非意识之间的状态。她将"世界"创作区分为四类：

（1）制作连贯的故事或场景；

（2）使用沙子和/或物件进行创造模式；

（3）创造一个"瞬间"场景；

（4）不连贯的故事或场景。

她认为，可以从时间（time）、行动（movement）、条理性/无条理性（coherence/in coherence）、象征（symbol）、造型/布局（patterning /design）等5个轴来思考、分析"世界"。

1. 时间

劳恩菲尔德（1979/1993）关注"世界"形成的顺序以及所使用的象征，以辨别"世界"形成的模式是否符合条理性。时间轴主要考虑如下方面：

（1）是否出现当前或历史的时间；

（2）时间是动态的还是静止的；

（3）"世界"是否按故事发展顺序展开；

（4）是否描绘故事的一个情节或插曲；

（5）"世界"中的故事是否刚发生或即将发生。

对这些时间参数的分析，能反映出来访者是如何知觉时间流逝的。

2. 行动

劳恩菲尔德用"E"来指代激活人格的能量，是心理与肉体中的一种中性力量，认为它能以多种方式显现或表达自己。劳恩菲尔德大多数从"E"的运动是否受阻对"世界"创作进行分析。劳恩菲尔德（1979/1993）认为，制作"世界"过程中对物件的摆放或操作非常重要，它使来访者认同了行动本身，这有利于"E"的表达或修复。观察来访者行动的快慢、精力旺盛还是温和的、轻微触压还是深入沙子，这都是世界技法非常重要的要素。

3. 条理性/无条理性

条理性/无条理性（coherence / incoherence）是指"世界"的组织性。劳恩菲尔德（1979/1993）指出，有条理的"世界"，个体所使用的象征物彼此之间临时整合成一个故事背景，而无条理的"世界"，受"E"能量寻求表达的驱动，个体也可能逐个选择象征物来表达自己瞬间产生的思想和情感感受，但这些象征物彼此间并没有获得整合，是一种松散的无组织结构。混合的"世界"则呈现出既有整合的部分，又有未整合的部分。

4. 象征

劳恩菲尔德所关注的象征（symbol）轴指的是关注来访者象征符号即玩具模型的使用情况，包括数量与类别等。劳恩菲尔德（1979/1993）认为，

"象征"一词具有多种含义，读者与作者的理解会不一样，所以使用时得格外小心。她认为，在"世界"中，来访者将象征作为治愈其外在生活的一个步骤。来访者摆放大量的物件进行创作，以此表现对其内在资源的反应。这对他们来说这些就是他的"现实"，他们将心理内容通过外部世界的物体表现出来，投射到"世界"中的物件上，通过象征性互动和经验，获得新技能的发展。这些并非直接对应于一种意思，而是在不同背景下同一物件有千变万化的含义，这表明成人赋予物件的含义绝不是直接可以用于儿童摆放在场景中的同一物件。咨询者首先要关注的是来访者内心状态与其选用象征符号之间的关系。但需要说明的是，劳恩菲尔德所说的象征不同于荣格学派的箱庭疗法所说的象征内涵，是个人层面的象征。

5. 造型/布局

劳恩菲尔德（1979/1993）认为可以通过来访者在沙箱中构建的场面来理解他们的内心世界。造型、布局（design）可以理解为场景的结构组织方式，是否形成整齐划一的布局，是表现农村还是城市的场景，是战斗的还是和平的，以及是否构成特殊的造型和布局。

此外，劳恩菲尔德考察了"世界"制作的方式，以及各世界间制作方式的任何改变。她寻找"世界"中的主题，以及一系列作品中主题的变化。还有整个系列中"E"朝向有序的变化和与他人关系的变化。

虽然劳恩菲尔德提出了上述五轴，但她反对将"世界技法"这种形式作为心理测验，因此，这只是在理解"世界"时的关注点，不能以此来评判什么样的情况可能属于什么样的人格。

二、马丁·卡尔夫的理解箱庭的 21 个关注点

卡尔夫的儿子马丁·卡尔夫（Martin Kalff，1993/2007）认为，在给任意一个箱庭作解释时都有许多方面可以考虑。他从多维视角总结了理解箱庭的 21 个关注点，并且认为这些还并不够完善。马丁·卡尔夫曾于 1993 年提出 20 个关注点发表于 *Journal of Sandplay Therapy*；2006 年进行了修改，并扩充为 21 个关注点；2007 年再次发表于 *Journal of Sandplay Therapy*。在此将其 21 个关注点简要译介给读者，以期有助于应用者对箱庭作品的理解。

1. 历史和现实的外部条件

考虑来访者的历史和现实的外部条件，包括特殊来访者在病理人格特征及其既往健康史。由于来访者既往病史的差异，同样的箱庭作品会有相当不同的意义。因此，箱庭需要放在来访者的外在与内在环境中去考虑，包括外部过程和来访者主观幸福感、身心痛苦，来自外部的积极或消极的影响，以及来访者所做出的反应。咨询者必须意识到，箱庭场景的变迁通常表现对现实生活环境的期待，因此，在箱庭中出现之后，可能才会在外在生活中被意识到。

2. 当次箱庭过程

包括来访者所说的话、与咨询者的互动，整个过程的整体氛围（沉重、疲倦、鼓舞人心，轻松等），来访者的悲伤、愤怒等非言语信息，咨询者的反移情（愤怒、防御、沉重或疲惫的感觉），来访者对箱庭作品的任何评论和情感反应。咨询者必须注意到，来访者是否快速摆放好玩具，其动作是否带着外显的愤怒，或是谨言慎行。

3. 咨询者的第一印象

理解箱庭作品时，第一印象很重要。对整个箱庭或者其个别元素会产生怎样的情绪、情感反应？感到冰冷还是温暖？令人快乐还是悲伤？无法抵抗的还是疑惑的？我们的反应是不耐烦的、保护性的、害怕还是信赖？允许有这样的情感反应，在看作品之前确认个人感觉，并把这些感觉与我们的生活环境和历史相联系，然后将这些带入意识层面。这将有助于我们识别自己的投射、反移情。为了排除自己的投射，也很有必要把我们对作品的反应与来访者自己的感觉相对比。

4. 空间利用方式

箱庭中的空间使用，能为箱庭分析提供重要的信息。作品是满溢的，还是贫乏的；空间是被均等利用还是有空白的区域？过于满溢的箱庭可能意味着无意识内容的正在涌现，贫乏的场景则可能意味着抑郁或低能量。相对空白的箱庭也可能代表着内在的清澈与平静，或是放弃旧的心象而产生新的东西之前的一种清空状态。在一系列作品中，重复出现空白的区域（一半或一部分区域），可能是表达内部恐惧或者创伤性经验时内心深处的一种失衡和无力，尤其是这些空白区域曾经主要出现积极性的、非攻击性的元素时更是如此。有时候胆怯的、低自尊的个体也只使用沙箱的一小部分。对一系列作品进行观察可以发现空间利用的变迁。

5. 沙子的使用与选择

来访者是选用干沙还是湿沙？来访者是否触碰沙子，是否用沙子铸型，抚平或堆集沙子。观察来访者接触沙子时是否有情感的唤起（例如，感觉就像在摸人的身体一样）。不愿接触沙子和移走沙子，意味来自无意识的害怕或者与生活中物质方面的困难有关。压平沙子或者抚平沙子，可以理解为对控制欲的渴望，可能是对无意识内容的害怕和强迫性防卫。

6. 沙子和玩具摆放的基本形状

箱庭中是否有占优势的特定形状，圆的或是带尖锐拐角的形状？圆形占优势意味着更具有女性性和感性特质，而带尖锐拐角的几何图形则意味着有男性性占优势或比较理性。很仔细塑形还是粗心随意制作，由此可看出其意志力、目的性，紧张或是放松。有些形状与身体或体内器官相似，反映着这个过程所触及的生理状态。此外，还需要关注玩具所摆出来的形状，如是否严格按照几何线条的形式还是更多的是自由陈设。

7. 主导颜色

许多颜色可以表示生命。缺乏色彩可看成是内心世界的退缩或是消沉抑郁。红色带来活力和情感，根据红色的纯度，依次是燃烧的情感、愤怒、热情和温暖的感觉。鲜艳的红色可能代表对生命力的渴望。在抑郁的个体的箱庭中，这可能是一种代偿方式。以绿色为主导可能代表着一种较平静的、滋养的内在态度。

8. 蓝色底部的使用

沙箱蓝底通常用来代表水。可以观察来访者是否通过挖洞或者是把沙子推向另一边而出现了"水"。如果来访者长时间不挖开沙子，可能意味着对进入深层次心灵的恐惧。如果来访者早期阶段开始就接近地面和水，则可能意味着接受来自内在深层的滋养。咨询者也可以观察水域是否干净，或者沿岸是否有房子或种植树木，或者是否有鱼在里面。有些来访者将本属于陆地的物件摆在水中，或者把代表水上运动的物件或交通工具摆在附近陆地上，则可能代表着未发展的区分能力。有时来访者将蓝色底面当作一个干净的表面，或者当作诸如医院这种干净的区域。要联系整个作品来理解蓝色底部的多样化使用。

9. 玩具的使用

主要关注来访者使用了什么玩具，如何使用。在某种意义上说，不使用玩具可能是防御心理的一种标志，尤其是这种状况连续贯穿于整个箱庭治疗过程时更是如此。这可能意味着来访者对咨询者提供的某些方面的拒绝。当然，只使用沙子而不使用玩具，可能是因为来访者更关注身体感受或者对关爱、触摸或打击沙子的需要，似乎它就像是活生生的身体。如果来访者有使用玩具，那么需要关注是否只出现人物而没有动物，或只出现雌性而无雄性，或者只出现代表和平的玩具，或者恰恰相反。植物的出现或缺失代表着来访者成长、抑制、希望或荒凉的重要信息。

10. 玩具的摆放位置

有些箱庭咨询者按照上下左右将箱庭区域划分为四个象限，根据来访者摆放玩具所处的区域来解释玩具的意义。这种解释方式必须慎用。因为一个二维的系统不足以投射出箱庭三维系统所表达的含义。只要来访者在创作箱庭过程中没有改变位置，箱庭作品就相当于他所透视的一幅远景图。因此，玩具的摆放应该以远近加以解释。处于沙箱中对角线两个角落的玩具之间的距离是最远的，可能代表着特殊象征内容的对立特性。

11. 分化的水平

箱庭作品的分化水平有力地反映了自我发展的水平和强度。从开始时未分化地倾倒玩具，发展到随意摆放，或者是迷糊的战争场面，不知道是谁跟谁打仗，到认真地组织场景，带有清晰的独立和分离。例如，一个动物园可能意味着在本能水平上积极的分化，根据整个箱庭作品的场面，可能表达的是对本能刚性的、控制的态度。

12. 玩具或作品各部分之间的关系

关注玩具之间是否存在关系，以及它们如何联系，这一点是很有价值的。这可能代表着来访者人际关系中的感受，或其心理各方面联结方式。也可以观察箱庭中所表达关系的数量和类型，何种关系类型占优势，且如何改变。例如，母子、父子、男女、人类与动物、统治与屈服、敌对友好等关系。

一系列箱庭过程中，玩具间或不同部分之间关系性质的改变，可能意味着朝向治愈的方向。无联系的场景和平行场景可能代表一种严重的紊乱。这种情况下，要观察整个进程中，从无关联如何演变到关联得以加强的情况。桥的出现可能代表着人格不同方面之间的连接，以及接触能量的更强水平。连接相同元素的桥或随意摆放的桥，可能代表着低的能量或决策能力的缺失。

13. 在沙里塑造脸和身体

来访者将沙子塑造成面孔或身体，这种形式有时候自然地出现于身体与沙子的接触，并从深层的前言语水平涌现，是一种独特的个人表达。有时，来访者为了在箱庭中独特表达的特殊需要，可能会制作玩具或带来自己的玩具。这些玩具更能精确地表达自己的情感，这种情感是需要被发现的，或者说是来访者需要接触的。这也是来访者体验到信任感的一种标志。

14. 动态与静态

箱庭场景的动态主要表现于运动场面，如骏马奔驰、路上行人、船行江河或者街上车水马龙。需要关注作品中是否缺乏运动，或者运动被堵塞了的场景如交通堵塞、圈在非常狭窄围墙里的马匹等。还需要关注重复出现的封闭系统，如没有吞吐功能的湖泊、由栅栏围起来却没有门的空间等。在理解作品时，还必须了解封闭系统的属性，即这种封闭系统满足了安全、集中精力、分界、界限的需要，还是阻碍了运动和能量的流动？此外，还需要考虑运动是否是主动的、有方向的、自由的或是混乱的。

15. 箱庭的二维使用

沙子可能被用来进行绘画，或者是将玩具平躺着制造出一个平面图画。这种行为的意义因人而异，可能是因为来访者并未在三维内容的完整性中很好地认识到图画中的内容。

16. 接近意识

在某种程度上，箱庭作品可能是来访者接近意识的形式。箱庭表现的可能是日常生活的场景，遥远时空的场景，或是想象的世界，也可能是各种意识水平的混合。

17. 促进大脑不同水平的整合

心理治疗的任务是促进大脑不同水平的整合，即躯体、感情和意识三个水平自上而下整合的"三合一大脑"（triune brain），左右大脑皮层及边缘多区域输入的水平整合。可以探索大脑这些部分的联系或整合在箱庭疗法中的象征性表达。比如，更为原始水平的像脑干或边缘系统可能通过使用龙、蛇、动物来表现，而用人类和先进技术来表现新大脑皮层。

18. 象征意义

任何象征都可能有正面和反面的两极意思，要理解玩具或作品主题的象征意义，需要积累神话、象征、宗教、童话故事和梦等方面的丰富知识，考虑具体的场景以及来访者所处的状态、处境。虽然来访者可能会无意识地使用象征的集体意义，但是，来访者赋予特殊象征的联系与感受均需要进行特殊的权衡。在本质上，所有象征均具有广泛的意义，消极或积极。重要的是，要澄清特殊的象征内容如何与来访者具体情况产生联结的，不能局限于象征词典中提供的信息。

需要重视来访者对特定玩具的任何个人情感反应。对来访者而言，有些玩具的特定意义可能已经趋向于无意识，超越了其意识的联结。

19. 对整个箱庭过程的解释

要将每次箱庭放到前后箱庭构成的整个序列中去分析它的意义，这是最为重要的关注点之一。因此，对于一个混乱的人，在他制造了一系列无组织的作品后却创造出一个整齐且很有组织的画面，这是巨大的成功。而对于一个强迫性的人，从非常刻板的画面，到制造了一个充满泥土和水的满溢状态的作品，可看成一种宣泄的体验。必须将之前的箱庭场景记在心里，并时刻观察其变化。有些小孩可能总是创作战斗场面，这可能使咨询者感到受挫，变得灰心而看不到进步，但仔细观察后，可能发现，原来无目的的对抗逐渐发展为一个有明显动机、有组织的两军对垒。

20. 对心理发展模式的解释

基于对玩具和作品各部分间关系的观察，我们可能将箱庭进程与荣格个性化进程中的发展性模式联系起来。识别"自性显现"和随后的自我发展以及阴影、阿尼玛和阿尼姆斯的显现，这在箱庭进程分析中尤为重要。

很有必要了解各种发展模式，这种发展形式可以看作是个性化过程的一部分，如Grof（1976）所描绘的诞生过程阶段，弗洛伊德（1966）、艾里克森（1963）在发展心理学中所描绘的婴儿发展阶段。

21. 咨访关系

箱庭也可被看成是来访者与咨询者之间关系的投射，反映出移情、负移情或共移情，即箱庭中常提及的来访者与咨询者之间意识与无意识的活动与反应的复杂联结。咨询者的包容形成了箱庭"自由受保护的空间"，在这一空间所形成的关系里，自性得以显现。这也可以看成是"深度移情"的表达，呈现的是来访者的自性与咨询者的自性之间的关系。玩具之间的关系，可能反映出来访者在与咨询者的关系中的舒适或困难，也反映出咨询者意识和无意识的反应对来访者的影响。来访者对特殊玩具的选择，不论是意识的还是无意识的，均可能表达着咨询者的特质（qualities）。一方面，可能投射了来访者受其父母和其他重要他人影响的情感。另一方面，他们可能准确地反映了从咨询者对来访者情感的回应中显现出来的咨询者特点。

马丁·卡尔夫的这21个关注点，涵盖了对箱庭内容和治疗进程的理解，强调了对来访者个体历史和经验的认识，关注着咨询者在箱庭进程中主体性参与，为理解箱庭提供了非常好的指导，已经成为理解、解释箱庭的圭臬。

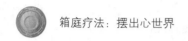

三、Geri Grubbs 的箱庭疗法分类清单

Grubbs（1991，1997）在她对受虐与非受虐儿童的箱庭研究中，编制了涵盖 19 个方面的"箱庭分类清单"，其中直接观察与客观分析 8 个方面，主观印象与隐义 11 个方面。

（一）直接观察与客观分析

1. 故事

来访者对箱庭场景是怎样描述的，发生的故事，或者对玩具特殊含义的说明。来访者可能自发地描述，也可能由咨询者以非干扰的询问方式引发。如果来访者安静地制作箱庭，即便做完箱庭也不愿意谈及作品，咨询者对此不予勉强。

2. 玩具模型

箱庭中所使用的人物、动物、建筑、物体、交通工具、自然元素等玩具模型，包括玩具的类别、数量、名称，尤其重要的是来访者赋予的意义。有时数量可能具有特殊的象征意义，如许多次作品中使用同一特殊数目的桥梁，或者在某一作品的不同部分使用一特殊数目的组合。

3. 场面

箱庭作品的场面包括作品主题和环境，反映了创作者的世界观，可分为无组织的、家庭的、精神的、象征的等等，关注玩具间的运动或关系。

4. 创作过程或戏剧性游戏

箱庭创作过程中所发生的变化、动作或戏剧性游戏。个体创作箱庭的方式有所不同，有些人可能将玩具固定放置于一个位置，而有些人则可能会让玩具走来走去，或者在整个时间段里进行戏剧性的游戏。戏剧性游戏常见于年龄小的儿童，成人则更多制作表现一幅图像的作品。

5. 人与动物的使用

关注人和动物模型及其在场景中的使用方式。儿童是否使用人物和动物与家庭冲突、情绪紊乱和心理健康密切相关。如果来访者场景中摆放了观察情节的人或动物，代表的是意识水平的自我对箱庭表现内心世界的观察。

6. 沙子的使用

需要关注来访者是选择湿沙还是干沙，及其使用方式。Bowyer（1970）

认为，塑造沙子者能够使用其内部创造性资源来适应环境，因此，愿意使用沙子来塑造和建构箱庭世界是心理成熟的标志，11 岁之前的个体在这方面表现不明显；不愿意触摸沙子反映了个体与母亲元素或自我的中心处于隔离状态。用沙子将玩具模型埋藏起来，代表着其所象征方面的压抑或隔离，但对于 5 岁以下的儿童来说，这是正常的发展水平。

7. 沙箱的使用

箱庭作品中摆放的玩具模型是否充满了整个沙箱，或者是只使用一两个玩具模型，也就是最后呈现的箱庭场面是满溢的还是非常贫乏的。正常儿童常使用沙箱全部或大部分面积。幼儿可能将玩具塞满整个沙箱甚至越过边缘，连地板上也摆上玩具（Bowyer，1970）。关注沙箱中主要的活动区域或能量区域、大面积的空白区域以及呈现于沙箱中心的玩具。

8. 来访者的反应

关注来访者被箱庭作品所激发的情绪、情感反应。箱庭创作过程以及其最终作品将一些被压抑的记忆、无意识的内容带入意识层面，来访者因此可能产生强烈的感受。有些儿童在玩沙子时会表达出强烈的攻击性情绪，意味着对其情绪的积极处理。有些成人在创作箱庭过程中也可能表达愤怒情绪，或者在分享与理解阶段，坐下来观察其作品时哭泣。

（二）主观印象与隐义

1. 主要的心理表达

每个箱庭均是对故事、场景和情感（即破坏、竞争、自我保护、庆贺、对立面的整合等）的心理表达。这些表达可能与日常生活相关联，也可能是一种幻想，或者二者的结合。

2. 认知发展与场面变化

包括箱庭中两个独立但又相关联的方面：作品所呈现的生理年龄，箱庭过程本身所表现出的成长或衰退的年龄。如果来访者创作一系列看似不成熟的箱庭作品，其在生活中可能出现退行。如果只是一两次，可能是新的心理水平变化前的暂时退行。通过前后箱庭的比较，可以发现场面是否有变化，是否有发展或内容上的退行或前进。如果相同主题、相同玩具，但组织方式有差别时，可以认为是重构箱庭，可能表示对冲突的解决或者对立面的整合

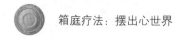

已经完成。

3. 场景整体与各部分的融合

整个箱庭作品或作品中的部分是否有序，这是箱庭制作的重要方面，是箱庭场景中的组织程度问题，包括从混乱到完全有组织的这一连续体中的不同程度。

4. 关系结构

反映超个人组织的程度与特性，箱庭中呈现出人际间的组织与互动，包括人物、动物的互动。是独立的还是相互依赖的个体，双向的、家庭或社区结构人物？破坏性人际冲突的互动还是合作健康的互动？这有助于评估个体的人性观和自我与他人的关系。

5. 界限

主要是沙箱界限的使用和特点，以及来访者创作中界限的使用和特点。成熟的个体已经发展了心理界限，能够在所限定的空间中创作作品。小于4岁的儿童创作的作品内容常溢出沙箱边缘，并将玩具往沙子中推，这是正常的。来访者创作中使用的界限，反映其不愿意让他人进入其空间或需要保护，或者与他人的分离。没有入口的栅栏、沉重而稳固的沙墙是严格的界线。门、接结的桥、从一个区域通往另一个区域的路是开放式的界线。

6. 运动/障碍

箱庭分析中很重要的一个方面就是箱庭世界中的运动以及阻碍运动的障碍或界线。主要体现方式：塑造沙子、河和连结的路、用沙子堆砌的墙和山。运动场面表达的是成长和扩展的能力，而障碍则是发展中的隔离和退行。

7. 各部分及对立面的关系

箱庭作品中对立场景的出现及其关系以及整合方式，是理解来访者内心对立面的对质与整合的状态，代表着从旧的态度或行为转换成新的态度或行为，如战争场面、男性性和女性性玩具等等。路、桥可将原本分开的场景连接起来。

8. 咨询者的感受

咨询者在来访者制作箱庭的过程或者观看来访者最终作品时的感受和印象，这为场景的情绪内容提供了进一步的信息。

9. 重要象征的表现和主题游戏

在箱庭疗法中，象征的使用可能引领心灵朝向解决尚未解决的冲突，朝向更深层本质的新层面。咨询者了解关于这些象征背后的意义、重要玩具模型及其运动的知识，对于箱庭分析是很有必要的。关注象征及其在来访者箱庭中的意义，获得对箱庭的深刻理解，治愈得以发生。

10. 重要性主题和玩具的重复出现

关注重复出现的象征性玩具模型和主题。

11. 浮现的问题

回顾箱庭时咨询者头脑中想到了什么？是否认为可能发生退行和前进？是否认为箱庭过程中某一特殊的玩具很重要呢？这有利于咨询者从整体上理解和分析来访者独一无二的箱庭及其过程。

Grubbs 的"箱庭疗法分类清单"既为咨询者理解箱庭提供了综合性视角，同时也为咨询者的工作提供了多维度的访谈与记录框架。

第二节 箱庭疗法的关注点

如何理解箱庭作品？通常必须注意箱庭的个别特征和一般特征。个别特征指的是来访者所赋予箱庭某些部分（如玩具、场面或者是某些作品）独特的个人意义。一般而言，个别特征必须通过与来访者的对话而获得，来访者介绍自己的作品或者在陪伴者的询问下表达自己作品独有的意义。而一般特征则指箱庭中所包含的存在于我们思维或者无意识中的共同成分。虽然每个箱庭都是独特的，有丰富的个性特征，然而，必须在承认并且理解一般特征的基础上才能更好地理解个性特征。反过来，通过对个性特征的思考也丰富我们对一般特征的理解。

本章第一节所介绍的几位学者有关箱庭理解视角的观点，代表着当前理解箱庭作品所呈现出的一种趋势，即尽量从各个层面全面理解箱庭，尤其是马丁·卡尔夫（1993／2007）提出系统理解箱庭的 21 个关注点，Grubbs（1991，1997）从作品的直观呈现与客观分析、主观印象与隐义两方面所列的 19 个项目清单。这些主张都为实践者提供了理解箱庭作品的不同视角。诚然，全面把握一个来访者箱庭过程等方面的特点，对于理解该来访者的内心世界具有重要意义。然而，正如编制心理测验一样，重要的是如何通过观察少数有代表性的行为来推论个体的全部心理特点，而并非要面面俱到。在学习马丁·卡尔夫（1993／2007）的21个关注点和Grubbs（1991，1997）的主客观19个项目清单基础上，我们认为，可以从箱庭作品的中心区、箱庭作品的主题、沙子的使用、玩具选择与摆放、沙箱空间利用、场面、自我像及其与整体情境的关系等7个方面来关注理解箱庭世界。

一、箱庭作品的中心区

不论是基于象限论还是自性呈现、群集的区域，箱庭的中心区域历来都是箱庭咨询者最为关注的区域。

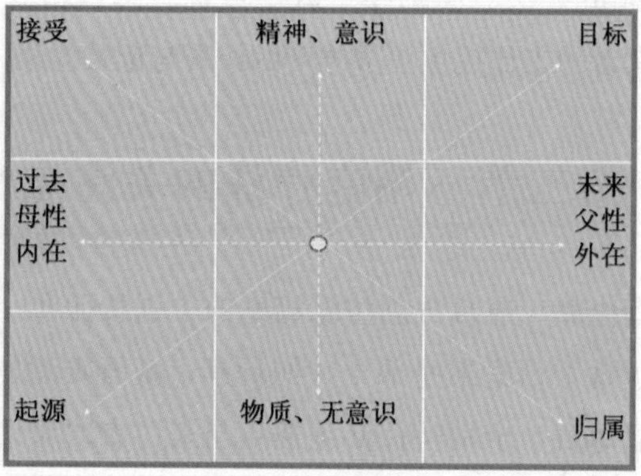

图 7—1　箱庭的空间配置（张日昇，2006）

从箱庭的空间配置理论有关箱庭上下左右各区域与朝向的象征意义入手（图7—1），左侧象征着过去，右侧象征着未来，那么中间则是当下的状态。中心区处于从起源点到目标点、接受点到回归点的中点，是母性与父性、内在与外在的连接，也是精神与物质的平衡结合区域，是无意识与意识的交汇处。由此可见，中心区着实不得了！在个案研究中，卡尔夫发现，在箱庭制作过程中，在沙箱的中心有时会出现曼陀罗或正方形。Okada（1972）发现，即使在表现日常现实生活的箱庭中，个体也可能在沙箱的中心使用代表其内在自性或集体无意识的玩具。由于这个位置的超自然韵味，故被称为"自性空间"（Self space）。

（一）中心区的内容

中心区的内容通常可以理解为来访者当下最关注的内容，或者说是当下无意识被带入意识的内容。有可能是一个家园的场景，还可能是旅行、交流、嬉戏、战争、被伤害、离开、归来，甚至可能会是神话性质的内容，如摆放了一尊佛像。图7－2是一位初三女生用湿沙塑造的一个森林深处迷宫的废墟，在这个废墟的中心是一颗心形的"总机关"（图7－3），她用手舀水，让水滴滚落在这颗"心"的右下侧，硬生生将其滴破，在其旁边是一小片的蓝色，她幽幽地说："那是一片湖泊，湖底下是我快乐的童年。"森林、迷宫、湖底都是无意识的象征，那么，受伤的"心"、"快乐的童年"则深深藏在了无意识深处。关注这个中心区，我们似乎能够快速体认到来访者内心的苦痛，进一步理解其生命故事。图7－4是一位小学四年级女生用短短20分钟制作的一个"未来的花园"，中心区是一片水域，两条鱼在其中悠游，其周边是连排的树丛形成的屏障。她说这是为了让鱼儿自由自在的生活不被干扰。这个中心区所表达的"自由"无疑是来访者"未来的花园"中最核心的价值，而需要保护的表现又似乎在强调这份自由的不易。

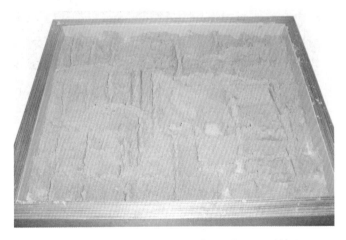

图7－2　初三女生 C. J　主题：迷途游记（梦魇）

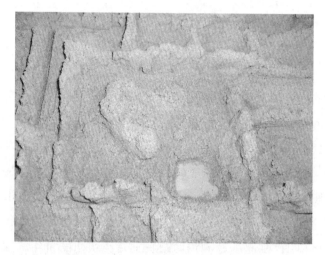

图 7—3　中心区受损的"心"和小湖

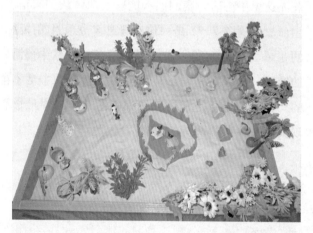

图 7—4　四年级女生　主题：未来的花园

（二）中心区与周围的关系

箱庭的中心区如果是个相对独立的单元，那么，这一单元与周围其他单元之间是什么样的关系显然很重要。是左侧与右侧的连接纽带，还是中断了左右、上下连接的障碍？四周聚向中心，还是由中心扩散出去？图 7—5 的箱庭左侧的大斑马带着小斑马，右侧是另一只大斑马，中心区宽广的河道阻断了斑马一家。

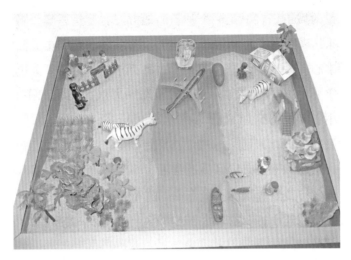

图7—5　大三女生 Y. YM　主题：等候

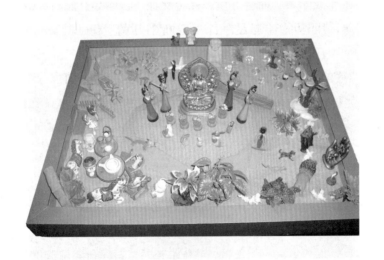

图7—6　大三女生 G. C　主题：守

（三）中心区与主题的关系

一个箱庭作品可以由多个单元构成，也就可能表现多个次级主题。那么，作品的中心区域是否就是来访者所归纳的作品总主题？还是与主题无关？图7—6的主题是"守"，其中心区是一个天国情境，一尊佛像前面有人、灵兽、家畜、鸟类、鱼类在祈祷，左下区是一场传统的婚礼，左上角是曾经因火山爆发而被淹没的城市，右上是一个神圣的地方，右下是恶魔、狮子、狼等试图来夺宝。来访者在右下角的沙子里埋了一条小龙，然后在上面安放了一只佛手，佛手掌心有一个孙悟空。那么，谁在"守"宝？除了旁边角落的守护神之外，最重要的是那只佛手，而这佛手与中心区的佛祖似乎有关。因此，这个作品的中心区表现了主题。

二、作品的主题

正如前文所述，一个箱庭作品通常可由多个单元构成，因而可能存在多个次主题，但来访者如何归纳整个作品的主题，则反映了来访者当前最关注的问题，也能展示其当前最主要的心理状态，包括认知状态、情绪状态。

（一）主题的类型

主题的分类有多种维度。从作品场面表现人类活动角度来看，可能有表现家庭生活、工作或学习、社会环境、社会交往、自然界、旅行、战争、嬉戏、宗教仪式等等，甚至可能会是灵性表达、神话性质的主题（图7—7、图7—8）。

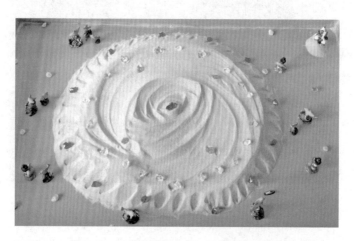

图7—7　27岁女青年主题：智慧之眼·宙宇

如果从运动性来看，又能区分为运动、静态、精神活动等。运动主题的作品常常表现了个体朝向自性化过程的心理能量运行情况。静态呈现的主题，只是个体使用玩具或象征来代表其外部或内在生活某一特殊方面或感受。精神活动主题超越了现实生活情境，不一定会有动态，但其情境可能令人感到

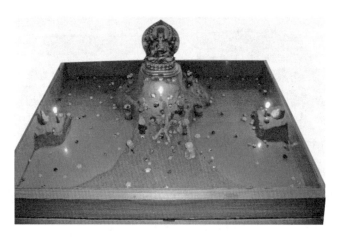

图7—8　35岁青年男教师　主题：化龙

非常神圣，体验到精神的运动状态，如图7—7、图7—8。

（二）主题的感情色彩

　　同样的场面，不同主体的主观感受则可能大不相同，主要体现在具有感情色彩的形容词上，或者是带有明显感情的表述。如"前线"（图7—9）就带有时刻警惕着的紧张气氛，而同样使用了大量的战争题材玩具模型，有的来访者可能简单归纳为"战争"，有位来访者的"登陆战"（图7—10），则表达出战胜原来驻守力量的喜悦。其感情色彩不同，所表现的心境也千差万别。

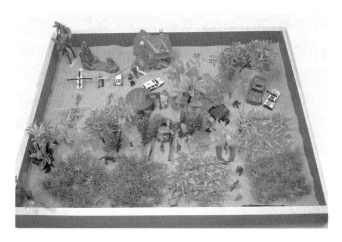

图7—9　四年级男生　主题：前线

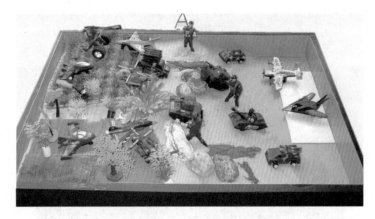

图 7-10　初三男生　主题：登陆战

（三）主题的停滞、重构与发展

主题是否发生了变化，这是将一次箱庭放在整个序列中去考察时才能发现的问题。当主题不断重复，场面没有什么改变时，我们需要考虑究竟是来访者的心理阻抗、没有做好发展的准备，还是其心灵处于能量积蓄状态。通过细致分析，我们可以发现来访者的作品主题还是有些微弱的变化，尽管是难以觉察的运动，那也意味着来访者的心灵进程正在向前移动。当来访者箱庭主题停滞了，或者发展很缓慢，那么，咨询者需要反思：来访者是否需要获得我们更多的帮助方才更快前进？是否因为来访者的箱庭表达触及咨询者的情结或创伤，影响了陪伴态度，从而影响了来访者？咨询者需要通过自我的反省消除这种阻碍。或者，这就是来访者心理发展本身所需的速度。

箱庭主题的重构和变化展示了来访者心理状态的变迁。正如 Grubbs（1991，1997）所认为的，相同主题的组织方式有所变化，这是箱庭主题的重构，表示对冲突的解决或者对立面的整合已经完成。第二章曾介绍到来访者迢迢的初始箱庭（图 2-1、图 7-11）表现的是沙漠绿洲，虽然呈现出来是一个家园，但她说那是一个废弃的客栈，而且绿洲在继续缩小。其第 5 次箱庭的结构与初始箱庭很相似，呈现的也是一个家园，但她用"温馨的家"（图 7-12）来概括，而且门口的小女孩放进了房子里，房子、花的色调变化也表现出了心境的好转。有关主题、场面、玩具的重构、变化，在个案分析中时常被提及，在此不再赘述。

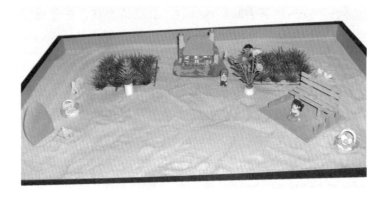

图7—11 高三女生迢迢初始箱庭主题：沙漠绿洲

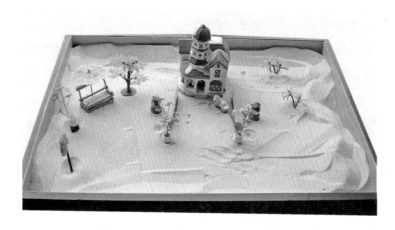

图7—12 迢迢第5次箱庭 主题：温馨的家

三、沙子的使用

由于沙子的特殊性，来访者使用沙子的方式具有重要象征意义。沙子是能量的象征，对沙子的移动、利用可以理解为对能量的控制和分配。沙子的使用，需要关注沙箱里是"干沙"还是"湿沙"（参看第四章第二节）、是否使用了沙子以及各种沙子的使用方式可能承载的心理意义。

（一）是否使用沙子

要观察来访者是否触碰过沙子，是否通过使用沙子来建构箱庭世界。

1. 接触沙子

当来访者将手放到沙子上时，他确定了自己的存在。在箱庭"自由、受保护"的空间里，接触沙子是试图占据一个地方的意思。Bowyer（1970）认为，塑造沙子的个体能够使用其内部创造性的资源来适应环境。

在箱庭游戏中，绝大部分玩具模型是固定样式的，而沙子却可以随意移动、塑形，进行创造性表现。因此，通过接触或移动沙子，开创了有意移动物质而实现改变与转化的可能性。Turner（2005）甚至认为，不论是以何种方式接触沙子，均意味着治愈。大地作为伟大母性的象征，既孕育了万物，又回收了所有逝去的生命。在箱庭中，沙子是大地的象征，接触沙子既能由此获得力量，又能将烦恼、愤怒和疾病释放到大地之中，沙子接收并转化了那些不再需要的心理内容。

2. 不接触沙子

反复地不接触沙子与大量使用沙子一样重要。有过箱庭创作经验的人可能都有这样的感受，即接触和移动沙子尤其是将沙子堆积起来、清理干净，需要足够强大的能量。因此，心理能量不足的个体可能无法触碰沙子。Turner（2005）认为，一些接受箱庭疗法的来访者由于创伤的历史，妨碍了接触与移动沙子所需能力的发展。在这样的情况下，来访者可能以非常有限的方式接触沙子，或者完全不接触沙子。

有些来访者不愿意接触沙子，可能会以"害怕被沙子中的细菌感染"为由来拒绝与沙的互动。如前所述，沙表面像是皮肤一样，具有前意识的象征，是人类意识与无意识沟通的桥梁。来访者不愿意触碰沙子，不愿意使用沙子，可能是其不愿意走入自己内心，同时也不愿意别人进入其内心世界的一种防御。因为无意识内容一旦上升到前意识水平，就可能被感知，这种"意外"的感知让来访者会知觉为一种威胁，于是予以拒绝、回避。威胁性从何而来？"沙中的细菌"或"脏东西"可能是其内在丑陋或欠缺的一面，属于自我意识的隐秘区（代表着来访者知道而别人不知道的领域）或未知区（代表着来访者和别人都不知道的领域），触碰了沙子，隐秘区或未知区则可能被入侵，这使得来访者体验到威胁感，产生由衷的恐惧。

也有来访者是因为"不愿意破坏沙子平整的表面"而不接触沙子的。此时可能需要考虑沙子的母性特质，是 Winnicott 所提的"足够好的母亲"原型的象征。当个体不去触碰沙子保留沙子原样，它将存留自身的中性和天然性，如同大地一样平坦，人们行走其上也不会有特别的意识。大地是宽容而博爱的，来访者不愿意触沙，可能尊崇着一种从一而终的忠贞、支持与养育，且无条件地包容一切，这种优良的品质就源于"足够好的母亲"的内涵。

不接触沙子可能与其害怕接触或建立关系有关（Turner，2005）。这样的来访者可能需要将退缩作为一种生存的手段。激烈的退缩可能源于早期心理发展中严重的剥夺或暴力经验。他们早期缺乏足够的健康、安全的联结，在基本发展任务上经受到严重的创伤，无法感受到存在的权利与归属感。早期联结经验中的剥夺与创伤可能会表现为关系中的无能。在咨询者面前接触与移动沙子，是来访者与他人关系的一种动力性表现。早期联结的缺陷可能严重损害来访者使用沙子的能力（Turner，2005）。犹豫不决和抑制接触沙子也可能与积极性的缺失和习得无助感有关。这可能源于早期在过度限制的环境中所体验到的无力感。在这样的个案中，咨询者的容许和接纳的见证态度可在箱庭中起到不可估量的支持作用。对于未接触沙子的来访者，其表现可能与早期的信任、安全和联结问题有关。

（二）沙子使用方式

沙子尤其是湿沙是一种极具可塑性的媒介，它可以用来塑形与雕刻。在沙箱中，能用它来呈现各种形状，用于建筑、雕刻、拨开、建构等等。当来访者积极有意识地参与到沙的世界时，其承载着重要心理能量的、可确认的玩具和陆地形状可能就会出现。通过堆山、挖河、挖掘隧道等方式建设性地使用沙子，意味着能够很好地使用创造性的资源来适应外部的现实。一般来说不会出现在 7 岁以下没有箱庭制作经验的儿童的箱庭作品中。由于沙子的可塑性，使得沙箱内部既具有前后左右的平面活动，而且还具有上下的垂直活动，借助使用沙子而表现上行与下行对心灵运动是非常重要的。

1. 堆积沙子

堆积沙子是箱庭中对沙子使用的常见形式，是一种上行的动作，主要有两种表现心象：山脉、岛屿。

来访者通常先选择一个定点，再从其他区域中收集沙子堆积成山。山脉

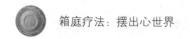

是中枢，通常是一个区域的中心，推动其周围的一切朝向该中心运动。

山与人之间自古以来有着割不断的情结，尤其是在中国的传统文化体系中，它作为一种自然的意象，包孕了丰富的含义。人们对山怀着虔诚的崇敬，所以山的品格也就渗透到了人的生命细胞之中，山性与人性就有了千丝万缕的联系，如中国古诗词中的"绝顶日犹晴"、"一览众山小"、"性本爱丘山"等。

山是大地离天最近的地方，是大地与天国的中介，具有神圣的意味，因而，登山就是一种上行活动，是精神的提升。山是稳固的，是父亲原型的意象表达，所谓"父爱如山"。同时，山又具有母性的一面，它为山中生物提供滋养。山上时常建有塔，因而具有了朝圣、奋斗目标的意义（Steinhardt，2000）。在箱庭作品中，沙子所堆积的山往往成为父性的理性社会追求崇高人生境界的观照物，同时也是对母性宁静生活的憧憬和重新找到人性的寄托。箱庭中的山兼容了父性的坚强、挺拔、威信、稳重与母性的繁衍、生机、宁静和温暖的象征意义。山还是天与地的坚贞永恒的维系者，宗教上朝圣的山代表了放弃世俗的欲望，渴望在有限的人生旅途中进一步提升自我，从而达到完满的境界（Steinhardt，2000）。

在箱庭中堆积一座大山，通常要将周边的沙子聚拢起来，而周边沙子减少就可能使沙箱蓝色底部显露出来，或者接近于沙箱底部。如前文所述，若将人的心灵比喻作地球（第六章第一节），那么，山脉的心象在心灵的大地上隆起来，就意味着无意识能量处于上行状态，其显现逐渐成为可能。

与山峰、山脉不同的是，岛屿的周围被蓝色水域所包围，给人的印象是孤立、隔离。由于四周水域的包围，岛屿可以视作无意识上升到意识层面的内容。

2. 挖水

在箱庭中，挖开沙子呈现蓝色水域，意味着进入未知领域。然而，来访者在深入到沙子时，可能并未觉察到这是一种有意的动作。与堆山相对应，挖水是下行的动作。堆山可能将无意识内容带入意识层面，而挖水则是深入无意识层面，将无意识内容表现出来。水域的不同形状其意义也有差别，张日昇（2006）已对此给予了分辨。在此需要提醒的是，在箱庭中常常可见到来访者在沙箱中心挖开一个圆形的封闭水域，并认为这是湖泊或者海洋，这似乎形成一个深入无意识的出入口，是下行的途径，也意味着来访者为无意识的显现提供了开放态度。小溪和河流可能将整个场景分隔为单独的部分，具有界定、隔离和联结的心理作用。

3. 海滩

许多来访者将沙子推开表现大海，同时将沙子堆向一侧表现出海滩来。海滩处于陆地与大海之间，因此，是意识与无意识的连接、相遇的地方，也是意识进入无意识、无意识意识化的必经之地。在现实生活中，海滩的作用是收集与净化来自陆地与海洋的自然残骸。记得张日昇（2006）介绍的个案A君第二次作品就表现了海滩边上一片垃圾，非常生动。放弃不再需要的东西是为接近无意识的新内容提供了可能性。一位高一女生非常精心地创作了一个表现海滩的作品（图7－13），海滩上有散落着的几颗贝壳，还有珊瑚、一块石头和几个小孩子。她将水从沙滩高处往低处流淌，形成非常生动的海滩景象。她说这些贝壳、海螺都是被海浪冲到海滩上后死了，那些小孩是来海滩游玩时顺便拾贝壳的。贝壳是女性的象征，而这些没有生命的贝壳、珊瑚散落于海滩上，这使得这片海滩同时成了心理创伤内容丢弃与净化的场所，也突显了创作者对自身女性性的沉重思考。

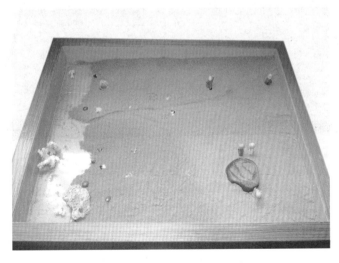

图7－13 H. XY 主题：家

有时来访者还做出海角或半岛，此时就使得水域的航行需要转向，这种形状的海滩展现了对即将发生的心理运行朝向转变的准备与期待。

4. 挖洞

挖洞是来访者用双手或借助工具向沙子的深处挖掘，然后将内部的沙子转移到沙箱其他区域的一种作业。这是一种下行的工作，来访者在深入自己内心世界，将内心不可见的东西从模糊到清晰，从黑暗到光明，让自己隐匿的未知区域完整地呈现在箱庭世界中。从洞中萌发的水源可能会在来访者的继续作业中沿着一个方向延伸直至成为一条河流，或汇入大海，这条河流的走向可能是来访者对未来的憧憬与生活目标的定向。

在沙子中挖洞还有一种情况就是在凸起的沙丘水平或垂直挖洞，这个洞就成为隧道或火山口。火山口是火山的中轴，是熔浆和火焰的输出通道，在箱庭中特意表现火山口（图7-14），可能意味着来访者积压已久的内部情绪的爆发、宣泄。

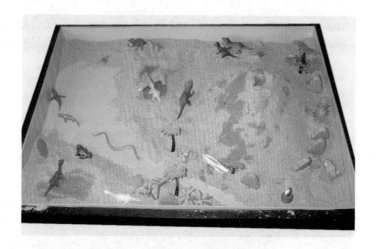

图7-14　L. WC　主题：侏罗纪公园

5. 埋藏

沙子的灵活性和可塑性为来访者将玩具模型埋藏起来提供了可能。如果埋进沙子里的是人物形象，那么这就成了一个坟墓的心象。来访者在箱庭中构建坟墓的作业是挖洞和堆山的结合。坟墓是最后的归宿，也意味着冲突、战争后的宁静、祥和之感（Steinhardt，2000）。

在箱庭中坟墓具有吞噬、吸收能量的寓意，是死亡、安息、永眠的寓所，有被禁锢、埋葬、窒息之感，但它同时也意味着一种战后的宁静和永恒的祥和（Steinhardt，2000）。在许多民众看来，坟墓是生命的终点也是另一个新生命的起点，乃生死轮回之所。来访者将一些物件埋入沙中，这是一种想遮掩自己身上不良品质或是想保护一些有价值意义的神秘之物的投射。在继续的作业中，若其将所埋藏的物件取出，可能是一些刻意掩饰、遮掩、需要被处理、理解、重新认识的不愉快事件、情结。若后续的箱庭中其埋藏的物件被呈现于箱庭表面，则可认为其面对的危机得到化解，转化为积极的能量。第五章提到的来访者 L. XL 在一小时的创作过程中，反反复复地抚摸沙子，并渐渐做成一座坟墓，一对正在吃饭的老夫妇进出"坟墓"多次，最终放在"坟墓"上面（图 5－2、图 7－15），在这个过程中，她哭成泪人。

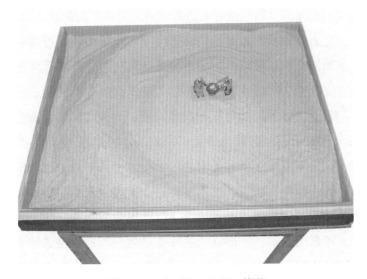

图 7－15　L. XL　主题：坟墓

在用沙子埋藏物件有关的箱庭中，除了埋藏本身之外，更重要的是来访者埋藏了什么？关注隐藏的位置，是否处于箱庭中其他重要内容的远方、近处、上方或下方。要考虑被埋葬的物件是否可能向下运行或向上出现，这一点很重要。向下运行的玩具可能代表着被压抑的问题。这些问题可能是曾经被意识觉察到的，但现在已经被推回个体无意识，进入阴影之中。或许这些是来访者在发展中未准备应对的特质或事件，因此必须暂时被压抑。然而，它们在箱庭中的出现，意味着来访者正经历着成长与转化中的重要内容。如果被埋葬的东西是朝上运行的，则可能代表着无意识内容的浮现（Turner，2005）。如果埋藏的是可能发芽成长的种子，则有了新生命孕育的期待。心灵犹如种子，根须下行汲取无意识养分，发芽长出地面，又将无意识内容提升到意识层面，并为将来的开花、结果也就是自性化奠定基础。因此，埋藏种子之后，咨询者还需要关注来访者后续箱庭中是否出现原来种子的区域出现了什么。

6. 修建隧道

在沙箱中修建隧道是一项难度相当巨大的工程，通常修建一半就可能坍塌，所以修建隧道通常要耗费创作者巨大的心理能量。箱庭中的隧道通常都是使用湿沙进行创作的，当然也有来访者使用竹筒等可用的物件来表现隧道。隧道是以人工之力克服自然障碍，成为连接不同地域而使不可逾越处成为通途的工程。其功能类似于桥梁，它的象征意义与它的这种实用功能是密不可分的。在很多文化中，桥最显著的象征意义是作为两种不同状态（如不同人生阶段、不同社会团体等）的中介，起着沟通、交流的作用。隧道具有桥梁这种连接与沟通的功能。但是与桥梁不同的是，隧道始于光明，终于光明，而其过渡却处在地下黑暗之中或是深邃的大海之下。隧道的过渡阶段是脱离原本的状态进入一种新的状态，这种过渡具有模糊性和不明确性，也就赋予了隧道恐怖危险的内涵。隧道既是通道又是不安全的场所，这使之象征意义也存在着相互矛盾的双重性，即其既意味着通途与沟通，也意味着难关与隔阂。穿越隧道的历程可象征着每个人诞生的仪式——从像阳光般温暖的母体穿过产道，诞生到光明的世界，这是人类最原始的过渡历程，因为穿越产道的过程中布满黑暗的恐怖和被挤压的不快感，所以人是哭泣着来到世上的。但无论是源头温暖的母体还是终点的光明世界都是幸福的。

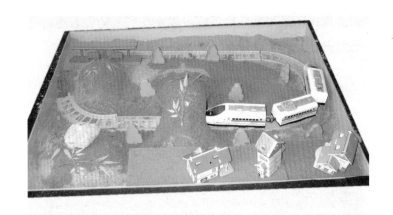

图 7—16　X. CY　主题：火车到站

　　隧道的上方地表连接着心理的两种环境，却又形成一个天然屏障，将两种环境分隔开来，而下方的通道则在地下连接着空间上的两个地方（Steinhardt，2000）。关注来访者修建的隧道，与关注桥梁一样，重要的是要观察隧道两端连接的是什么，以及能量可能的流动方向。有时隧道可能并没有连接什么，而只是作为在地表下行进的新方式（图 7—16）。

　　7. 画线

　　有些来访者会用双手或工具在沙箱表面绘制线条、图案，这样就将箱庭的三维降为二维了。二维的表现不如三维表现那么真实，因而对来访者的威胁性也将减弱，更具安全感。二维的表现可能给人一种试探性、不成形的感受，这可能反映了来访者现在还无法显现或以三维方式对心理内容进行具体化。即便如此，这些心理内容还是在箱庭中确确实实地出现了。在这过程中，咨询者主要关注的是来访者所绘线条的界限和方向性。一位女生非常安静、专注地在沙箱里的沙表面进行绘画，最后才在左下角和右下角摆些植物，中上区是画得非常精美的太阳与月亮，二者整合成了一个圆形，旁边的云朵（图 7—17，图 7—18）看上去非常的神圣。她觉得：“箱庭把心里经常想象的画面摆了出来，更像是一幅画，感觉像秋天，但我更愿意把它想成夏天。”

　　画线也可能是有意地画出一条清晰的路。不论是蜿蜒还是笔直的，路均代表着方向，指向了行进的方向。来访者也可能画一个螺旋，这时我们需要关注螺旋是自外而内还是相反，这可能可以感受到来访者表达的是心理能量的积聚还是能量的宣泄。

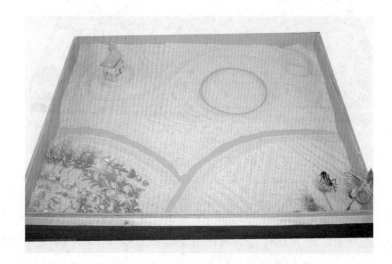

图7—17 L. RH 主题：夏日印象

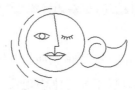

图7—18 左侧太阳、右侧月亮、云彩

8. 抚摸沙子

在箱庭创作过程中，我们还时常观察到有些来访者非常细心地抚摸沙子，甚至有些人用很长的时间去体验沙子的感觉。如图7—15，来访者也花费了大量时间抚摸沙子。长时间抚摸沙子，通常与母爱的缺失有关。由于沙子皮肤般的感觉，通过与沙子的接触，似乎可以重温与母亲肌肤接触的体验。记得曾经有一位大学生在体验箱庭时一直很轻柔地抚摸着沙子，分享时向她了解她与母亲的关系时，她顿然痛哭起来，母爱的缺失一直是她心头最脆弱的方面。

9. 用沙子塑造形象与身体

沙子的引入真是箱庭得以奇迹般表现的重要媒介。由于沙子的可塑性，有些来访者使用沙子来雕塑一些形象，甚至在有意或无意地创造出人物形象、身体器官等，令人惊叹不已。一位青年女教师一直不确定地塑造着湿沙，总想着雕塑成"Z"字形，最后的结果如图 7—19 所示，看上去像一条扭动着身体前进的蛇。分享时她说中间沙子堆积的是一条朝圣的路，两侧摆放的物件表现的是朋友、家人对她的支持。她并没有意识到自己雕塑的是"蛇"的形象，连她自己也感到不可思议，她的生肖就是"蛇"！这么说来，她无意识地将自己塑造了出来，她扭动着身躯的朝圣之路也就成了其自性化之路。

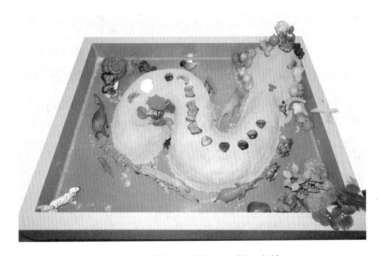

图 7—19 青年女教师　主题：支持

有一位女教师初次接触到箱庭，她站在咨询者对面沙箱窄的那一侧即右侧制作箱庭。Turner（2005）认为，与沙箱的纵向关系常与来访者的身体有关，与身体病症相关联。可能是来访者身体所经历的伤害，或生理上的侵入和创伤，她选用了一些物件在沙箱里摆了一个场面，从右侧看是一个人的身体，两只眼睛、张大的嘴，甚至还能看出双手、肚子、肚脐等人体构件（见图 7—20），一条蛇放在"脖子"的位置，正如其概括的主题"万圣节"一样，场面令人感到有些诡异。

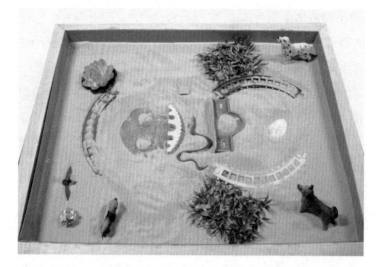

图7—20 青年女教师　主题：万圣节

　　一名9岁男孩所创作的一件箱庭更是"神来之笔"。在他3岁时父母离异，他跟着父亲生活，母亲每周能带他去玩半天。他很想妈妈，但却不能和妈妈在一起。他因情绪障碍而前去接受箱庭疗法心理辅导，这是第十五次箱庭创作的结果（图7—21），他将水随意倒进沙箱，在那里玩水、玩沙，只扔进去一个小孩模型和几件小物件。然而，沙箱的正中却依稀是一位身着连衣裙、长发、乳房丰满的女性侧面像，五官都很清晰。沙箱的左侧还有一个形象不太清晰的小男孩的侧脸。而那个很清晰的男孩形象玩具却放在了那个女性的背后，这种母子关系非常耐人寻味。箱庭中妈妈和小孩的形象纯属无意识的表现。一位有着一个自闭症谱系障碍孩子的母亲，虽然刚开始并不知道要摆什么，将沙子聚拢成一座大山，然后将上半部分推开，就在推开那一刻，她非常清晰地知道了想做一件什么样的作品，因而，图7—22呈现的是她在具有很清醒思维情况下有意为之的。然而这一清醒思维也是在与沙子的深入接触之际，受到沙子的启发而产生的。"深呼吸"是放松的需要，她塑造了一个头部，还有一对能看得清血管的肺部。实在是太形象了！

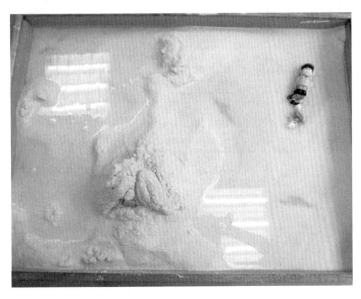

图7-21　九岁男孩　主题：便便大山

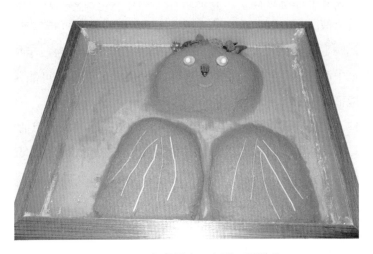

图7-22　年轻母亲　主题：深呼吸

四、玩具选择

与使用沙子相似的一点是，我们需要关心来访者是否使用玩具。如果有使用，那么主要是哪种类别的玩具，选择的玩具整体上有什么样的特点。

（一）不使用玩具

不使用玩具有多种可能性。一种情况可以认为这是心理阻抗、防御的表现，尤其是当几个连续的箱庭都不用玩具时，这种阻抗、防御就更为明显了。记得曾经接待一位由班主任推荐来的初三男生，在箱庭室里来来回回地踱步，数次站到沙箱前看看，然后又走到玩具架前细细观看，但其双手一直背着，那样式就写着"不愿意"。虽然如此，咨询者还是保持静默的陪伴。约定的时间即将结束，来访者在离开时随手抓了一把沙子，虽然没有摆放任何玩具模型，但已然形成一件箱庭作品，它轻轻地撩拨了一下来访者心灵的面纱，仍然是有意义的。

没有使用玩具可能意味着尚未发展出建构内在世界与外在世界的能力（Turner，2005）。很年幼的儿童可能不知道如何将玩具模型放在沙箱里建构一个世界，而只想着玩沙子的活动，他们可能喜欢将沙子抓起来再让沙子高高地流下来，这可能是发展中的正常现象。我们也发现，一些存在发展障碍的儿童也很喜欢单纯地玩沙，用容器将沙子倒过来倒过去，反反复复地形成一种刻板行为似的。他们会让沙子从高处流下，在沙子中进行筛沙子的游戏，这似乎也反映了他们心智发展的迟滞。Turner（2005）认为，年长一些的来访者在箱庭中没有使用象征物可能源于早期发展中的剥夺，可能代表着很弱的能量或抑郁。

另一种不使用玩具的情况，可能是来访者内心深层的、更为抽象的感受，无法用玩具来表达，他们可能借助纯粹的使用沙子来完成一件作品，如前文所提到的那位初三女生用湿沙塑造的"森林深处迷宫的废墟"（图7-2）。

（二）选用玩具的意义

选择何种玩具来构建自己的心灵世界，这必然是一个重要的关注点。即便是看起来非常世俗的、表现现实生活的普通模型，如一花一草、一石一木，对来访者而言都是极具表现力的。有关具体的玩具模型的象征意义，可以参看张日昇（2006）的巨著《箱庭疗法》，或者是Bradway（2001）在Journal of Sandplay Therapy专门结集而出的"象征词典"。第四章第二节已就来访者对玩具的选用过程的观察点进行了说明。此处主要集中介绍玩具类别、摆放顺序、数量、异常使用等方面。

1. 玩具类别

玩具的分类实在是一大难题，诚然，许多的玩具模型可以划归人物类、动物类等相对独立的类别，但也有许多玩具模型不知该将其归入哪一类，尤其是那些由多个模型组合而成的玩具就更难分类了。我们可以按照张日昇（2006）所列的分类方式关注箱庭作品中玩具类别的使用特点，如来访者是否只使用某一类玩具，或者回避某一类玩具。

玩具类别还可以区分为现实生活的缩微模型、动漫等想象性模型、原型与神话类模型。而现实生活的缩微模型还可以区分为源自普通日常生活的、远方文化生活圈的、出自远古时代的（Turner，2005）。

日常生活的模型最能表现来访者当下意识水平的状态，来访者时常用这些模型再现现实生活的场景。即便如此，日常生活的玩具模型所构成的许多场景也可能具有超越现实的意义，也可能是远古时空中发生的某些事件的复演。而且，场景的变迁、选用玩具类别的变化，也可能反映出来访者心理发展的倾向，如早期制作的箱庭使用农舍、草地、牛羊这些现实日常所见玩具模型表现了一个农村的景象，而其中后期的作品中则是高楼林立、车水马龙的城市景象，那么，可能代表着心灵深层次秩序感的出现与运作。而从野生动物场景到驯养场景的转变则可能代表着人格更深层的本能方面的出现与运作。然而，如果来访者一直重复着使用日常生活的玩具模型，所表现场景也停留在现实生活的描摹，则可能是来访者对内心探索的防御与拒绝。

我们的收藏中时常有些具有深厚文化时空的物件，如兵马俑的模型、三国人物等其他古代历史人物模型，除了承载着人物形象的含义，还有浓烈的历史感，时间轴直接得以表现。使用这样的玩具模型尤其是表现古代的战争，不仅说明了冲突斗争本身，还可以反映出创伤发生的可能时间。远古的族群厮杀场面，其反映的创伤通常发生在发展的早期，而当代战争则更多表现近阶段的矛盾冲突。在混合着古代与当代士兵的战斗中（如图7-23），或许是旧的创伤在对抗着当前的发展，或许是当前的抗争重新揭开了旧的创伤。

当来访者使用大量恐龙等史前动物表现斗争场面时（如图7-24），同样表现了历史这一时间要素，可能表现着发生于来访者发展早期的创伤，代表着一种久远的家庭创伤或官能障碍的遗传。当有规则地用恐龙来代表家庭成员时，这种状况尤其突出（Turner，2005）。

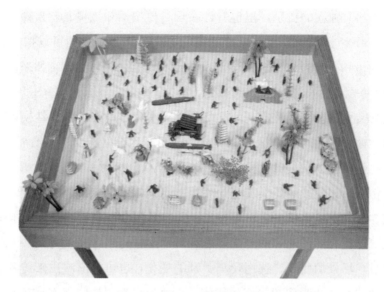

7—23　H. WZ 主题：战争

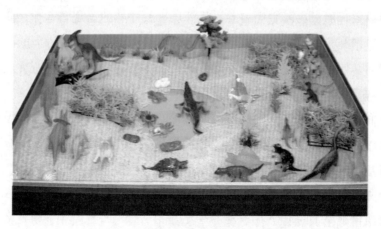

7—24　C. WJ 第 4 次　主题：恐龙时代

　　由于外出旅游的机会增加了，且由于网络的便捷，人们更容易了解到远
方甚至异域风情的物件，因此，时常有来访者在箱庭中摆放这些物件作为自
己的一段记忆，或者对去远方的期待。如此一来，此类玩具模型就将制作者

心灵一下子引向遥远，与另一文化无意识建立了联结。

在动漫产品爆发的年代里，人们所塑造的形象越来越丰富。大多数儿童青少年是伴随着动漫产品长大的，因此动漫形象出现在箱庭中就自然而然了，这承载着他们成长的记忆。由于动漫形象通常都模拟着现实人物的特质，用动漫的形式表达着英雄原型、阴影原型、智慧老人原型等等，所以，在关注儿童青少年使用的动漫形象时，了解来访者对该形象的情感、评价就显得很重要了。有些成人也会使用动漫产品，通常是心理退行的表现，说明其对现实的把握很脆弱或者不愿担任更成熟的责任。

原型与神话类模型代表着精神各方面的形式或能量，代表着超越普通意义的特质，如中国的八仙、龙、凤凰、麒麟等。原型与神话类模型有些代表着极其光明的心理特质，有些则代表非常黑暗的方面。因此，当它们在箱庭中出现时，他们负载着一种超自然的或神秘的力量。原型内容是强大的，它的出现表明个体接触到一种特殊的心理特质的核心。

2. 玩具摆放顺序

准确地说应该是心象出现的顺序，因为来访者可能利用沙子来创作箱庭。心象出现顺序是箱庭内容中一个重要部分。第一个和最后一个进入箱庭的心象通常承载着重要信息。第一个心象开启了一次箱庭过程，是来访者无意识意识化的"前锋"。而最后一个心象则闭合了无意识呈现的过程。

3. 玩具的重复数量

箱庭中时常会看到玩具模型以成双成对、三个、四个或其他数量方式呈现。成双成对的表现很容易被理解为爱情组合，是男女双方的象征。而三个构成的结构是稳定的三角。老子的《道德经》第四十二章："道生一，一生二，二生三，三生万物。"笔者曾陪伴一个团队创作一个箱庭，有意思的是，九个成员在共同构建的箱庭过程中按规则约定并未进行任何的言语商议，但作品中出现了多个"三"的组合：三只鸭子、三只小鸟、三棵树等等（图7-25）。他们商议之后用"在春天里"作为作品的主题。笔者将自己的观察与成员分享时，大家都感到非常惊讶，"三生万物"实乃春天的真实写照。如果箱庭中重复出现某一数量单元，那么探讨这个数量对来访者的意义就很重要了。

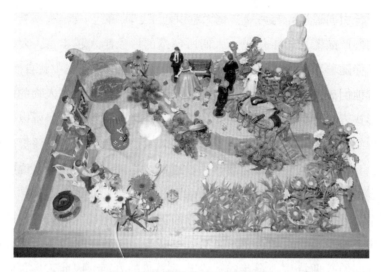

图 7—25　团体箱庭：在春天里

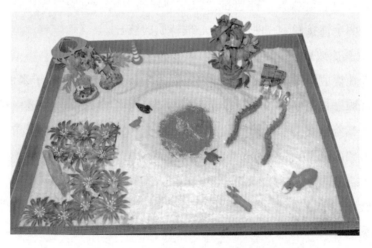

图 7—26　L. LH　主题：惬意的生活

4. 玩具的异常使用

　　在陪伴箱庭过程中，咨询者可能发现来访者将玩具摆放在不恰当的位置上，如将鱼虾等水生动物、船只放在陆地上，将陆地上的动物、车辆放在水域里等等。这种空间倒置的表现可能代表着来访者对外在和内在世界联结的不清晰，也可能是意识与无意识容易互换的警讯，也是意识水平低下的警讯。与对箱庭中的所有关注方面一样，需要在整个进程背景中去考虑玩具异常使用的意义。有位体验者在沙箱正中心挖了一个湖，从玩具架上取了一个篝火的模型和一个海螺放进去（图7-26）。来访者说她不知道那是篝火，以为是个海底生物。但不论是有意还是无意的行为，将篝火放入水中，这是热情无法得到释放的表达吗？因此，这种表现必然引起我们的注意。

5. 来访者自带的玩具

有些来访者会从家中带来自己收藏的玩具模型，或者将身上佩带的饰品放进箱庭，也有来访者利用素材亲自制作一个玩具模型，这些玩具都投入了来访者的心理能量，强调了自己的存在感，其象征意义也得到强调。笔者的箱庭室备有软陶泥和烤箱，甚至可以让来访者自制一些玩具模型摆放进箱庭世界，用软陶制作玩具的过程与箱庭的创作过程一起产生了更多的主动想象的功效。

五、空间利用

箱庭是一个小宇宙。"宇"指"上下四方"，因此，在理解箱庭的空间利用时，就需要考察"上下"这个垂直维度，同时考察"四方"这个平面维度。

（一）箱庭垂直维度的利用

箱庭的垂直维度可区分为向上运行与向下运行。

向上运行主要表现为：沙子的堆积、直立的物件以及可以向上延伸的物件，如梯子、飞机、大树、高楼、悬挂物等。向上运行使得无意识内容快速上升为意识，与天、男性性、精神层面的追求更为接近。向上运行带来一种自性化的神圣感，呈现一种上升、升华、脱离世俗的神圣感。然而，朝向更高方向运行意味着对先前存在方式的超越或让渡，这就需要有牢固的自我作为基础。

向下运行主要表现为向下挖掘、向下深入的物件，如深井、打水装置等。这种深入的表现带动个体深入无意识世界，与大地、女性性、无意识的阴暗恐惧感更为接近，也是自性化的需要。然而，过度的深入表现，执着于往下挖掘，一直滞留于深入沙子的表现，则可能处于被无意识淹没的危险状态。

在一系列箱庭作品中，较少来访者一直处于向上运行或向下运行的状态，更多的是相互交替。

（二）箱庭平面空间的利用

就箱庭场面的平面空间利用主要关注空间利用的面积比重。面对一件箱庭作品，我们通常会对箱庭作品的丰富性、均衡性做出一个判断。有些作品看上去很均衡，不显得拥堵，也不显得空乏，没有太大的空白区域。有些作品一看上去就会由衷地感叹一声：里头摆放的东西好多啊！非常爆满的作品可能是无意识内容涌现的表现，这种场面在年幼儿童的箱庭中经常发现，这可能是由于儿童自我相对较弱而对无意识内容的监控相对较松，因而无意识内容可能大量涌现出来。还有些表现愿望比较强烈的来访者，可能会大量使用物件，事无巨细地创作箱庭，或者使用花草树木、珠宝、亮丽的修饰品装饰整个箱庭作品，其表达的迫切顿时呈现出来。如果之前的作品内容比较空乏，那么，由空乏转向爆满则是一种转化的表现。

有些箱庭让人感觉整个作品空空如也。这种空虚的场面可能意味着抑郁，或者缺乏心理能量（Turner，2005）。但是，如果来访者之前的作品内容比较丰富，而某一次作品物件不多，这可能是心灵朝向整合运动过程中出现内心世界的清澈、镇定，或者是一种放弃旧心象而产生新内容之前的一种清空状态。

如果来访者一系列作品中，一半或一部分区域重复出现空白，这可能是一个深度的内部不平衡，没有能力表达恐惧或者创伤性的内部经验，尤其是原来这些空白区域曾经出现的是重要物件或者积极性的、非攻击性的元素时更是如此（M. Kalff，1993/2007）。对于这样重复的空白区域，咨询者在打算与来访者探讨时一般要非常谨慎，在来访者的心灵还没有做好准备时，不轻易触碰。

有些来访者因为胆怯、低自尊或者对箱庭治疗的阻抗，也可能只使用沙箱平面的一小部分。因此，自由、安全的心理空间的营造就显得非常重要了。

（三）沙箱外空间的利用

有些来访者可能会在沙箱边框上摆放物件，也可能在沙箱内做完作品，然后又去沙箱之外摆放（如图7－27、图7－28）。尤其是年幼来访者可能会在沙箱以外的空间摆放玩具，建构自己的世界。

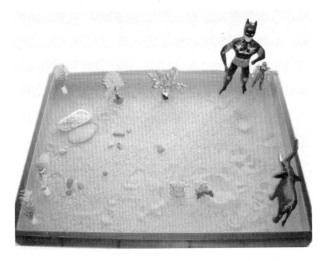

图 7—27　Y．Y 第一次作品：箱庭内的世界

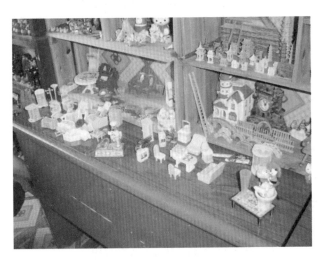

图 7—28　Y．Y 沙箱外的家庭（部分）

　　在箱庭边框上摆放玩具有多种可能性。它可能提供了从外界观察沙箱中所发生的一切的视角。如果摆放在边框上的是一辆向外行驶的交通工具，那么它可能承载着箱庭中所发生的一切，驶向外部世界。如果是一架朝向箱庭内部的飞机，则从外部世界带来了新的能量。因而，这种方式使用的玩具就起着与实际生活连接的作用。被摆在边框上的玩具，也可能是不被箱庭世界

完全接纳的方面，这与那些被埋葬在沙子中的玩具一样，与中心化或整合的进程相隔离。另一方面，摆放在边框上的玩具也可能是正在离开沙箱的、不再需要的心理内容。当然，如果摆放的是一位女神、佛像、哨兵或警戒，则可能是保护着箱庭中的世界。而小鸟、飞机放在边框上也可能只是代表它们处于箱庭场景的上空。不论如何，对于摆放在边框上的物件，我们都需要倾听来访者的描述。

对玩具在沙箱内外的延拓与关联，张日昇（2009）曾做出深刻的说明，认为在沙箱内完成作品之后，又将玩具摆放在沙箱外，可能说明其存在模糊，对自己来讲，意味着难以容忍的心理内容。儿童在摆放玩具时边摆边移动，将玩具从沙箱内移动到沙箱外玩，往往反映了自我的界限尚不确定。将范围扩张到箱外，可能具有一种超越自我所能把握的范围去表现自己的危险性。而不愿将玩具摆放在沙箱内，只将玩具摆放在沙箱周围，有时反映了对表现自我的一种恐惧和不安。笔者曾接待一位自闭症谱系障碍儿童，有一段时间特别喜欢在地板上摆放物件，建构一个大城镇，一条大道连向沙箱，而沙箱内的世界却不甚丰富。在经历一段时间之后，他不再在地上创作了，而是在箱庭中构建一个很有秩序的世界。

六、场面

（一）场面的动静

在"主题"部分时，已经述及主题的动态与静态以及精神性的主题了。箱庭场面的动态与静态，是因物件的动态形象来区分的。即便是静态场面，细心的咨询者也通常能发现一些动感，关注心理能量的运行。箱庭作品从静态到动态的转变是一个积极的变化（Mathis，2001）。

（二）场面的秩序

箱庭场面的秩序性可以反映来访者的内心状态，是井然有序的还是混乱不堪的？许多来访者往往会先制作一个秩序良好的场面，如美好家园等，几次之后出现混乱场面，但最后又恢复良好秩序。混乱场面的出现似乎是来访者内心情绪的表达或问题的展现，也可以认为是内心冲突对抗的表现，可能预示着转变或转折点。因此，过程中的混乱并非坏事。在一个有效完整的治疗过程，似乎只有通过了混乱，才有可能建立新的秩序。这种从平静到混乱再到新秩序建立的过程，也可能与咨询关系的发展有关。随着良好咨询关系的建立，来访者更为放心表露自己、展露问题，从而无意识内容得以涌现。从另一方面说，因为来访者敢于表露自己的问题和症状，因而良好的治疗关系得以建立。一个完整的箱庭进程，最后通常能看到一个有别于最初混乱箱庭的有序场面（Bradway & McCoard，1997）。

如果是个 3 岁以下的幼儿，或者是自闭症等发展障碍儿童经常创作出混乱箱庭，这可能是正常现象。对他们来说，随意的、不相关联的物件摆放可能与其认知水平和动作发展水平关系密切。然而，即使是年幼儿童，混乱的箱庭也可能代表着正常的发展局限和混乱的心理内容。

（三）场面的力动关系

由于人物、动物、交通工具、建筑物等类别的模型具有清晰的朝向性，箱庭场面时常表现出玩具之间、空间单元之间的力动关系。常见的空间单元力动关系可能有趋中关系、发散关系、相迎关系、冲突关系、序列关系、独立关系等。

趋中关系常表现为各类玩具模型朝向中心区，形成一个圆圈，这是中心化的表现，也是朝向自性的方向。与趋中恰好方向相反，发散关系场面中各种有朝向性的物件向外运行。发散意味着分离，而其动力均来自中心。

相迎关系与冲突关系从物件的朝向上看都是面对面的关系，但可以从主题内容上发现是相迎的友善、兼容关系，还是矛盾、冲突关系。面对面的关系可能表现为沙箱两半部分（左右之间、上下之间）、对角之间（左上角与右下角、左下角与右上角）。相迎关系意味着整合，而对抗通常代表着平衡能量间的对立，对抗、敌对状态可表现为军队、怪物、动物、交通工具等等，其场面特点是各方力量相当，以平行的方式面对彼此（如图 7-29）。

箱庭的序列关系可能表现出从沙箱平面的一个侧面至另一侧面的发展运行倾向，给人一种时间进程的感觉，它可能是从左到右的前行趋向，也可能是从右到左的退行趋向，也可能是绕着中心一个圆形的顺时针或逆时针的行动。在序列关系中，来访者在沙箱平面构建的多个单元间存在前后发展的可能性关系。图 7-30 是一位高校青年教师的成长箱庭体验作品，左下角表现一个家园，父母与众子女在一起，人物都朝向右上角，而一条河流也从左下角流向右上角，飞机、水中的鱼也朝向了右上角，给人一种前进的感觉，目标非常明确、坚定。

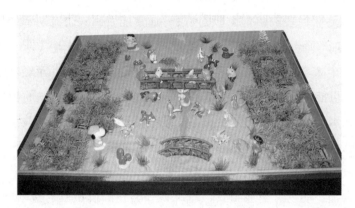

图7-29　C. WJ 第7次：神奇大战

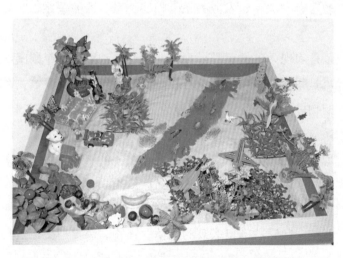

图7-30　Z. LY　主题：家园

　　箱庭中各单元之间也可能是没有相互关系的独立关系，虽然在同一个平面上呈现出来，但单元间不论从物件朝向还是主题内容都没有清晰的关系，没有能量流动的表达。

　　（四）场面的分化与整合

　　场面的分化主要表现于玩具、单元的分离与联系。正如 Grubbs（1991，

1997）所认为的，箱庭作品的分化水平有力地反映了自我发展的水平和强度。刚开始的箱庭作品中可能出现单元的交错，甚至混乱的场面、胡乱倾倒的玩具，随着箱庭治疗过程的推进，箱庭作品中可能出现对抗性的场面，如战争、球赛、强对比的场面，而后可能是既有清晰的界限，又有较强联结的单元关系，最终上升为神圣感很强的纯精神表达。在陪伴奇奇的过程中（见第十章），他前三次作品都显得混乱，而其作品中都有一个家庭内部的结构，如第三次作品（图10—4）中的右侧那个家庭内部与外部世界并没有任何清晰的界限，车辆与这些物件紧挨着，作品反映了未分化的自我。当其第三十二次作品（图10—43）中不仅发展出一个独立的家庭内部结构，而且出现了深入的表现，即在房子之下有一个"地下停车场"。

场面的整合主要表现于作品的整体性，以及玩具、单元间联系性物件的应用。整合性强的箱庭作品通常其内容单元、空间单元之间存在紧密的联系，或者是单一的单元构成的作品，或者是多个分散的空间单元，但相互间有桥梁、道路、飞机、渡船等等可以跨越单元间界限的物件，使其从视觉上看是一个完整的、有关系的世界。中心化或曼陀罗式是整合性最高的场面。

七、自我像及其与环境的关系

在箱庭中确立一个作为自我的心象表现，或者是明确自我的位置是非常重要的治疗环节（见第四章第四节）。在理解来访者箱庭世界时，必须关注自我像及其与环境关系。

（一）自我像的类型

大部分来访者在创作箱庭作品时，都可能很清楚箱庭中的哪个人物、动物是自己的化身，或者他们会说自己身处某个交通工具、建筑物之中。只要询问来访者，他们通常都能准确地指认。那么，在关注箱庭作品中自我像时，需要了解这个自我像的类型，是人物还是动物？年龄与现实中的自我是否匹配？

（二）自我像的状态

对来访者所描述的自我像状态的关注，对于理解来访者当前的自我状况很有帮助。一位高中生在沉思了将近半小时之后，用手指头在湿沙箱的中心画出 NBA 湖人队的标志——一个篮球和"LAKERS"，然后将《灌篮高手》

中的几个队员模型摆放上去（图7－31）。有意思的是，他说自己是那个在后方的替补队员。从他对自我像状态的说明，反映了他对现实中自己学业能力水平的评估。

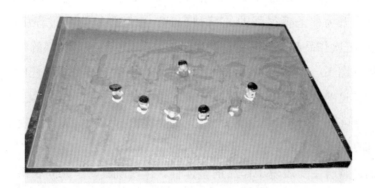

图7－31　W. YJ 第一次　主题：篮球

（三）自我像与环境的关系

正如要理解梦中自己与他人的关系一样，我们也可以借助箱庭场面中自我与他人、自我与环境、自我的朝向等信息，理解来访者在朝向自性实现过程中自我的状态和作用。来访者的自我朝向自性方向发展，人格的其他方面也服从于自我的领导一并向自性方向努力；或者是人格的其他方向朝向了整体，而自我却停滞脚步，坐在那里休息；或者是自我朝向了目标，而其他方面却朝相反的方向行进。自我与其他物件是互相联系，或是脱离其他东西而独立放置，可能显示出来访者自我感觉与其他人的关系，或者其内部精神系统各部分之间的联系。图7－32中，来访者自我像是前面那艘小船，朝向远方航行，其后有两个稍大些的船只，使得这艘小船在航程中有了依靠。两岸有许多其他人，她说这些都是她的亲朋好友，在默默地支持着她，而其驶向的是太阳。而左下角的雄狮和豹子，又令人感到隐隐约约的威胁。

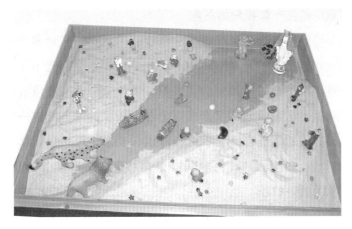

图7—32　L.J　主题：爱的方向

（四）自我像的变迁与重构

正如主题可能发生停滞、重构与发展一样，自我像的表现也可固着、变化、重构。因此，我们需要关注来访者早期箱庭作品中的自我像类型是否随着箱庭进程发生变化？如果来访者一直使用某一个人物形象代表自我，那么，可能来访者在朝向自发进程中一直有一个稳固、清晰的自我。来访者对该人物形象的说明以及该形象在神话、童话、传说或者故事情境中的角色，将成为理解来访者自我状态的重要注脚。如果来访者的箱庭中自我像发生了变迁，那么，后期作品中对自我像的描述是否是对早期自我像的重新建构？这就需要细致考察其中变化的是哪些品质，不变的是哪些。

第三节　箱庭单元的确立与理解

要理解箱庭作品，最好是能对箱庭的各个方面的信息都能把握住，但这不现实。前文虽然介绍了箱庭作品的中心区、主题、沙子的使用、玩具选择与摆放、沙箱空间利用、场面、自我像及其与整体情境的关系等7个方面。然而，每一个来访者的箱庭进程都是一个连续体，因而不能仅仅局限于这些关注点，而是要基于系统的视角，在整个箱庭系列中从单元的变迁角度去观照上述关注点。

一、对理解箱庭一般视角的思考

许多初学箱庭的实践者都很想从一幅作品中就看出来访者内心端倪，马丁·卡尔夫（1993／2007）和Grubbs（1991，1997）也都提出了一大串的理解作品的清单。对箱庭的区域划分，Ammann（1991）从来访者的角度，在临床经验基础上，认为箱庭可以分成四个固定区域，每个区域一般呈现一个内隐主题。箱庭的上部与右部更多的与意识和未来相联结；下部与左部则更多的与无意识和过去相联结；而中间部分则与自性相联结。张日昇（2006）认为，除了从玩具、沙箱、空间配置、主题等象征意义，以及来访者在箱庭过程中流露出来的情绪情感可能负载的心理内容之外，主要考察箱庭作品所表现的整合性、充实性、动力性和流畅性等方面。申荷永（2004）论述了箱庭的主题方面，并探讨了箱庭的空间象征理论。这些有关箱庭理解视角的观点，为实践者提供了理解箱庭作品的不同视角，有着重要的参考价值。

然而，因为没有站在系统的背景下，他们对这箱庭作品中空间象征、玩具象征以及主题含义的理解都是固定、僵化的，其理解也不够充分。正如卡尔夫（1980）所主张的，要将一幅箱庭作品放在整个序列中去理解。虽然上述研究者都认为应该从多层面全面理解箱庭中的各个方面，也力求展示出系统的视角，但是，上述关注点体系并未清晰地勾勒出如何实现将箱庭作为一个完整系统去理解。

不过，在这些关注体系基础上，我们可以对单个玩具进行理解，确定单个玩具在作品背景中的理解，还有单幅作品在整个箱庭序列中的理解，甚至我们也可以把单幅作品划分成若干区域，还将序列作品按时间顺序划分阶段。这样似乎就形成了一个完整序列：箱庭的玩具—划分的区域或者子主题—单幅作品—阶段作品—序列作品。在这一序列中，玩具、单幅作品、序列作品都是固定的，连接这三者的中间两部分并没有固定的构成。因此，我们认为，必须从系统的角度，以箱庭的单元（子结构）为核心，在玩具—单元（子结构）—单次箱庭—阶段箱庭—序列箱庭这一序列或者系统中，探索箱庭作品理解的思路（高强，陈顺森，2012）。

二、理解箱庭的元素与单元

作为一种理解箱庭作品的方式，我们认为，箱庭作品是可以按不同标准划分的，关注划分出的部分之间的关系对于理解箱庭有重要意义。

系统是由系统中的元素和它们之间的关系构成。不同玩具之间的关系一直是理解箱庭的核心。箱庭作为一个整体、一个系统，它不能被分解为各个玩具或者不同部分的简单相加。这种整体性体现于箱庭内部玩具或者部分之间紧密联系而非完全独立的关系。故而理解箱庭就必须探讨构成箱庭作品的玩具或部分之间的关系。

（一）箱庭作品的基本要素与单元

箱庭构成的最基本的元素包括：沙箱、沙子、水以及各种各样的已经固定的玩具。也正是这些元素之间的相互关系构成了整个箱庭。理所当然的，如果我们清楚了每一个基本元素与其他元素之间的关系，那么我们就可以对箱庭作品有相对清晰的理解。然而，从一个基本元素到箱庭这一整体，不同元素的关系紧密程度存在差异，可能还存在着与其他元素或者单元相对独立的自身相对的完整性，存在着由若干个元素构成的基本单元，即由元素构成小于单次箱庭作品的相对完整的结构。基本单元的内部元素之间的关系相对紧密，而跨单元的元素间关系则相对疏远。这些基本单元有比基本元素更为丰富而完整的意义，它们与整幅作品的关系通常比基本元素与整幅作品的关系更为紧密，也更为清晰。

事实上，在箱庭的实践中，来访者在介绍自己作品时，有时候会自觉或不自觉地将整幅作品划分成若干个区域，逐个介绍。比如，他们会比画着箱庭的区域说："这些是我的家庭成员，这一部分是我的童年，另外这部分是我现在学校的生活。"

（二）单元的划分

那么，这些单元是如何形成的呢？可以从自上到下、自下到上两个角度来看，即箱庭如何划分出单元、元素如何构成单元。箱庭的空间象征理论从空间象征角度把箱庭划分为上、下、左、右，如前文所述，四个象限分别与不同的方面相联，即上部、右部更多与意识、未来相联；下部、左部与无意识、过去相联；而中间则与自性相联。卡尔夫（2003，1980）起初也使用箱庭的区域来分析作品，但是后来放弃了，因为她认为整个作品都是无意识的。Bradway 和 McCoard（1997）也明确表明，没有一种象限理论是符合她们箱庭实践经验的。在 Turner（2005）看来，应用公式化的区域划分也是不明智的。

我们同意 Turner（2005）的看法，对箱庭做这种固定、公式化、一般性的划分是困难的，也是不合适的。箱庭作品具有非常个性化的特点，它既与来访者有关，又与陪伴者相关。因此，我们不去奢望寻找一种适用于所有来访者的划分方式，只能是提出一种理解作品的角度。

类似于箱庭，单元本身也是一个完整的整体，单元之间有相对的独立性。单元的这些特点是由构成单元的元素间的关系决定的。如果能够将箱庭中所有元素间的关系都搞清楚，那么自然也就能够找出这些单元，也能理解这些单元之间的关系。然而，事实上，一方面，元素之间的关系有多个层面，不可能描述清楚各个层面的关系；另一方面，构成箱庭的元素一般都有几十个，要把他们之间的关系搞清楚，显得尤为复杂和困难。

格式塔心理学提出了知觉组织的一些原则，如接近性原则、相似性原则、闭合性原则、图形—背景原则、连续性原则（王鹏、潘光花、高峰强，2009），为从视觉上对箱庭作品进行单元划分提供了启发。

（1）接近性原则：刺激在空间或者时间彼此接近时，容易组成一个整体。

（2）相似性原则：互相类似的各个部分，如形状，颜色和大小等有被看成一群的倾向，容易组成一个整体。

（3）闭合性原则：刺激的特征倾向于聚合成形时，即使其间有短缺处，也倾向于当作闭合而完满的图形。

（4）图形—背景原则：人的知觉系统所做的最基本的区分就是图形和背景的区分。一般来讲，图形有明显的轮廓，或者有不同于背景的亮度和颜色，能突现出来被明显地感知到，而背景则起着烘云托月般的作用。

（5）连续性原则：刺激中如果能彼此连续称为图形，即使他们之间没有联系，人们也倾向于将之组合成为一起视为整体。

格式塔心理学的组织原则提供了从空间布局方面划分箱庭区域的依据，但是，它完全是从视觉、从几何和物理特征来考虑，忽视了元素本身的意义。

三、箱庭是个小宇宙：空间单元、内容单元与时间单元

箱庭作品通常由两个因素构成：元素的空间位置、元素的差别。因此，可以从空间位置和内容两方面来探讨单元的形成。

（一）箱庭的空间单元

可以从空间位置对箱庭进行单元划分。空间位置指的是元素所占据的空间、所处的位置。从空间位置来考察元素间的关系，主要考察他们之间的距离，包括中心距离、边界距离，前者指每个元素所占据区域的中心位置（中心点）之间的距离，后者指每个元素边界上相邻最近的两点间距离，描述的就是元素间的距离，它反映元素间的邻近程度。

一般认为，采用边界距离来衡量，距离近的元素关系相对密切并构成一个单元。然而在考虑元素构成的单元结构时，则采用中心距离来考虑。元素距离关系并不一定准确反映元素所表达的来访者心理内容上的关系，甚至有时来访者的描述或陪伴者的直观理解与距离关系根本不相符合。纵然来访者意识层面对作品内容的描述、陪伴者的主观直觉理解对于理解箱庭作品非常重要，但也不要过度相信。不论来访者是否是专心完成的作品，作品均是非常有意义的。虽然陪伴者的理解或者来访者表述与作品客观呈现出的元素间距离关系不相符合，然而这一差异正是理解箱庭的关键所在，而非不顾客观地只满足于我们和来访者的主观理解。这一差异造成我们的困惑和不解。当此之时，我们需要保持这一困惑和不解，不要轻易满足自己的主观解释，而是尝试着在更大的系统中去理解，也就是在箱庭的整个序列中去理解。如果不去客观地考虑元素的空间位置关系，也就不会带来这一差异或者困惑，而这正是我们理解作品的方式。

（二）箱庭的内容单元

也可以从元素内容方面对箱庭进行单元划分。我们把构成某一元素本身的一切内涵区别于另一元素的特异性称为该元素的内容，包括物理上的尺寸大小、形状、颜色、质地、意义等。从内容方面考虑，可以超越空间位置，将所有元素表达的内容描述出来，然后也将所有元素内容上的关系描述出来，根据其内容上的关系合并成单元。

从内容上划分单元与空间划分有类似的逻辑。空间关系看起来更简单、清晰、更客观。由于内容通常非常丰富，内容关系也常有交织，很难确定到底用哪一内容、哪一重关系。但至少要区分出元素的两层内容：一般内容和个别内容。我们通常从来访者的描述中获知箱庭的个别内容，并从个别内容的角度考虑内容单元的形成。但是，由于来访者通常不可能将所有内容都描述清楚，所以于来访者没有描述的那些内容，经常要根据来访者的其他描述去推测其个别内容，或者就使用其一般内容。有时候，某些元素本身很模糊或者内容非常复杂，而来访者又没有描述，此时，对内容关系的考虑就极为困难了。纵然如此，仍然可以粗略地找出很多内容单元。还有些元素的内容本身就包含着关系，比如表达连接关系的桥、路，表达阻隔关系的栅栏、围墙等。这些元素对内容单元的形成非常关键，需要特别注意。

区分出空间单元和内容单元对理解箱庭具有重要的意义。空间单元体现了箱庭的客观方面，作品一旦完成，它就完全独立于来访者和陪伴者的解释，如同箱庭本身一样，就在那里。内容单元虽力求客观，但不可避免地因来访者的描述和陪伴者的理解的不同发生变化。随着空间单元与内容单元一致性的不断提高，来访者心理也朝着更加整合的方向发展。当然，整幅作品是由空间位置和内容共同决定的，所以，需要将这两方面结合起来考虑。

在箱庭实践中，可以从任意角度去考虑单元的形成。通常，哪方面在作品中表达更清楚，就从哪方面入手。有时候，如果空间单元和内容单元存在高度的一致性，也就习惯性地把两者结合起来寻找单元。即便如此，区分空间单元和内容单元也是非常必要的。

划分出空间或内容单元，也就可依照理解整幅作品的方法去理解每个单元。它们就像一个个小箱庭一样，构成单元的每个元素有自己的空间位置和内容。虽然，空间单元可能较少重合，而内容单元几乎混杂一起，但是在理解某一单元时，则要先将其分离出来。

通常，咨询者会让创作者为整幅作品确定主题或名字，同样，也可以为空间单元确定主题，使其涵盖空间单元主要内容。此外，对整幅箱庭作品的理解视角，如作品制作顺序、几何形状的观察、确定整幅作品的核心、最重要元素或单元及其位置、作品的动力性、流畅性、秩序性、整合性、情感色彩等，都同样适用于作品单元的理解。甚至，可以像给整幅作品划分单元一样，给单元进一步划分次一级单元等等。

（三）箱庭的时间单元

如果在理解箱庭中引入时间因素，就更能认识到单元对箱庭理解的价值。时间因素指来访者完成作品的动作先后次序。几乎所有的箱庭咨询者都重视来访者完成箱庭的次序，尤其是来访者的第一个动作和最后一个动作。引入单元之后，我们不仅关注最初和最后完成的单元，还关注最初和最后开始的单元，同时关注每个单元内部的完成顺序。关注单元完成的顺序更加复杂，但也更有意义。通常情况下，来访者不会从时间上连续性完成一个内容单元或空间单元，而是同时创作若干个单元，且具有单元的开始顺序、完成顺序。

单元之间玩具放置上的空间连续性和时间连续性，反映了单元之间紧密的关系。比如来访者可能在两个单元之间交替制作，这是两个单元在时间上的连续性，可能表达了两个单元朝向整合的发展趋势。反之，则反映了单元之间相对独立，比如来访者可能连续制作完一个单元才去制作其他单元，这可能表明这一单元与其他单元之间的相对独立。事实上，我们可以通过考察单元制作的空间连续性和时间连续性，来探讨单元之间的关系。一般连续性越强，关系也就越密切，反之，连续性越弱，单元之间就越独立。同理，还可以从单元之间边界的模糊与清晰、距离的远近来考察单元之间的关系密切程度。

发展良好的来访者，其作品的空间单元和内容单元往往高度一致，即空间单元是相对完整的内容单元，反之亦然。这种一致性表明箱庭所投射的心理状态的秩序性、逻辑性、完整性。这种一致性越低，则是心理越混乱的表现。

（四）箱庭的动静关系

箱庭作品中存在两种基本关系：静态关系和动态关系。每两个元素之间都存在这两重关系，都必须考虑，缺一不可。空间静态关系是指元素或者单元静态的距离远近，如两个紧挨着的玩具；内容静态关系是指元素或者单元本身所表达出的内容上的固定关系，如父与子。动态关系则是元素或者单元所呈现出的趋近和分离趋势，它一般通过元素的姿态来表现，如相向而跑的一对情侣或朝相反方向行走的一对母女。这两种运动方向即趋近和分离，也可以表达为联结和切割、容纳和排斥。静态关系是基础关系，是一种固定、约定俗成的关系，是我们都适用的共同关系；动态关系则是一种个性化关系，不同的个体表达不同的动态关系。

四、箱庭序列中的单元变化

卡尔夫（1980，2003）特别强调必须将作品放到整个序列中进行理解。箱庭作品的发展也意味着来访者内在世界在不断发展。由于缺乏来访者先前心理内容及其变化的参照，如果不将箱庭作品放入整个序列中来理解，就不能看到其心灵的变化，且存在偏颇。事实上，从单幅作品的元素、单元，到完整的作品、整个序列的某个阶段乃至整个序列，是一个从部分到整体的过程，因而需要在整个序列的系统中理解箱庭。

（一）时间维度与箱庭阶段划分

时间维度在理解整个序列的箱庭中显然是非常重要的。作品与作品之间有严格的时间先后，且间隔相对较久。虽然，我们通常不允许来访者在一次箱庭过程中同时创作好几幅作品，但确实也有来访者可能在某一次同时完成了好几幅作品，也有来访者在创作完一个作品之后快速拆除，然后再接着创作一幅新的作品，并可能清晰地展示出这些作品之间的变化。由于这几幅作品在时间上的相对接近，也可以将这事实上的若干幅作品看作是一次箱庭作品。

至于整个序列中阶段的切分，如果因为某些缘由，箱庭中止了一两个月或者一段时间，那么很自然以此为界划分箱庭的阶段。因此，可以从时间的接近性将箱庭序列划分成几个时间阶段。在箱庭咨询者看来，来访者走出箱庭室并不意味着箱庭的结束，因为这次箱庭，来访者的内心在箱庭室外也依旧在发展、变化，而这需要一定的时间，故而一般不主张来访者在离开箱庭室时拆除自己的作品。这一设置意味着当来访者离开箱庭室时箱庭还在那儿，它还将在来访者心中起作用。所以，为了让来访者内心充分发展、变化，通常安排一周一次或最多两次箱庭，时间不能太接近。当然，也有许多箱庭咨询者依照作品内容的变化将箱庭序列划分为多个内容阶段。

（二）箱庭单元的序列变化

在理解箱庭作品的序列变化时，咨询者通常会细致考察如下方面：箱庭主题的变化，使用的元素种类、数量、位置的变化，箱庭的动力性、整合性、流畅性、情感色彩等变化，箱庭整体所呈现出的几何构型的变化，如中心化趋势等。然而，很少咨询者会注意到箱庭单元的变化。单元相对独立，比元素具有更为完整的情境，比整幅作品更加简洁清晰，因此，考察单元在序列中的变化应该是理解序列作品的重要方面。

同样，可以从内容和空间位置两方面入手考察单元的变化。单元内容变化包括构成单元的元素内容变化和元素间内容关系变化。单元空间变化包括元素位置的变化、元素间位置关系变化及整个单元位置的整体变化。通常情况下，元素内容变化会引起元素间内容关系的变化，而元素内容不变、元素内容关系变化是一种比较奇特但很重要的现象。元素内容关系是复杂而模糊的，只能通过来访者的描述得知。

为了便于论述，我们可将元素内容关系、元素位置变化称为单元结构变化，反映的是单元本身的变化。它可能意味着这一单元对来访者而言是重要的，并且它正在发展着。如果结构总是固定不变，更要特别注意，可能这一结构对来访者有特别意义，或者来访者有些刻板。自闭症孩子的箱庭作品经常反复出现同一结构。

我们可将元素内容变化称为单元成分变化。一方面，可能说明来访者从不同的方面表达和丰富自己的心理内容，另一方面，可能说明单元正逐步接近来访者某个重要的潜在的心理内容。单元成分固定，可能说明来访者心理内容过于单调，想象力贫乏，也许还意味着某种固着。

而单元整体位置变化可称为单元位置变化，可能反映了箱庭中该单元重要性的变化，如从边缘到中心或从中心到边缘。单元位置不变，则可能反映了该位置的特别重要性，需加以关注。

此外，我们还需要从单元的这些变化方式找出单元属性的变化，如单元所占空间大小、单元所包含元素数量、单元几何构型、单元色彩、单元位置以及单元动力性、流畅性、整合性的变化等等。

特别需要考察单元关系的变化，它体现着更高一级单元的变化，或者整幅作品的变化。在考虑单元关系的变化时，依然从空间和内容两方面考虑。

（三）箱庭单元动静关系的变化

单元本身不能描述姿态，一幅静态的作品并不能体现出单元间的动态关系，当我们从时间维度考察单元关系时，单元间就体现了动态关系。比如，单元之间本来有一个栅栏，现在栅栏消失了，表明了单元之间的趋近、容纳和联结、朝向整合的关系；单元间架了一座桥、铺一条路都体现了这种整合关系。反之，添上栅栏、拆除桥梁与道路，反映的则是分离、切割、排斥的关系。这是从空间方面体现的单元间的动态关系。

单元的空间动态关系还体现在两个单元之间的关系，整合或切分、趋近或离散、沟通或隔离、界限的模糊或清晰等等。如前所述，在单幅作品中，可考察两个单元制作顺序是否有较多的交错，来说明两个单元间的关系。同样，也可以在序列作品中考察这种交错的发展变化，来进一步说明两个单元间的关系。

内容上的动态关系也体现在上述这些关系上，如来访者某次作品有个单元描述了父亲和孩子共处一屋，另一单元是一群孩子在外面玩。下一次作品，来访者描述了一个新的单元，他和父亲邀请那群孩子来他家玩，这是跨作品整合、趋近、沟通的动态关系。反之，原本同一单元的内容在下一次作品中分离两处或多处，是一种切分、离散、隔离的动态关系。当然，单元的这种关系不是非此即彼的，而是动态的变化过程，也并非一定是积极的或消极的。

至此，我们提出一种理解箱庭的视角，即从箱庭的空间、内容、时间三个维度，在元素—单元—箱庭—阶段—序列这一系统下，以整体、系统的观点去理解箱庭。在这一系统中，单元具有举足轻重的作用，它起着沟通元素和箱庭整体的功能。它具有比元素更丰富、完整的意义，又具有比箱庭整体更简洁明了的意义，我们将在后文结合个案分析来理解单元的这一重要意义。

箱庭是制作者的意识捕获无意识内容并与其交互作用的产品。虽然我们基于意识而非无意识层面探讨对箱庭的理解，但我们没有忽略理解箱庭的无意识方面，恰恰因为重视单元的作用，从系统的观点，能够帮助我们发现承载无意识内容的某些极易被忽视的元素或者单元。从这一视角出发来理解箱庭作品是非常有意义的。一方面，从箱庭连续体和系统的角度，对箱庭作品进行相对全面、系统的考察。这种考察帮助我们了解箱庭作品在整个序列中的位置和关系、作品内部单元之间以及元素之间的关系。另一方面，对箱庭的全方位考察，能够帮助我们发现箱庭中隐藏着的、不易发现却具有重大意义的元素或者单元，如结构缺陷的部分，或者极有意义却孤立的元素或者单元等。此外，可以在时间序列上清楚地看到整个箱庭序列、整幅作品、作品中单元的发展以及元素的变化。

山中康裕（2004）认为，箱庭疗法是一种治疗工具，它的历程就是专心地守护及跟随着"心象的流动"，这是最重要的！

第八章　箱庭疗法的过程特征与疗效判断

　　许多初学者感到困惑的一个问题是，陪伴来访者做箱庭究竟要到什么时候才可以停止？有些初学者对来访者的箱庭进程不了解，当来访者的箱庭出现战争、挣扎的场面时，以为这是来访者心灵的倒退，箱庭导致来访者更加混乱了。而这些困惑或者迟疑，可能与咨询者对箱庭的过程特征不了解有关，与咨询者对箱庭中治愈象不了解有关。

第一节　箱庭疗法的过程特征

　　由于来访者的动机和目标千差万别，影响着治疗过程的阶段和深度。有些来访者只是在遇到危机时才来寻求心理援助，接受箱庭疗法；有些来访者开始用面谈咨询，而后才使用箱庭；有些来访者怀揣有限的发展目标，可用时间有限，只为解决一个特殊的问题。有些来访者甚至在一两次的箱庭之后就会感觉获益匪浅，而有些儿童仅仅一次箱庭之后，就发生了较大的行为改变。

　　虽然也有过仅仅一两次箱庭就让来访者顿悟，发挥箱庭自我治愈作用的可能，但作为一种心理咨询与治疗的方法，箱庭展示的是来访者心灵呈现、挣扎、治愈的过程。作为投射性的方法，箱庭作品也就可能呈现出阶段性特有的表现。熟悉这些阶段特征，有助于理解来访者心灵如何借助箱庭走向自性化，把握来访者的心灵律动。

　　借由箱庭而行进的心灵成长过程，大致经历从自我表达、深入无意识，到接触自性、重新显现于意识、完成自我与自性的整合等阶段。将意识整合到自性之中可经由多种方式实现，其在箱庭中的表达也各不相同。虽然可能对箱庭进程进行一般性模式的归纳，但我们需要牢记的一点就是每个来访者都是独一无二的。正如 Bradway（1997）所说，没有最终的答案来回答完整的箱庭过程究竟都包括了什么这个问题。可能有多少来访者，就有多少种完成过程。

众多研究者试图描绘箱庭疗法过程中的阶段，如卡尔夫（1980）、Weinrib（1983）、Allan 和 Berry（1987）以及 Bradway 和 McCoard（1997），但他们似乎也认为，在箱庭疗法过程中并没有严格界定的顺序或明显的线性发展轨道。Weinrib（1983）认为，这更像是人格中的各种成分以象征的形式在不同的发展水平出现的螺旋形发展。

一、箱庭中的心理发展

Erich Neumann（1973）是荣格的学生，他于 1973 年完成的杰作《儿童：初生人格的结构与动力》（*The Child*：*Structure and Dynamics of the Nascent Personality*）被视为其事业生涯的顶峰。在该书中，Neumann 整合了弗洛伊德、克莱茵、列维－布留尔、皮亚杰等人的理论，建构起荣格学派的儿童心理发展的理论框架，对人格的早期形成进行了细致的说明，认为自性的中心组织原则引领着人格的早期形成。

卡尔夫与 Neumann 相识，认为可以利用他的早期心理发展理论来解释箱庭中所发生的心理发展与自我发展，且认为正是这种心理发展让来访者发生治愈和转变的。从许多来访者箱庭中的心理发展，卡尔夫发现，来访者的治愈进程常重现 Neumann 所提及的儿童发展的早期阶段。

（一）初始关系阶段

Neumann（1973）认为，新生儿第一个心理发展阶段就是与母亲的初始关系（primal relationship）阶段，卡尔夫称其为母子一体性（mother-child unit）。处于这一阶段的孩子和母亲能够读懂对方的无意识，自我未得到分化，没有自我和他人的概念。这种初期关系影响着个体随后建立的所有关系，初始关系中建立的安全感同样也会影响其将来对人、物、事的情绪体验以及个人自己的内在心理经验。良好的母子关系有助于儿童发展其在一生中有效利用无意识中所浮现的内容的情感技能与特性。

在箱庭的象征性表达中，母子一体性可能以成对出现的母婴结构来表现，可能是人类，也可能是动物如大象与小象，或者是植物如大树与小树苗等。

对于非常幼小的孩子来说，所有的心理和环境因素均是神话，他们以食物象征（alimentary symbolism）的方式来体验它们（Neumann，1973）。因此，表现喂养和营养主题的象征表达就可以看作是母子一体性阶段的特征。当来访者在其箱庭中表现出喂养和吃的主题时，这是来访者表达的被滋养心理的最初水平，来访者似乎如同新生儿一样回归到发展的最初端。不论其实足年龄多大，来访者均会进入一个充满养育与支持的领域。来访者新的心理内容不再与其诞生的土地相分离，而是存在于满怀期待的宁静之中。

在初始关系中，当儿童的幸福（well-being）被饥饿、疼痛或害怕所扰乱时，他们便会表现出攻击性。这种攻击意味着自我防御，或者传达出与母亲之间关系困难的警报。在箱庭中，如果能将攻击性主题与新阶段的发展主题相联系，是很有助益的。在箱庭进程中，如果时常表现攻击性场景，可能意味着即将进入新的发展阶段。

（二）与人类父母分离

幼儿在一岁左右，心理就会逐渐与母亲分离。Neumann（1973）将这个阶段称之为儿童与人类父母的分离。在这个发展阶段，儿童的意识逐渐转移到外部世界，开始要求学习和自我表露，不再归入到母亲的心理中，逐渐将世界分化成两个对立面。最初，这些对立面只是简单的对和错，随着儿童的成熟开始发展出更复杂的世界观。

荣格分析心理学认为，儿童最初的经验来源于女性性。随着自我的发展，个体发展起男性性的物质，即精确性、界线、理性和意识觉察。随着儿童的进一步发展与探索，其心理逐渐形成对极性对立中正反两面的组织。儿童认识到其世界中事物的两面性，对上与下、前与后、好与坏、内与外等方面的差异的结构框架开始在儿童内在心理中建立，促进儿童对各种现象的认识。

在箱庭进程中，这一阶段新出现的心理成长特点可能体现为成对事物的出现。事物可能以成对的形式出现，似乎提醒人们开始注意它的存在。例如，两条颜色不同的小鱼。此阶段中的创伤与丧失可能以邪恶的人物、具有遗弃行为的母亲、女巫的形式来表现，可能体现出静态显现与动态成长的对立，表现出死亡与丧失。无论如何，在这一发展阶段，箱庭中所出现的阴暗面是对其存在的一种确认。尽管个体会为强烈的痛苦所困扰，但是，通过这种确认，这些阴暗面成为成长与发展过程中的一部分（Turner，2005）。

（三）中心化阶段

经过前两个阶段，随着心理的健康发展，儿童开始经验到现实中的极性对立面，发展起与最初的看护者之间的联结。大概从三岁开始，儿童进入到第三个阶段，好妈妈给儿童带来了内部、外部和谐统一的经验，这些经验是完整统一的，它促成儿童的自性显现。在具有充足的爱与安全感的环境中，儿童心理将经历一个中心化的自然过程（Neumann，1973），卡尔夫则称之为"自性群集"。

Neumann（1973）认为，对完整性的主观经验促进了儿童心理中先天潜能的开发，以在随后的发展中唤醒自性。而自性是强调中心性的，所有东西都围绕着自性。自性具有巨大的能量，具有足够安全感的儿童既可以获得它正面的力量，又能够承受自性负面力量的威胁。

箱庭进程中自性群集意味着心理发展前自我阶段的结束。至此，新出现的心理品质得到充分的支持、滋养，被确认为一种为人所知的存在，进入心理的中心。对于自性的群集被早期丧失和创伤所阻碍的个体，箱庭中自性的中心化使其生命的秩序与意义得以恢复。箱庭中自性的显现没有固定的模式。由于其中心性的原型特性，自性常以曼陀罗的方式呈现。然而，并不是所有的曼陀罗都是自性的显现，也并非所有的自性显现都以曼陀罗的方式表现。卡尔夫（1980/2003）认为，箱庭中的自性显现主要由其强大的能量所促进。从某种意义上说，箱庭中所显现的一切均是自性的反映。

二、箱庭作品中的发展表现

根据卡尔夫（1980）的观点，经过一段时期内有规律的箱庭治疗，来访者将获得明显的治愈。卡尔夫认为，心灵进程的完成方式并没有固定模式，它可能与一个具体问题、对世界普遍性的积极适应有关，或者与长期的治愈、成长目标相关。要完成一段心灵进程，重要的不是箱庭疗法的次数，而是来访者和咨询者认识到这一进程完成的感觉。

（一）卡尔夫的三阶段模型

卡尔夫（1980）认为，一个问题从无意识中涌现，外化到外在的生活，就像新发芽的草地一样需要精心呵护。这一过程通常至少需要 6～8 周时间，每周一次的箱庭。她认为，箱庭疗法中从无意识问题呈现到解决过程大致包含三个阶段。

（1）动物和植物阶段：在这个阶段，主要是自我的表达，自性则通过动物和植物的象征获得坚实的显现；

（2）对抗阶段：来访者对抗着内在的冲突，使问题外化，从内在强大自己；

（3）集体适应阶段：是一个综合阶段，在这个阶段中，来访者作为一个完整的人更好地适应环境，更完整地感知自己。

集体适应是自我发展的最后阶段，在这个阶段中，心理上新的意识特质外化到日常的外在生活中，自我知觉到一种完整感，意识觉察感受到自己抵达目的地，知道自己是谁，对事物有了了解，于是便放松地进入休息状态。在箱庭中，可能表现为乡村或城镇中的人们像往常一样去工作。此时，抗争已经结束，心理的原型成分也已退居于无意识之下。因此，在这个阶段中，所使用的人物形象普遍都是当代的或者是很普通的。

（二）非顺序操作模型（Nonsequential Model）

很多学者也都认为在箱庭中没有严格定义的顺序或者直接的线性轨迹可循。箱庭过程可能是一种人格多方面不同水平的象征化过程。与面谈疗法不同，使用箱庭疗法，在来访者意识到自己的问题之前，就可能已经出现了无意识的行为和情绪的改变，而到达无意识的过程可能会遵循一定的规则。

1. Weinrib 的七阶段模型

荣格心理分析师 Weinrib 是 D. 卡尔夫在美国最早期的学生之一，她（1983）将荣格的个性化进程用于箱庭进程的分析中，认为成人的箱庭治疗过程大体上经历七个阶段。

（1）问题与解决方向阶段：初始箱庭常常呈现一个现实的场面，可能反映出问题及其可能的解决方向。

（2）下沉阶段：箱庭作品常显示出来访者已经进入人格某一部分的深层次，尤其可能是进入了来访者阴影和个人无意识的深层次。作品可能呈现出混乱和能量的无序爆发；来访者似乎进入了自己的黑暗世界，触碰到从未被触及的原始能量。随着治疗的进展，将出现不同水平的问题解决和情结消融。

（3）中心化阶段：第二阶段似乎释放了大量的能量，由此可以进一步下沉到心灵深处，从而自性或整体性得以群集和可触碰。在这一阶段处于最深层次，有多种方式呈现于箱庭之中，但通常出现中心化、宗教中对立面整合的心象或者精神象征物如耶稣、佛祖、曼陀罗等。受宗教性的唤醒，来访者可能体验着一种神圣感。可能产生一种接触到"家"的感觉，一种获得超个人力量的指引，或一种似是而非的改变发生。

（4）自我朝向自性的相对化阶段：来访者的意识自我仿佛能够触碰自性的某一部分，放弃了一些它自己的自主性，同时反而感觉自己更加强大。于是来访者可能感觉到获得更深层、更强大的支持，即心灵中的超个人部分的支持，并且可能持有新的价值感。自我开始接受转变的可能，重新获得安全感和秩序感，对新的生活产生信任，自我得到了稳固发展，能够感受到自己意识上的改变，以及对自己一种全新的价值感。卡尔夫称之为自我的相对化（relativization of the ego）。它看似产生一种凝结物，从中可以发现自我的正确面及其功能。自我不再将其想象为人格中的一股超强力量，而是作为无意识之外和日常生活关系的进化。这一阶段的体验与言语式心理分析中的自性体验非常相似，也有些不同。在箱庭中自性体验通常更快发生，且当混乱阶段逐渐平息之后，中心化和组织性呈现于箱庭场景时，咨询者能够发现它的接近。然而，虽然有许多的暗示和期待，咨访双方仍然对自性的现实显现保持着一种行进的体验。

（5）重生自我的激活阶段：当自性群集之后，箱庭中可能表现出更多的重生自我的出现和激活。来访者可能选择一个与自己意识中认同的、性别相同的人物形象，并在随后的箱庭过程中有规律地出现。箱庭作品变得更具创造性、组织性。箱庭进程进一步推进，自我在内外界都表现出更活跃的状态。在早期的阶段中，来访者的无意识投射到人物形象上，而在这一阶段，玩具意义负载着更多能量、意识和自信，更清晰地成为自性的喻体。来访者也清醒地意识到自己的箱庭进程是一个很有意义的过程，意识到箱庭作品表现了自己，而这个人物则是其某些方面的写照，由此与其建立联结并用其来表达自己。

（6）阿尼玛或阿尼姆斯的激活阶段：有规律、有序地出现与自己性别不同的人物形象或象征符号，显示出与荣格所说的阿尼玛或阿尼姆斯建立了联结，起到一种平衡的效果。这意味着男性性与女性性的分化与激活，来访者能够找到新的能量来适应生活。在这个阶段，来访者倾向于在生活中为新生的能量寻找建设性的出口。

（7）自我发展阶段：整个箱庭治疗进程接近尾声，更加抽象的玩具或场景出现在作品中，来访者的自我能够适应生活的变化。来访者可能首次出现画一个封闭的、具有精神意义的图形，再次出现或第一次出现抽象的宗教象征。当自我进一步发展，男性性与女性性的象征将相互关联着出现于箱庭场景，意味着人格中这些品质、对立面得以统一，获得了更多的平衡和动态互动。

有时，还可能在整个箱庭结束之余，再安排一个回顾的阶段，通常是呈现这段时间来箱庭作品的照片或图画。虽然，这些心象和箱庭场面可能会对来访者的心灵多年持续地产生作用，但安排这样的回顾阶段，可能使来访者获得一个时间将对内心的洞察和心灵所保护的领域联结起来，赋予新的意义与作用。

与卡尔夫一样，Weinrib（1983）用多个个案研究的方式呈现了个性化的这些阶段。

2. Dunn-fierstein 的三阶段模型

Dunn-fierstein（1996）等人丰富发展了非顺序操作模型，以探讨箱庭的过程。

（1）第一阶段：希望咨询者从早期箱庭作品中寻找那些潜在的希望部分，而这种希望在后面可能会改变。Dunn-fierstein（1996）建议咨询者关注来访者在初始箱庭中的自我像，因为这可能提供了来访者在现实世界中生活轨迹的线索。

（2）第二阶段：作品中可能会出现挖掘一些意味着朝向更深远地方的路。

（3）第三阶段：来访者可能会要求点亮蜡烛，表达儿童出生的主题等，作品里经常会出现宝石和贵重的物品。在治疗室内能够感受到一种明显的精神力量的存在。自我的成长可能通过动物的变化来表达。在这个阶段接近尾声的时候，作品中可能会有一种上升感觉的场面，是无意识的意识化过程，作品中可能会出现梯子、桥、星星，或者是一个通向新的地方的石头路等。

3. Bradway 的箱庭阶段描述

KayBradway（1997）也同样提供了一些非准则性的标准，对箱庭进程进行了阶段划分，介绍了各阶段箱庭作品可能的特征。

（1）初始箱庭：具有预言的作用，是问题的呈现和解决方法的期待。

（2）下沉到集体无意识阶段：可能更多使用与水有关的玩具，如鱼类等，而较少出现陆地和人物类。

（3）回归市井阶段：可能更多使用建筑、人物和交通工具等。

下沉和回归可能出现数次，夹杂着就人类而言的最初原型——母子一体性的标志，经过典型的分化合体，对立面的分裂，开始出现自性箱庭。

（4）自性表现阶段：自性以其超自然力量分离出来，这种体验对于治疗双方来说都很重要。自性箱庭可以不表现为曼陀罗或者中心化，但是必须有给人以精神性或者神圣感的物件出现。

（5）结束阶段：大部分结束阶段的箱庭作品并没有什么明显的标志，但有些时候，也可能表现出一些有意思的明显标志，如一匹马奔出了箱庭。有别于初始箱庭的混乱，最后的箱庭作品常常表现出有序的情境。

（三）炼金术模型

炼金术（Alcheminal）是古代用基础材料创造出有价值的贵重金属的过程。箱庭进程可以认为是将消极情绪作为基础材料，通过炼金术的清洗、解剖等过程，将来访者人格重新组合成一个新的、对个体存在和面对生活困难更有益的结构。炼金术包含几个阶段，可以在箱庭过程中找到相对应的过程。

1. 溶液阶段（solutio phase）

将自我的顽固态度软化的过程。Cunningham（1998）认为，溶液阶段解决的是那些在能够感知到的意识所带来的情绪问题。通常在这个阶段表现的是洪水场面、人物在洗澡、在水池中、在洗衣服、游泳，或淹没在箱庭中。

2. 煅烧阶段（calcinatio phase）

来访者试图将强烈的复杂情绪烧毁，作品中反映的也是焚烧、摧毁的场面。

3. 反射和漂白阶段（albedo or whitening phase）

咨询者可以起到加热的作用，可以加速减轻来访者问题的强度和症状。

4. 结晶阶段（coagulatio phase）

液体材料通过煅烧变成晶体的阶段。箱庭中可能通过飞机失事、坠入沙子等场面来表现。深层的情绪体验进入身体，回归到大地的过程就是自我和人格得以稳固的过程。

5. 升华阶段（sublimatio phase）

来访者获得精神满足，认知得到改变，比起早期箱庭中呈现的困扰问题，更多呈现梯子、鸟、飞机、天使和星星等天上的东西。表示精神层面是处于大地之上的，是一种上升的过程。当然，来访者表达这一主题或画面时，并不能够完全判断其完成了一幅自性作品。这也可能是来访者的一种膨胀，他可能感觉自己是处于一切之上并且不再碰触原来的问题，这需要咨询师的明确判断后再做处理。

6. 杀戮或屈辱阶段（motificatio phase）

是整个箱庭中最黑暗的过程，旧人格某一部分的死亡为新人格的产生铺平了道路。这个阶段箱庭可能表现肢解和腐烂的尸体、关于死亡的主题、骨头、月食、黑暗、战争场面等。

7. 分离阶段（separatio phase）

通过前期阶段混乱情绪的展现，新态度开始形成，带来了从无意识中分离出来的新自我。这是一个分化的时期，作品中可能摆放了小刀、剑、钟表、称和度量器等。

8. 合体阶段（coniunctio phase）

自我体验到自己成为一个整体。在作品中会有丰富的水果、曼陀罗、古老的石头、狮子和羊羔和谐相处的奇迹场面。在这一最后阶段，相对立的事物达到了和谐统一。在人格水平上，合体阶段代表的是自我和自性的关系。在社会水平上，这个阶段表现的是个体与所有其他人的关系。

Cunningham（1998）认为，炼金术模型的整个过程也是非线性的，同样不能将其概念化为阶段性理论。

（四）心象干扰模型

Ryce-menuhin（1992）通过荣格分析心理学总结出了描述箱庭 4 个阶段心理变化的心象干扰模型（Image Interruption Model）。通过箱庭的心象作用，来访者意识到可以将旧的观念抛弃并释放新的观念。通过画面的隐喻和箱庭心象，来访者明白了所有事情所发生的因果，并且帮助来访者稳固从无意识中分离出的意识。这 4 个阶段分别为：

（1）坦承（confession）或涌现阶段；

（2）解释（elucidation）或问题整理阶段；

（3）教育（education）或自我发展阶段；

（4）转变（transformation）或释放无意识中力比多阶段。

在整个过程中，来访者经历了那些象征着古老文明的文化回到了"此时此刻的意识"，将象征与生活中的意识相联系。自我开始发展，当意识开始可以整合并且具有了"最有价值的意识功能"的时候，来访者的自我开始表达和要求进入到象征系统。当人格通过形象化和隐喻得到了重构时，箱庭可能就接近尾声了。

（五）儿童箱庭中的阶段性模型

Allan 和 Berry（1987）总结了他们在儿童工作中普遍存在的阶段，认为这些阶段多为循环往复进行的。她将儿童的箱庭分为三个阶段。

（1）混乱阶段：许多玩具被堆放到沙箱中，没有明显的次序，沙子和玩具的大量变动与混合。

（2）挣扎阶段：出现怪物间的战争，多使用机器人、军队、武士的玩具，儿童所有的动作都是为了战斗，任何运动的东西都受到攻击，但常常没有胜利者；

（3）解决阶段：箱庭世界的秩序得以恢复，更加平衡。动物栖息于正确的环境，栅栏摆在合适的地方，道路整齐有序，农作物和树木硕果累累。

他们认为，一般来说，儿童 3~4 次箱庭治疗就可以是一次完整的箱庭过程。儿童的箱庭过程可能是以上阶段的反复循环，呈螺旋性前进。

（六）Pearson 和 Wilson 的七阶段模型

澳大利亚儿童心理咨询者 Pearson 和 Wilson（2001）在对儿童进行箱庭

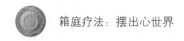

疗法基础上描述了箱庭过程的七个阶段的可能特征。

（1）在第一次咨询中来访者开始建立自信的时候，常出现初始的不情愿或沉默。这种信任与咨询的进程、咨询者和咨询环境相关。随着来访者加深对咨询者和咨询环境的了解，对箱庭疗法的合理性表现出接受态度，来访者可能会更加信任咨询者。成人有时认为，他们的问题很严重，他们难以想象通过游戏怎么能得到帮助。这就需要来访者花些时间克服任何关于外界对其怀有期望的感觉。当咨询者经验过许多心理评估，并且可能还看过许多咨询者时，这种情形就更明显。

（2）随着来访者能够放松地投入到认真的游戏中，常会感觉到兴奋。一些来访者想将玩具摆到沙箱中。在这个阶段，他们的关注点得以扩大，更加有在家的感觉。

（3）常出现混乱的场面或故事。在儿童的箱庭中常出现战争。在初期阶段中，常出现死亡、对立、威胁、孤立、危险和关系的主题。

（4）在对故事进行探讨的过程中，来访者可能将他们的情感问题投射到玩具上，感觉到放松。

（5）将箱庭中所显现的情感表达付诸行动，可能伴随着情感释放。可能对象征进行一些角色扮演，以此作为进一步消除消极面、发现和恢复积极面的方式。

（6）通过与咨询者探讨，来访者可能将箱庭中的故事与他们当前的生活问题联结起来。箱庭场面表现出有用的策略。

（7）可能安排整合和休息。通过回顾日记、绘画或照片记录，完成治疗。

在第二次和第三次的接待中，来访者一般会更容易投入箱庭，不再需要对箱庭疗法的描述和制作箱庭的原因进行更多的说明。

（七）箱庭的"呈现—混乱—转变—自性"阶段模型

箱庭扫清了环境中对来访者不利的成长障碍，促进了心理的发展。自由、受保护的空间为来访者重新创造了原始的母子一体性的原型条件，允许来访者回到最初的成长和发展的起点。箱庭为来访者大范围的心理发展和治愈提供了可能。

通过实践观察，笔者认为没有经过前期面谈咨询的箱庭更多经历这样的过程：呈现问题—混乱—转变—到达自性。

1. 呈现阶段

初始箱庭的主要呈现来访者的问题和可能的解决方式。大部分来访者在开始阶段的箱庭中，通常表现的是对现实生活的描摹，看似平静的场面可能是固化自我的一种表现。有时，来访者的第一个作品只是一个面具，一个好看的表面现象（Mitchell & Friedman，1994）。来访者可能是摆出一个平静的田园场面，或者看似和谐的某些场面，但是使用的玩具种类较少，甚至有可能在咨询师一侧摆出栅栏等防御性的玩具，在接下来的几次作品中才会慢慢地展现出一些问题所在。

2. 混乱阶段

一个完整有效的治疗过程，混乱阶段似乎不可避免，这也是箱庭治疗作用的表现。它不一定是治疗的转折点，也有可能仅仅是来访者问题的刚刚显现，通常在良好咨询关系建立之后，来访者才会表露自己的问题和症状。混乱是创造性表现之前的无定形情况，从这种意义上看，混乱具有新生的能力。原始的混乱，如狂欢仪式，与界线的突破有关。正如 Eliade（1958/1996）所认为的，混乱消除了我们想当然地认为的清晰而有意识的疆界，促进我们重新界定自己是谁，以及如何观察事物。混乱是神圣的，因为它释放了无意识中丰富的新生力量。这样理解起来，对于心理发展来说，混乱是十分肥沃的基础（Turner，2005）。因此，这一阶段的箱庭作品大部分会出现战争、对抗、强对比、掩埋、死亡等场景、心象表现。来访者下沉到无意识，似乎触碰到了阴影。面对来访者表现出来的混乱箱庭场面，我们可能会感到不舒服，但如果能认识到混乱可能带来积极的变化、可能代表着将意义引入生活，那么就会好受许多。

3. 转变阶段

转变过程是整个箱庭治疗中的核心过程，转变可能贯穿于整个治疗过程。即使在个案脱落后，再次进行治疗，也可能一直处于转变的过程。转变过程是来访者自我与自性产生连接的过程，作品中可能表现出痛苦、悲伤，然后产生能量。大部分来访者的治疗过程都可能一直反复出现这种转变过程，表现为同一心象、主题、自我像的反复出现等。即便是反复出现，咨询者也能从心象摆放的位置、顺序，主题的演变、自我像的状态等细节感受到来访者心灵的自我治愈。来访者在箱庭过程中，伴随着咨询者的无意识流动，慢慢改变固化了的自我，向着自性化的方向前进。

4. 到达自性阶段

经历了前期的痛苦转变后，来访者明确了自己前进的方向，自我探索到达了一定的深度，箱庭作品一般呈现出具有"高度"的场面，出现曼陀罗等象征精神力量的东西。到达了这个阶段，也可能意味着箱庭治疗要告一段落了。来访者在当前的发展阶段，已深度连接到了自性，经过转变了的自我可以更好地适应生活，可以面对生活的种种问题了。

然而不是所有的箱庭过程都会经历以上几个阶段，在咨询中不能承受改变带来的痛苦，或者其他种种外部原因都有可能导致治疗的中断。心理发展的阶段并不是直接表现的，也不是按严格顺序发展的结构。事实上，很多箱庭作品只展现了所有发展过程的一小部分。因此，咨询者的关注点应该集中在所有的可能性和来访者心理的变化上。

三、初始箱庭的重要性

在心理分析中，荣格特别注意被分析者的第一个梦，他认为，第一个梦常常具有预见价值，它经常展示"集体形象"，为整体分析提供前景，并能使分析师窥视梦者的心理冲突。

与此相似，初始箱庭（initial sandtray）通常具有纲领性的意义。初始箱庭指的是来访者在治疗过程中所创造的第一个箱庭作品，是箱庭研究圈关注的兴趣点之一（Mitchell & Friedman，1994）。D. 卡尔夫（1988）十分关注一系列箱庭中的第一次箱庭，认为，初始箱庭场景提供了有关来访者现状信息和朝向目标的起点，反映出来访者对治疗的感受、与无意识的关系、个人层面的问题以及可能的解决办法（Mitchell & Friedman，1994）。初始箱庭预示着箱庭进程将面临的问题，一定程度上也宣示着来访者心灵治愈的方向与资源。要关注初始箱庭中表现出明显的力量区域和问题区域，以及力量和困难的信息。

Weinrib 同样将初始箱庭描述为预示着来访者的问题和它可能的解决方法。她提到初始箱庭更可能是一个现实的场景，但仍然能够反映来访者的问题和可能的解决方式（Weinrib，1983）。也许初始箱庭有时只是一个好看的面具，但接下来的箱庭场景将可能使来访者沉入更深层的无意识世界并寻找解决问题的方法。

卡尔夫（1980）认为，箱庭对角线上的玩具反映着最远的距离，经常承载着对立的极性力量，这种力量界定了来访者在随后的系列箱庭中将要应对的极性对立面。如果这种极性对立发生于初始箱庭或早期箱庭，玩具的象征内容常代表着治疗进程要解决的问题的实质所在。例如，初始箱庭中对角线位置出现代表母性或父性的黑暗和光明面的玩具，则可能意味着来访者的箱庭治疗进程主要涉及母亲原型或父亲原型成分的创伤治愈与转化（Turner，2005）。

初始箱庭是来访者初次与咨询者的心灵接触，初次的心灵接触将直接影响治疗关系的建立，因此非常重要。虽然，每次心理咨询与治疗都有一定的时间限制，但是我们认为，应该让来访者在初始箱庭中充分表现，如果时间到了而来访者还是没有办法停止下来，强行停下来可能中断来访者无意识的涌现进程，可以考虑让其继续创作，但可以有艺术性地提示其可以延长多长时间。

那么，当我们面对来访者制作的初始箱庭时，我们该关注什么呢？前一章我们提到了各种可关注的点，这些也必然适用于初始箱庭。由于初始箱庭的纲领性的意义，我们还需要思考：①初始箱庭的心理能量在哪里？其增长的可能性是什么？如果来访者的初始箱庭是沙漠场景，那么，是否有一小片绿地、一眼井、一株小草？将来是否可变成替代沙漠的绿洲，延续为一条河流，扩大为一片芳草萋萋的原野？②初始箱庭的问题点表现在哪里？解决这个问题需要依靠什么？如一个没有表现出母亲的家庭场景，母爱或母性缺少可能就是问题。那么，如何让母亲进入来访者的世界？是否可以靠新生原型、儿童原型的表达来解决？③初始箱庭中表现滋养、支持、连接、行进、新生、仪式、整合等治愈象在哪里？它们与问题点的关系怎样？④初始箱庭中可能发生变化的物件是什么？可能会变成什么？如毛毛虫可能会蜕变为美丽的蝴蝶。⑤初始箱庭给我们什么样的情绪体验、感受？其对立面是什么？

初始箱庭是箱庭进程包容性环境中一个至关重要的关键起点。当来访者初次在我们面前创作箱庭时，其心灵的大门便渐渐打开了。不论其是否阻抗，是否表演，只要在箱庭里摆放了玩具模型，即便没有深入到无意识，不敢去探索自己的内在世界，但来访者已经向咨询者发出了邀请。邀请咨询者与其一道深入未知深度的心灵世界，完成一段神圣的心灵之旅。因此，初始箱庭就是咨询者以适合、尊重而有声的方式，加入来访者非言语的、象征性的、内在的心灵之旅。

初始箱庭的纲领性，包含了进程前方可能出现的内容。在箱庭整个进程中，我们时不时地将当下的作品与初始箱庭建立联结，也由此可发现箱庭表现出来的来访者的成长、问题。更重要的是，时常对初始箱庭的回顾，能使咨询者在较低意识水平上理解来访者总体心灵成长进程。

在探讨初始箱庭特征时，时常会遇到判断哪一个是来访者的初始箱庭的问题。如果是初次接触箱庭的来访者，这就不是一个难题。然而，如果是那些先前在其他场合已经使用过箱庭的来访者，可能对箱庭创作的感觉就不太一样。那么认定哪个是初始箱庭似乎就成了问题。正如来访者到咨询室时，他想说什么，想怎么说，都因为咨询师的不同而有所不同。因此，来访者在不同咨询者陪伴下的箱庭作品所展现的当然不同。我们认为，只要在当前这位咨询者面前从未体验过箱庭，那么，在这位咨询者陪伴下做的第一个箱庭作品就可认为是其初始箱庭。

第二节　箱庭疗法的治愈象

借由整个箱庭序列的变化，可以理解来访者在箱庭助益下的心理发展变迁，看出来访者的心灵是否在前进，前进到哪一阶段。来访者最终的箱庭将有何表现，各过程特征模型的描述也都很接近，也都可以认为是来访者心灵得以治愈的表现。有时，作品中一些富有象征意义的玩具、主题可能也告诉我们：来访者可以离开咨询者了。结合箱庭疗法的几个重要关注点，就可以在一个完整的箱庭进程中理解来访者心灵的自我治愈、成长过程。

一、箱庭场面变迁

上一节已经提及，来访者在开始阶段的箱庭中常表现对现实生活的描摹，可能摆出一个平静的田园场面，或者看似和谐的某些场面。而中期可能经历混乱的场面，而最终到达自性时又将显现出新的和谐场面。

（一）作品场面由静态走向动态

前文提到，箱庭作品的场面可以区分为静态、动态和精神性场面等。Khan（1993）认为，静态箱庭中，玩具固定于一个位置，来访者将玩具放到沙箱中，调整它们的位置，直到箱庭作品完成，但最终的场面看起来就像一幅沉静的照片，如停车场、人们静坐场面，或者整个作品中没有人物、动物和车辆等可以表示行动的物件（如图8—1）等。而动态的箱庭则是来访者在沙箱中创造一个故事，类似于一部正在进行中的电影，如球赛、车辆行驶在公路上（如图8—2）等。

从静态作品到动态作品的转变是儿童箱庭作品出现积极变化的信号。因此，如果来访者早期的作品是静态场面，但其作品中慢慢地开始有车辆行进，最后可能是很热闹的街市，由此可能感受到心理能量缓缓运动起来。

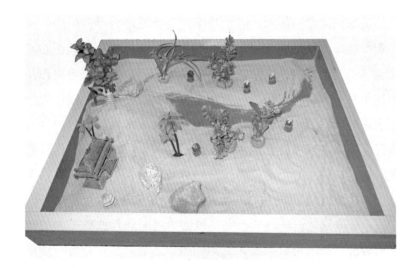

图8—1　W. HL　主题：放松

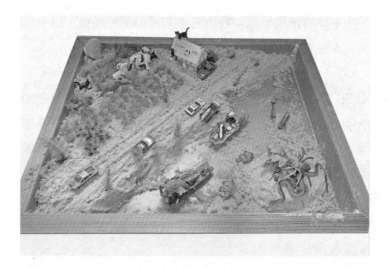

图8-2 Z. H 主题：生活

（二）由静态呈现到对抗最后升华为新的和谐

有些来访者的作品场面在静态呈现之后，可能会渐渐地显示出混乱的、战争、抗争的场面。我们认为，混乱几乎是一个不可避免的阶段，这也是箱庭治疗作用的表现。静态场面表现的只是个体外部环境，或其内心某一特殊方面的体验感受。笔者的经验是，大部分来访者的早期静态箱庭作品中，对沙子的利用相对不多，往下挖掘的行为也不明显。因而，可以认为静态场面是一种处于相对意识层面的表达。来访者也通常能将自己作品内容与其生活现实因素建立联结。当来访者深入到无意识并触及阴影时，其作品就可能表现出抗争、战争、混乱的场面，而箱庭的目的不是为了制造混乱，而是帮助来访者认识、接触无意识内容，并促使阴影能量的转化，最终实现自性化。箱庭中的攻击性表现是一种好的征兆，因为通过游戏释放被压抑的敌意能够促进冲突的解决。当来访者触及无意识、阴影之后，其作品将可能重回意识层面，再次表现出现实的场景，但此时的场景与早期的静态场面所不同的是，后期的场面通常有更多的动力性表现，表现出新的和谐。

（三）由无序走向有序、由贫乏走向丰富

来访者早期的箱庭作品也可能表现出混乱的场面，尤其是儿童，他们似乎更容易进入做箱庭的状态，不像成人那样严防死守地防御。箱庭的神奇就在于，我们并没有说什么，也没有做什么，就是来访者自己在那里摆放玩具，构建自己心灵中的世界，其箱庭的世界就由混乱无序状态慢慢地过渡到有序、充满动力性的状态，尤其是对先前混乱无序场景的重构。后文的案例很好地诠释了这一趋向。

有些来访者早期作品选用的物件较少，场面比较贫乏。后期的作品则增添了许多物件，玩具类别、色彩比较丰富，场面更为热闹，这是心理丰富的表现，也是无意识更多涌现的表现。

二、自我像的成长

自我像是意识自我的形象化，从自我像的出现与变化能看出来访者自我的发展及其朝向整合历程中自我的作用。

（一）自我像的出现与确定

并非所有来访者在摆箱庭时都会确定一个代表自我的形象。有些来访者会说自己不在箱庭里面，有些来访者只是指一下自己可能在某个地方，如自己在房子里、在车里。第四章和第七章已经述及箱庭中自我像的多种形态及其咨询者如何帮助来访者渐次明晰自己的自我像。在陪伴来访者的过程中，我们时常发现，在箱庭的呈现阶段、混乱阶段，来访者的自我像时常变化，且若隐若现，似乎在探索自我的不同方面，而后会持续若干次使用相同的物件来指代自我像。Weinrib（1983）指出，当来访者的重生自我获得激活时，他可能选择一个与自己意识中认同的、性别相同的人物形象，并在随后的箱庭过程中有规律地出现。因此，来访者的自我像从无到有，由变化多样到形象确定，也就是来访者自我得以确立的过程。

（二）自我像的理解由消极走向积极

在走向自性的过程中，自我并非一直处于带队的位置，它也可能是被人格的其他部分裹挟着前进，也可能与其他方面的朝向相反。在个性化过程中，自我的多样化表现也反映在箱庭中的自我像状态中。来访者的早期自我像可能是一个普通的人物，甚至是一个相对被动的、消极的角色，如一位考试焦虑学生在第一次箱庭作品中没有出现明确的自我像，第二次作品的自我像处于箱庭中心，正在驱赶动物回圈的人（图 8-3），来访者对这个自我像的说明是面对外来侵入的力量，自己没有足够的力量像其他同伴那样上前线御敌，只能在后方保护财产不受损失。其自我像是被动的、消极的。而其后来的作品仍然表现为一次战争，而自己已经成为夺岛并取得胜利一方的指挥官（图8－4）。自我像成为箱庭世界的主角，成为扬弃不符合个性化进程人格方面的引领力量。

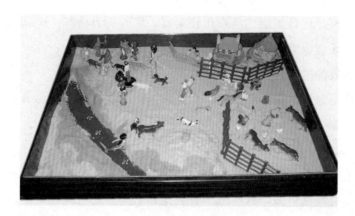

图8－3　Z. SY　主题：农场的一天

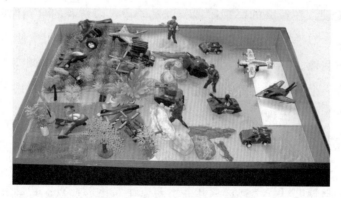

图8－4　Z. H　主题：登陆战

（三）自我像的整合与升华

有些来访者在箱庭进程的早期作品中时常指认多个自我像，指代自己在不同场面的不同状态，是多个人格面具的体现。而随着箱庭的推进，来访者作品中的内容单元、空间单元和时间单元的数量都可能逐渐减少并整合。受此带动，来访者指认的自我像也逐渐由多个整合为一个，甚至后期的箱庭因到达自性而升华为一种抽象的、纯精神性的存在，来访者可能会说整个箱庭就是自己的存在形式。

三、内容与主题的演变

对来访者心灵进程的理解必须建立在对箱庭内容和主题理解的基础上。随着来访者心灵朝向成长、自我治愈方向行进，其箱庭作品所表达的内容和主题也会跟随着演变。

（一）从写实到概括，从具体到抽象

绝大多数来访者的初始箱庭或其早期箱庭的内容都是比较贴近其现实生活的。虽说箱庭是来访者主动想象的结果，作品内容加入了丰富的想象成分，但面对这样的作品，不论是来访者的解说还是咨询者的理解，似乎都感觉是在描述其日常生活中的某一片段、某一情境下的体验，是对自身经验的一种写实再现。而其后的作品内容，这种写实性逐渐弱化，作品的内容与主题似乎远离来访者的现实，讲述的是一段与来访者无关的、来自遥远时空的场景，这通常反映了自我正深入朝向集体无意识，触碰无意识深处的内容。然而，自我并不能长时间潜在于无意识中，它需要再次回归到意识层面，恰如卡尔夫"集体适应"阶段所描述的那样，箱庭场面再次回归日常生活，但可能呈现出简约、概括的特点。但这似乎并不会成为结束，一些成人来访者还可能在此基础上，以塑造沙子的方式继续往垂直上行方向发展，抽象的符号、结构、造型作为作品的主体内容，箱庭的内容不再具体，而显得抽象神圣。

（二）主题的神圣化

随着箱庭疗法的进一步展开，作品主题逐渐由其日常生活转变为更广义的生活，甚至是纯精神的主题。许多来访者在概括早期作品的主题时常用的语词是"美好的家庭"、"和谐社会"、"公园一角"，是写实性的表达。而作为自性化的标志，来访者到达自性时，其箱庭表现的则是超乎现实的场景。我们在讨论自性箱庭时，曾提到自性箱庭有一个共同点——它们是神圣的，它们都引发了观看者一种神圣的感觉（Bradway, Chambers, & Chiaia, 2005）。这种自性箱庭引领着新的发展水平。因此，当来访者的箱庭由具体的、日常生活的世俗化内容、主题，发展为在箱庭中构建一个神圣化的纯精神性作品，内容不再是现实场景的浓缩，而是精神上的神圣体验，沙箱中心区常表现出具有精神性质的圆形（如图8-5）。当然，并非所有来访者都会表现这种精神性的内容。

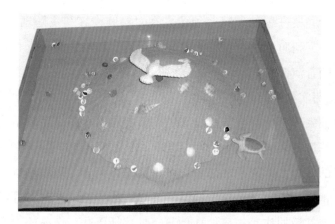

图8-5　H. SY　主题：动

（三）生命力的增强

朝向完整性的箱庭，其内容的演变通常伴随着生命力的增强。有研究认为，箱庭作品中表现生命力内容的增加意味着来访者内在和外部资源的增长（Cockle，1993）。表现生命力内容的物件主要包括人物、动物、植物和交通工具，而建筑物、结构物、自然物、日常生活用品等人造物则可归入非生命物件。来访者在箱庭中使用的生命物件越多，其表达的生命力就越强。然而，在考察生命力时，关注这些生命力是顺畅、连续、增强、恰当表达，还是被阻滞、压抑、控制、冲突、抵消，是非常重要的。总的说来，大部分来访者的箱庭进程表现出了生命力内容的增多。

如果来访者的箱庭中没有生命力的表达，尤其是缺乏人物，这可能是人际关系混乱的反映（Mitchell & Friedman，1994），是退行的标志（Bowyer，1970）。

（四）庆典与大团圆

庆典活动通常发生在经历了一段艰难的努力、战争并取得胜利之后，或者是为纪念一项重大事件而举办，如婚礼。而大团圆的前提是原本家人处于分离状态。因此，箱庭中的庆典活动或者表现大团圆，通常是来访者心灵通过了混乱、抗争阶段后，原本分离的人格成分得以重聚、整合，并以快乐、喜庆的形式表达积极的情绪。个案C.WJ在经历了一番挣扎、抗争（如图7－24）之后，第8次箱庭中呈现了一场非常生动的模仿秀晚会（如图8－6），箱庭的中心是一个椭圆形的舞台，舞台上各种动物、人物在表演模仿秀，惹来台下观众的欢笑，整个箱庭惟妙惟肖，相当喜悦。山中康裕（2004）认为，焦虑症治疗的共同特点是症状的消失，或是再加上"觉察"、"积极地回归现实"、"自我实现"等，常在箱庭中呈现为"大团圆"心象。他认为，这可称为焦虑症状患者的"治愈象"。

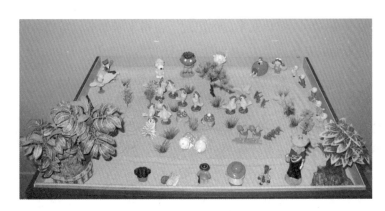

图8－6　C.WJ　主题：模仿秀

四、转变的信息

有时，某些玩具模型出现在箱庭中的时候，它可能负载了特殊的象征意义，标志着来访者心灵进程进入转变阶段，或者是朝向自我治愈的方向行进。

（一）桥、隧道等联结物

箱庭中，桥和隧道都可以认为是关系的联结，作为关系的载体出现。桥或隧道的出现，使得对立面得以结合、超越。当桥出现时，很重要的一点是它连接的是什么。连接同样的部分可能意味着来访者心灵的低能量或者没有能力做出决定。如果它们连接着具有特征清晰的不同方面时，那么就形成了

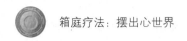

能量从一方流向另一方，尤其是当来访者的自我像或者其他重要物件立于桥上或隧道中时，可能意味着转变的意义。

如果箱庭中桥没有起到明显的连接作用，或者看起来毫无目标地漂浮着，可能代表着心灵方向的迷失。虽然如此，桥毕竟出现了，因此，也可能意味着对需要联接的觉察。这种需要联接的内容可能在先前的箱庭中已经出现，或者是出现在将来某次箱庭中。也曾见过一些来访者在大海与陆地之间的海滩上放上一座桥，看似没有什么必要。但这样的表现很清楚地表现了无意识与意识建立连接的意愿，且预备了清晰的路径。

（二）转折点

火车有固定的轨道，以火车转弯为箱庭主体内容，意味着打破了原有的运行方向，是转变的象征。船只也有相对明确的航线，通常船只经过一个海角，就需要改变方向。海角或半岛的出现，使得水域的航行需要转向。

山口是重要的转折点，它是一侧的上行与另一侧的下行的交接口。自我艰难行进于上行的路途，许多内容已经上升至精神层面，在山口处，随即转向下行，回归日常生活。这种体验具有强烈的转变意味。

门是进出口，是内外的连接，同时又是一条清晰的界线，它蕴藏着危险，又同时是分享和结合的地方。进门与出门都是一种转变。

各种文化传统下人生历程都有许多仪式，如出生仪式、入学典礼、婚礼、成年礼、葬礼等等。这些仪式通常都是一个阶段进入另一个阶段的转折点。

（三）能量的出现与增强

箱庭作品的能量主要通过人物、动物、植物、交通工具、水等心象表现。箱庭作品中这些类别心象物件从无到有，由少到多，由弱渐强，也就反映了来访者心理能量的变化。如，早期的箱庭表现的是沙漠，后来的作品只有几株小草，而后出现了一棵小树、大树，后来可能出现一片树林。这是心理能量从无到有，由弱渐强的发展过程。那么如果是观察水的心象，也可能从沙漠中出现一条小河，后来是一片湖泊、大江，最后是一片大海。

（四）能量垂直上行表达

火山口与水井都是新的心理内容走出地面的通道。岩浆从火山口喷发出来，水从井口涌出，都是能量垂直上行的方式，直接从地下带到地上。火与水都是心理能量的表现，但火更容易被联想到愤怒，火山的喷发也常与愤怒联系在一起；而井水是水的多种形态中自我控制最为严苛的，水之行止，谓之为美，井水是流动的，但其涌现的量却非常均衡。天池是火山喷发后形成的，原本是火山喷发口，后来冷却的岩浆把洞口堵住，形成一个大锅状，由于底部多为石质，水向下渗透率相当低，所以雨水、雪水得以存蓄，遂成天池。由火山到天池，由能量愤怒式表达到能量静默式积蓄，这是一个非常重要的、意义深远的转化。

（五）生命的成长与升华

通常，事物的发展过程可以作为心灵成长过程的象征。如，由蛋的孕育至雏鸟孵化、成长是一个成长过程，由种子发芽、开花到结果也是一个成长过程。当箱庭中出现刚孵化的雏鸟，如小鸡、花儿开放，都可视作新生命的诞生表现，是新力量的获得。

而由原本比较低级、粗陋的物种，经过艰难的蜕变，最终变态为另一种物种，是生命升华的表现，如毛毛虫变蝴蝶的过程，就经历了卵期（胚胎时期）、幼虫期（生长时期）、蛹期（转变时期）、成虫期（有性时期）。图6—5、6—6所举的例子说明了这样的转变。而从蝌蚪到青蛙，完全复演了人类的孕育过程，也具有非常重要的转化象征。此外，蝉、蛇、螃蟹等因其生命特点，常有蜕变之意，故而也有了转变的含义。

（六）深入的表现

沙子的使用使得箱庭具有了上行与下行的垂直维度。前文述及沙子的特性及其意义时，曾说到沙子表面的界线意义，沙表面之下是无意识世界。有了这一象征性的假定，当来访者从最初尝试性地触碰沙子，到创造性地利用沙子进行创作、发现掩埋的宝藏、清理与挖掘河道、使用与水井有关的可深入地下的物件，以及更为直接的深处探索，就可以认为来访者做好了深入无意识的准备。

有时，来访者利用沙箱的内外创造一个有深度的作品，虽没有利用沙子，也同样具有深入无意识的含义。如第十章阿斯伯格综合征儿童奇奇第32次箱庭（图10—43）表现的"地下车库"，既具有中心化的含义，又是深入的表现。

（七）整合与中心化的表现

箱庭治疗的目标是人格各方面围绕着自我—自性之轴整合为一个整体，实现个性化。

在来访者到达自性或者是朝自性阶段进发过程，通常会表现出各个单元之间建立起密切的联系，能够密切关系的物件包括桥梁、道路、车船、飞机、飞鸟或鱼儿。原本没有关系，或者说关系不密切的单元，因有这些物件而整合为一个整体。如图8-7中因宽广的水域，陆上分为两个区域，而水中的船只、海豚直观地表现了要将两个区域整合为一，左侧陆地上的飞机和正在蜕变的鹰都朝向右侧，表现出超越水域的阻隔，将两个区域整合为一个的愿景和倾向。然而，这需要考虑能够起到连接作用的物件，其朝向是否为了关系的建立，如图8-8，右上角也是目标区域，有一座灯塔伫立在那里，然而，船只、飞机以及岸上的船长却朝向了右下侧，显然右上角虽然呈现，却被遗忘、忽略了。此外，善与恶、远与近、左与右等对立面获得联合，也是整合的表现。

中心化的心象，时常表现为玩具模型的趋中关系，常表现为各类玩具模型朝向中心区，形成一个圆圈的样子，如图8-5、图8-6都是中心化的表现。

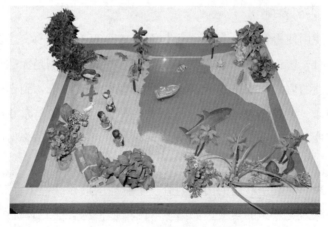

图8-7 S. SX 主题：蜕变

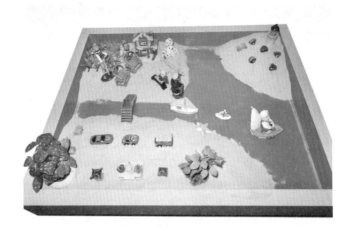

图 8—8　C. MJ　主题：出海

五、由闭锁走向开放的治疗关系

除了箱庭作品可以投射出来访者心灵的转化与治愈，同时，来访者与咨询者之间关系的变化，也非常清晰地表现了来访者心理的成长状态。

来访者初次与咨询者合作时，通常都不太敢与咨询者进行言语或目光的交流。随着箱庭疗法的进行，来访者可以通过目光或运用言语与咨询者进行交流。由关注自己转向关注他人（咨询者），咨询开始像一般的社交谈话，话题由过去转向现在并开始转向未来的打算和志向，这样的咨询关系变化意味着箱庭治疗取得了效果。

总之，箱庭心象由静态转向动态，由僵化转向灵动，由贫瘠走向丰富，由具体转向抽象，由消极转向积极，由闭锁转向开放，都在传递着箱庭疗法激活来访者自我治愈力的疗效信息。

第九章　家庭箱庭与团体箱庭

在创立初期，箱庭疗法主要应用于儿童个体的心理治疗，后来逐渐延伸应用于成人的心理治疗。然而，正如在个体面谈咨询中，时常需要探讨夫妻、家庭以及所在社会关系对个体的影响，箱庭疗法的实施过程中，也时常需要面临这样的思考。大量研究者和实践者基于家庭、团体的动力系统，将家庭治疗、团体心理咨询与治疗体系融入箱庭疗法。家庭箱庭的优势在于将关注点从一个具有"问题"的成员（常常是儿童）身上转移至一个系统；团体箱庭则借助团体的心理场促进个体的成长。团体箱庭最大限度上模拟了现实生活，资源的有限性、人际距离、竞争性，以及被误解或被理解，日常生活中所遇情况都可能在团体箱庭中象征性地发生。

我们要求箱庭疗法的过程是在经过系统训练的箱庭疗法咨询者陪伴下进行，因而，家庭箱庭、团体箱庭不仅要求咨询者有坚实的箱庭理论修为与熟稔的实践能力，而且熟悉关系动力学、沟通技巧、婚姻治疗、家庭系统与家庭治疗模式，在家庭疗法、团体动力学等方面有充足的训练。

如果具备家庭治疗、团体心理治疗的基本能力，在实践过程中，开展家庭箱庭治疗、团体箱庭治疗确实能收到事半功倍的效果，因而深受广大实践者的喜爱。

第一节　家庭箱庭疗法

一个只有夫妻俩的家庭与一个跨越多代的家庭，其家庭系统运行是截然不同的。因此，家庭箱庭事实上需要区分为夫妻箱庭、跨代际的家庭箱庭。

要面对夫妻和家庭进行工作，这对于包括箱庭疗法咨询者在内的所有心理健康工作人员来说都是一个挑战。因为时常有一个或者多个成员很不情愿积极参加到治疗过程之中。而且，一部分夫妻和家庭前来寻求治疗时，其问题已经经过了一段相当漫长的家庭内部的冲突、僵持。夫妻之间或家庭成员间的沟通已经相当困难，要对他们的沟通模式进行评估和处理也是困难重重。当夫妻之间或家庭成员之间不愿意或者不能够在日常关系、心理咨询中用言语来表达自己时，诸如箱庭疗法等非言语的方式就更易于派上用场了。

与个体箱庭一样，当我们接待一个家庭时，可以将整个家庭视作一个整体，让他们一起合作创作一个箱庭作品，这样不仅可以让咨询者了解该家庭的关系结构和交流动力，而且也让家庭成员了解其他成员的内心世界。也可以让各个成员平等创作自己的箱庭作品。家庭成员在咨询过程中做什么或者不做什么反映出他们对家庭关系的投入多少。因此，借助家庭箱庭，咨询者和成员能够识别家庭成员间的关系和相关的情绪过程，并努力去解决。

家庭治疗有多种流派，如系统派、结构派、策略派等等。基于不同的理念，箱庭与家庭治疗的结合使用方式也就各不相同。但将箱庭引入家庭治疗体系，将有助于咨询者看清整个家庭形态复杂的交互作用，观察家庭动力如何受个体发展和家庭生活周期需要的影响。如萨提亚理论提出婚姻冲突包括攻击型、屈就、冻结、逃逸、双赢等方式。借助联合箱庭，婚姻冲突的模式就可能得到深层次的印证。因此，家庭箱庭疗法可以在治疗中用作评估工具。

家庭箱庭疗法另一个优势就是它很自然地避免了对任何一个伴侣或者家庭成员的专注。家庭咨询者通常能意识到家庭所标定的患者，然后尽可能移除这一焦点。基于表现力和投射性，箱庭疗法并不强调对患者的鉴定。

一、家庭箱庭的过程

箱庭疗法的咨询者接待夫妻或家庭时，并不充当婚姻或家庭问题的诊断者、建议者、问题解决者或者仲裁者的角色。与个体箱庭疗法一样，首先是对成员内心和人际关系的探索，为进一步的交流和问题解决创造自由和受保护的空间。因此，在面对夫妻或一个跨代际的家庭箱庭时，我们所做的工作与面对一个个体箱庭基本一样。De Domenico（1991）对此提出了10个步骤：①导入；②选择沙箱；③建造箱庭；④体验和修正；⑤与其他成员分享；⑥回想创造过程；⑦与咨询者分享；⑧理解；⑨拍照记录；⑩回顾。

我们认为，在陪伴一对夫妻、恋人或者一个家庭做箱庭时，要陪伴的人数比个体箱庭增加了，其工作方式确实也与个体箱庭有些不同，但基本程序是一样的。陪伴多人创作箱庭也可以进一步区分为平行箱庭和联合箱庭。

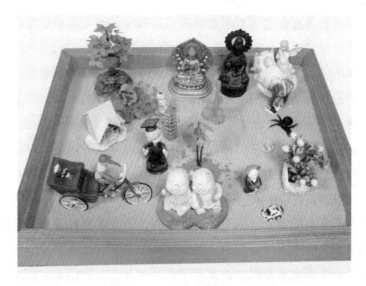

图 9—1　某家庭的初始联合箱庭

　　通常情况下，前来寻求心理援助的家庭，其成员大部分处于彼此疏离状态，或者存在沟通困难问题，联合箱庭可能有助于他们学习有效互动方式，从而有助于化解关系难题。联合箱庭提供了沟通技巧、模式的信息，并且从中可以发现家庭关系的动力性。图 9—1 是某家庭一家四口合作的初始箱庭。父亲是一位军官，父母拥有一对聪明健康的双胞胎。从小兄弟俩都非常认真地学习，且关系很友好，但在小学升初中时，因为哥哥没有发挥好而到普通中学学习，而弟弟则到当地一所教育资源较好的中学学习。此后，弟弟学习越发努力认真，在家得到的表扬也更多，而哥哥则经常迟到、不专心听课、不完成作业，表现出强烈的青春期反抗。在初始箱庭中，父母与弟弟共同营造了一个美好家园的景象，哥哥则摆放了黑蜘蛛、蛇、出家行走天涯的和尚、离开这里的车子，与整个家园的场景格格不入。母亲在右上角摆放了一个孩子生病了而天使跪在床边守护和祈祷，而爸爸则放了一匹高大的马放在蜘蛛旁边。从现场看到，这匹马的左前脚正要踏下去，且正好在蜘蛛的正上方。而弟弟摆放的是读书的小博士、草地、骑三轮车的男子和车上的一个小孩、佛像前橙色的手和笔。一家四口的关系跃然可见。

如果家庭成员间的关系处于纠结状态或者是一种明显的共生状态，那么最好是使用平行箱庭，让每个成员拥有自己的独立世界，以箱庭来促进个性化进程。这样，每个成员都可以自主地建构自己的世界，同时可以见证彼此的创作过程，分享对方的世界。平行箱庭强调了个体的独特性，对于那些害怕批评、控制或其他负面后果而无法自由表达的家庭，平行箱庭很好地回避了这些难题。

为了了解夫妻间、家庭成员间关系模式，我们通常会一开始让他们先联合创造一个箱庭，然后再根据需要做平行箱庭，尔后再进行联合箱庭，至于何时再做联合箱庭，这需要咨询者根据实际情况进行判断，并征求来访夫妻或家庭的意见来确定。

（一）联合箱庭

联合箱庭是将夫妻或家庭视作一个整体、一个相对封闭的系统。开展联合箱庭，关注的是夫妻之间、家庭内部的关系。

1. 导入

与接待个体咨询一样，初次接待一个家庭时，我们并不急于引导他们来做箱庭。通常可以先进行一次会谈，这样就有了一段短暂的建立信任感的时间，然后再向家庭导入箱庭。

向夫妻或家庭导入箱庭的做法与陪伴成人做个体箱庭一样，需要向他们简要介绍箱庭疗法以及箱庭室内的各种设置，如玩具模型、沙箱等。然后对他们提出做箱庭的建议。我们要关心夫妻或家庭成员对我们提议做箱庭的反应，是否有参与合作一个箱庭的意愿，关注谁更主动些或者更被动些，或者是否哪个成员是拍板决定者，而某个成员可能是屈从或是不服从、反对者。

由于夫妻咨询中，我们面对的是两个成人，他们可能会认为箱庭似乎应该是给小孩子用的游戏，此时我们就需要给予更多的鼓励，说清箱庭对成人尤其是表达内部世界的积极意义。如果他们先前已经有过个体箱庭的体验，那么简单说一下就可以了。通常情况下，如果是有儿童的家庭前来，他们可能会默认某个儿童的问题是需要处理，而家庭其他成员是来配合解决问题的，因此，家长通常会表现出很积极投入的样子，但此时，我们心里一定要清楚他们对儿童问题的最初标定，借用他们的这份积极动力来帮助这个家庭。

如果夫妻或家庭是首次接触箱庭，导入箱庭时，我们可能需要说得更多些，如示范沙子的使用，介绍玩具模型以及联合创作箱庭时的必要规则，比如，是否允许他们商量着创造，创作时玩具的选择是否有数量、类别的限定，摆放用时是否有一定的限定等等。这些方面的规则依据咨询者的理念可能有所不同。笔者在接待夫妻或家庭初次创作联合箱庭时，更喜欢采用张日昇（2006）所创立的限定性团体箱庭的程序，由于家庭内动力不均衡，在联合箱庭中如果让成员们完全自由地表现，可能会出现由于某些成员能量较弱而丧失表现的机会，使他们受到心理创伤，限定性团体箱庭的形式避免了这种不均衡带来的伤害，但因为有了限定，成员受到了约束，不能完全自由表现，也可能少了些对家庭系统运行的观察点。

2. 创作箱庭

虽然我们将一对夫妻或一个家庭视作一个整体，但陪伴这样一个整体与我们陪伴一个人还是有巨大的差异。虽说"不是一家人，不进一家门"，但不可否认的是，即便是一家人，还是有许多差异的。在陪伴夫妻或家庭创作箱庭时，我们与陪伴个人箱庭一样，基本保持静默的态度，但同时还需要在规则受到冲击时维持规则的运行。我们需要对夫妻或家庭功能行为和失功能行为保持接纳，不予评判。

在陪伴家庭箱庭诞生过程中，我们通常要关注：是谁发起箱庭的创造行动？谁是箱庭的主导者、附和者或者违抗者？他们是否试图商量着构建一个共有的世界，或者是争论不休达不成一致意见，还是各做各的？我们需要留意他们合作时的非言语信息，包括当一个成员在摆放玩具时，其他的成员是否会表现出关心，还是无所谓的态度？是否某个成员早早就宣布自己的想法已经表达完毕而不再投入箱庭创作？

如果事先征得来访家庭的同意，当他们投入创作箱庭时，我们就可以在一旁简单记录他们各自的行为以及我们的感受。

3. 体验修正

当家庭成员都宣布作品创作完成时，与个体箱庭一样，我们可以让他们先花几分钟时间，用心从整体上观照一下箱庭世界。也建议他们从不同角度欣赏这个共有的世界。

我们总体上鼓励夫妻或家庭在宣布结束之后不再对作品做太多的改变，但仍然赋予他们这样的权利，鼓励成员对自己感到不太满意的摆放做细微的修改。此时，我们可以观察他们在移动、修正作品时是否只触碰自己摆放的物件，还是也会去触碰其他成员摆放的物件，是否征得同意？然而，这样的鼓励有时会带来巨大的挑战，因为有些成员可能会在获得这样权利时，将其他成员摆放的物件掩埋、移置等等，造成其他成员的反抗。

4. 分享理解

分享与理解是家庭箱庭中具有重要治疗意义的步骤之一。在结束箱庭的创作时，我们会问每一个家庭成员是否愿意分享箱庭，以及鼓励和指导其他家庭成员积极聆听。然而，要让他们好好分享各自的想法，却是一项难题，许多来访家庭的沟通已经非常困难，有些成员是被迫前来的，又可能是被迫投入箱庭创作的，因而可能不愿意说自己的真实想法。通常我们会鼓励家庭某一成员先分享自己的体验，为整个家庭系统的表达提供一个出口。当家庭内动力不均衡时，我们先让相对弱势的成员或者附和者先说自己的体验会更合适些。为了保护弱者的权益，我们可以设定大家使用同等的时间，避免分享被个别成员控制。

我们通常先让每个成员回顾一下整个作品创造过程中自己的行为、认识和感受，讲述自己所设想的箱庭世界，并为这个世界确定一个主题，明确如果在这个世界中，自己可能是哪个物件、所处的情境以及可能的情绪状态。

分享时，我们需要关注正在叙说的成员是否很在意某一个其他成员的评价性态度？这个成员在叙说时是对着咨询者说，还是说给某个成员听？后面叙说者是否受到前面叙说者的影响？

5. 联结现实

当分享与理解了联合箱庭作品之后，咨询者可以与来访家庭一起回到现实问题的面谈中。引导家庭将箱庭作品的创作过程中各成员的行为方式、物件的选用与摆放等等表现与家庭日常生活的情况建立联结，尤其是箱庭中所形成的关系状态与现实中家庭所面临的课题之间的关系，是否生动地再现了家庭模式化了的成员互动方式？

6. 拆除作品

与个体箱庭一样，我们依然主张在来访家庭离开之后再由咨询者拆除作品。当然，有的家庭成员会提出自己拆除，这时可以征求一下其他成员的意见，如果有成员不愿意拆除，那么我们就主张在家庭离开之前保持不拆除。如果家庭成员一致认为要自己拆除，我们遵照他们的愿望，同时观察他们拆除作品时的选择和行动模式。

（二）平行箱庭

平行箱庭是让夫妻或家庭每位成员同一时间内一起在箱庭室分别创作一个作品，这好比是咨询者同时陪伴几个个体做箱庭。这可能使咨询者感到招架不住，因而可以考虑增加助手。当然，成员间并非毫无关系，而是用自己创作箱庭的方式陪伴其他成员。

平行箱庭的基本操作程序与联合箱庭大体相同，只是在个别步骤上注意组织的差异。

1. 导入

同样需要在开始创作箱庭前向夫妻或家庭成员介绍平行箱庭疗法的原理、沙箱选择等情况，尤其是对创作过程中需要注意的事项、规则应有所强调。如果空间足够的话，通常将沙箱摆放宽松些，最好不要并排摆放，而是处于相对独立的角落，以避免家庭成员间相互影响，也有助于成员的创造性表达。

2. 创作箱庭

单独创作箱庭为成员表达自己，说出痛苦、畏惧和希望提供了机会。当家庭成员们表示已经准备就绪，且明白了规则，那么就可以鼓励家庭成员分别创作自己的世界。鼓励他们在创作过程中保持安静，不侵犯其他成员的箱庭世界。有些成员创作比较快，此时要求先完成的成员不去观看、讨论其他成员的创作过程，而是驻留在自己的箱庭世界里。

3. 体验修正

由于是家庭成员分别创作箱庭，虽然我们一般情况下会要求成员不去观看其他同成员的箱庭世界，但实践告诉我们，好奇心使然，大部分成员还是会偷偷地看看别人是怎么摆放的。尽管如此，我们仍然需要有一个简短的体验的步骤，让每个成员对自己的箱庭世界进行整体体验，并允许做一定的修正，然后再组织成员分别去体验其他成员的箱庭世界。很重要的一点是，每位成员在体验其他人的作品时不要进行评论，而是用心去感受对方这样的箱庭可能传递怎样的信息。

4. 分享理解

在分享与理解阶段，与联合箱庭一样，我们通常会让每个成员分别说明自己创作箱庭的内涵，带着其他成员一起倾听他们的描述。通过故事，成员表达出相当重要的内心世界和人际成分。通过询问更深入的问题，我们还可能获得进一步的信息，如：这里的人物是什么？她在做什么？这两人看上去在说些什么？他们在谈论什么呢？你在这一场景里面吗？在这里有你知道的任何人吗？下面将要发生什么？在这里面谁最有能力或者谁最没有能力？

鼓励家庭成员不仅和咨询者分享，更要和家庭其他成员分享。在此基础上允许成员间相互询问、谈论彼此的理解。在理解过程中，咨询者也可以参与到谈论过程中，与家庭成员一起互动，但需要提醒的是，我们的参与、谈论通常被家庭成员视作评价、解释，所以需要特别注意言辞的把握，将对作品的谈论局限在箱庭故事框架内，避免从象征意义出发去对任何成员的作品做出解释、评价和判断。

5. 联结现实

当完成了对每位成员箱庭作品的分享与理解之后，咨询者可将家庭带回面谈区，结合箱庭所表现出来的成员个性差异、家庭内共性，谈论各自的感受，将这些表现与家庭现实生活建立联结，引发成员的思考。

6. 拆除作品

与联合箱庭一样，我们主张等家庭离开箱庭室后再由咨询者与助手一起拆除箱庭作品。但有时家庭成员坚持要自己拆除，这使得拆除作品变得相当复杂，因为存在有的成员想自己拆除，而有的成员却不想拆除。这时候，我们可以先劝说那位想拆除作品的成员，希望将箱庭作品留下来由咨询者拆除。如果对方很坚定，那么咨询者能做的就只能是遵从意见了。如果家庭成员都想自己拆除作品，那么，观察他们如何拆除、是否会去帮助其他成员拆除等信息是很有意义的。当家庭成员在拆除作品时，咨询者可以询问是否需要帮助，得到应允后再去帮助做些细微的援助工作。然而，需要提醒的是，我们帮了哪一个或不帮哪一个，可能会带来有些家庭成员的不满。

二、家庭箱庭的阶段

与个体箱庭相似，家庭联合箱庭同样表现出阶段性特征。这些阶段特征有助于对夫妻关系或家庭动力系统进行评估。

（一）呈现阶段

家庭联合箱庭的最初阶段，夫妻或家庭成员通常都不会根据箱庭场面深思熟虑地选择玩具，再将玩具放到箱庭中，而是根据自己所认为的需要摆进去的就选用了。箱庭中明显的混乱反映出成员间生活和情绪的混乱状态，并且呈现出问题解决的可能途径，因此，也是问题表现的阶段。

L一家因为读二年级的儿子有比较严重的抽动症状前来咨询，在接待儿童完成一系列个体箱庭之后，咨询者决定导入家庭联合箱庭（图2-2，图9-2）。母亲比较着急地在沙箱中心区摆放了一个博士形象，儿子则立即用4个栅栏将其围住，而父亲则在右上角独自堆了一座小山。整个作品的创作过程中，箱庭中所有的人物形象都是母亲摆放的。她说那是自己对孩子的希望，希望孩子能够学业有成、好好学弹琴、好好学习、陪妈妈上街买东西等等。箱庭中除了读书男孩身边那棵树是父亲摆放的之外，其他所有的树木和花、水生动物全部是儿子摆放的，孩子解释说：这是一个才艺园，所有那些人都是雕塑，是摆着供人看的艺术品，而他自己就是中心那尊雕塑，那些水生动物也一样是雕塑。父亲除了在弹琴男孩旁边放了一只猫、在读书男孩后面放了一棵树之外，所有精力都投入到右上角的小山及其周围的建构中，摆放了三只可代表一家人的动物：狮子、兔子、马。最有意思的是，父亲从玩具架上挑选了一座破损的桥，将右上角与其他部分连接起来。母亲与儿子之间依恋关系、父亲与母子之间连接的困难、母亲对孩子的高期待，在初次合作的箱庭中一览无余。一年后，从其父母那里获得反馈才得知，当天晚上他们夫妻俩就箱庭所反映出来的问题彻夜难眠，思考良多。

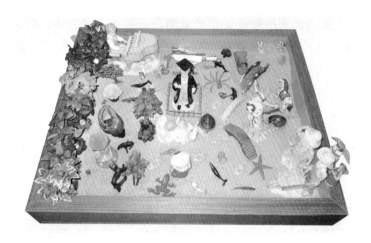

图 9-2　L 家庭首次联合箱庭

（二）挣扎阶段

箱庭冲突场面有明显的或者隐秘的，甚至混乱的景象。在最初的箱庭创作中，双方往往在战斗中消灭对方，也就是创作的箱庭描述出必败的景象。尽管场景反映出其中一方获得了胜利，但是事实上并没有胜利者，战争或者事故中没有幸存下来的生还者，只有双败的结局。

（三）解决阶段

随着积极发展、沟通以及关系建立，箱庭疗法进入第三个阶段，生活重新回到正常状态。箱庭作品变得更有规律和协调了，成员慎重地挑选玩具，细心放置玩具，家庭成员在箱庭场面中发现自己的存在，而且通常扮演的是助人、平等的角色。这通常也是家庭箱庭可以结束的信号。

时隔半年，期间我们陪伴 L 的家庭还做了一次联合箱庭，陪伴儿童做了 6 次个体箱庭。L 一家再次主动提出想做一次家庭联合箱庭（图 9-3）。此次箱庭，父亲与儿子一同构建了箱庭的主体部分，即炼仙丹的部分，父子配合非常默契；母亲只在左上角摆放一个穿着晚礼服的美丽女子、右上角一个花仙子，以及周围的装饰品。整个作品井然有序，一家人的主题非常一致。母亲所摆放的人物不再是箱庭中的主角，而是一个照料者，一个美丽的少女。而父亲与儿子都是炼丹师，两人心领神会、精心放置着玩具，共同构建了一个神圣感十足的场景。制作完毕后，一家人都非常兴奋，因为孩子的抽动症状完全消失，全家沟通很顺畅，父亲经常参与到孩子的教育中，时常带着孩子去锻炼身体。

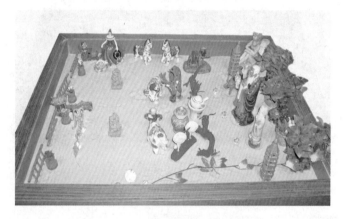

图9—3　L家庭后期家庭联合箱庭

三、家庭箱庭的注意事项

由于面对多个成员，且是有关系的多人系统，咨询者对家庭箱庭可能带来的助益、不同形式的组织形式具有的效果及其关注点都需要有些预先的认识。

（一）联合箱庭的建设性与威胁性

我们通常会在开始时让家庭合作一个联合箱庭，可以相当敏锐地感受到当前家庭内部的冲突，它确实非常生动地再现了家庭结构、互动模式。但是联合箱庭可能给家庭内相对弱势的成员强烈的威胁感，不愿意在箱庭中过度暴露自己的想法，尤其是作为家庭问题的表征者也就是被标定为问题的成员，对此更为抗拒。而且，如果没有确定好规则，又有可能出现有些成员过多表达，有些成员摆放的物件被无休止地移动、处理，带来心理创伤，因而可能出现中途退出的现象。

（二）联合箱庭分享过程中的主讲者与补充者

在联合箱庭的分享阶段，有时为了节省时间，可能会让家庭推荐一位主讲者，让这个主讲者将其理解的整个箱庭故事框架做一个比较完整的介绍，在此过程中，可能其他成员觉得有些内容被误解了，因此需要补充，这就可能造成主讲者介绍的中断。咨询者尽可能阻止这样的中断，让主讲者先将箱庭介绍完整，再让其他成员补充、提问。帮助家庭体验到倾听和理解是非常重要的，而无法做到倾听与理解，着急地做出补充、中断，可能正是家庭问题所在。

（三）联合箱庭与平行箱庭的节奏

第一次联合箱庭可以视作对家庭问题的诊断，可称之为诊断箱庭，之后就可以转入平行箱庭。平行箱庭更强调了个性化的意义，目的是促进个体充分表达自己的情感体验，展示自己的内心世界，在家庭生活中保持坚定的自我，并发展更适应的家庭行为，因此平行箱庭可以称为个性化箱庭。但是，我们不主张持久的个体平行箱庭。因为家庭箱庭的目标是整个家庭动力系统的良好运行，因此，在实施一阶段个体平行箱庭，大概3～4次左右之后，我们通常会鼓励家庭进入联合箱庭阶段。联合箱庭鼓励家庭成员一起思考面对家庭共同的问题，协调各自的行为，处理相互的关系。我们对来访者一般不做指导，只是要求家庭一起用玩具模型构建一个共同的世界。也有一些家庭可能需要更具体一些的指导，如提示他们构建一幅反映过去某个特殊日子或者假期的景象。

（四）对家庭关系动力的关注

家庭在建构箱庭时，咨询者应当考虑以下问题，以便深刻理解来访家庭的关系动力系统。

（1）谁开始箱庭世界的建构？谁结束这个过程？

（2）主题会是什么？谁是主题的引领者、附和者和拒绝者？

（3）家庭成员各自的自我像是什么？是什么样的相互关系？

（4）谁的玩具被其他人触摸或者移动？是谁去触摸或移动？

（5）联合箱庭中是否有截然分离的单元？单元之间由哪些物件连接？是否有合作的单元？

（6）家庭成员是否发出友好的或者敌对的信息？有哪个成员发出"你玩你的，我玩我的"信息吗？

（7）谁建构的最多？每个人所占用的空间是多少？

（8）在创作箱庭的过程中，家庭成员间有相互交流吗？

（9）家庭箱庭过程有组织或者混乱吗？

在建构箱庭过程中，家庭成员的参与程度、反应程度、分化程度、保护程度和拒绝程度是咨询者关注的重点。

（五）咨询者的参与度

在家庭箱庭的形成过程中，咨询者也可能因某些成员摆放的特殊物件而产生情感情绪反应，这是很正常的。但是，一个优秀的箱庭咨询者对自身的情感卷入会有清晰的意识和监控。有时，我们会做出频繁的反思性评价，或者参与到家庭成员间的对话中。因此，在陪伴家庭创作箱庭时，咨询者就需要考虑参与度的问题。我们主张当家庭在创作箱庭时咨询者尽可能不说话，从而能够更专注和尊崇家庭箱庭的建构过程，专注于箱庭对家庭内在动力的开发和对人际关系的调整效果。在分享与理解阶段，我们也尽可能以少量的问题，引发家庭成员间的交流沟通，与家庭的互动也尽可能发生在完成的箱庭故事框架内。

（六）咨询者的作用

箱庭疗法很容易将夫妻和家庭的冲突表达出来，也确实便于直观地观察和处理。正如其他心理咨询与治疗方法一样，箱庭疗法并不能回答所有的一切，但箱庭疗法确实为夫妻和家庭面对家庭困难提供了一种安全的方式。不论咨询者的作用多么重要，来访家庭对问题得以解决的期待为来访家庭成员的心灵提供了转变的准备，箱庭疗法只是促进来访家庭达到自我治愈。成功的咨询者是让自己成为家庭的促进者而不是家庭在箱庭游戏过程中的导演。

（七）不适合使用家庭箱庭的情况

正如个体箱庭有适应人群和不适用人群，家庭箱庭也有其不宜使用的情况。Pearson 和 Wilson（2001）列举了以下四种不适合运用家庭箱庭的情况。

（1）家庭成员间的信任水平很低；

（2）家庭成员间的人际冲突已经到了用身体来表达的程度；

（3）家庭成员使用虐待或攻击的方式作为处理问题的主要工具；

（4）咨询师觉得，可能有一些成员并不想让家庭获得安宁。

第二节　团体箱庭疗法

在介绍完家庭箱庭之后，理解团体箱庭变得容易了许多。因为我们可以将夫妻、恋人、伴侣的箱庭视作只有两个人的团体；多人的家庭箱庭也可看作是运用于一组有特殊关系结构的团体箱庭。但毕竟夫妻、家庭因其亲密程度高于一般团体，因而，团体箱庭活动的组织形式以及注意事项等也略有别于前一节所讲述的家庭箱庭。

一、团体箱庭的优势

团体的形式总是给人一种高效率的印象，因为它可以同时面对多个来访者，且团体成员带来的是活跃和协作的能量。团体组成之后，成员间便形成一个小社会，提供了很多建立关系和发展沟通技巧的机会，他们促进了替代学习、自我意识的发展、自我表露的意愿增加，发展了进入彼此世界的能力。

将箱庭疗法这种游戏形式与团体工作形式相结合，具有多方面的优势（Sweeney，2003）。

（1）增强来访者的自发性，并提高其参与到游戏治疗的水平；

（2）使来访者同时处理心灵内部问题和人际问题；

（3）替代性学习，通过观察其他成员的情绪和行为表达，习得应对行为、问题解决技巧；

（4）帮助来访者从同伴的反馈中实现自我成长和自我探索；

（5）将治疗迁移到生活中；

（6）通过与其他成员的互动，真实地洞察来访者的日常生活；

（7）减少来访者重复和退行到想象的需要；

（8）发展社交技能；

（9）宣泄情绪；

（10）能够降低来访者与咨询者单独相处所产生的焦虑。

二、团体箱庭的形式与过程

不同的理论背景，在应用团体箱庭时的主张也会有所不同。与家庭箱庭相似，根据团体箱庭的组织形式，可区分为平行箱庭、联合箱庭。根据团体成员的构成，可区分为同质团体箱庭和异质团体箱庭。从团体箱庭服务的行业，可以分为来自学校、政府机构、企事业、服务行业以及一些其他领域的团体箱庭。此外还可以有其他的分类维度，不一而足。

在团体箱庭的开展过程中，我们更多采用的是平行箱庭、联合箱庭。由于团体成员的关系可能有别于家庭箱庭，不论是同质团体还是异质团体，团体成员之间不太可能像家庭成员那样相互了解，成员之间的关系也没有家庭那么"剪不断，理还乱"式的纠结。因此，在团体组建初期，我们更倾向于先做几次平行箱庭，在团体动力场作用下，让每个成员先探索自己的独特性，亦即个性化箱庭。当团体成员日渐熟悉，相互间有了更多的了解之后，开展联合箱庭就能够促进团体凝聚力的形成，并最终可能打造成如同一人的整体。

（一）平行箱庭

正如家庭箱庭中的平行箱庭一样，团体的平行箱庭也一样是让每个成员去完成自己的箱庭世界，Kestly（2001）称之为伙伴团体箱庭。这样做的目的是每个成员探索他们自己的独特体验，在重要他人或同伴在场的情况下自由、自发地创作箱庭，其主要目的是确立自我和自尊。

1. 平行箱庭的道具

团体平行箱庭最现实的挑战是咨询者必须拥有足够多的沙箱，以便每个成员都能有一个属于自己的独立世界。虽然卡尔夫最初创立箱庭疗法时，对沙箱的规格有了限定，但在团体箱庭过程中，如果需要，可以变通沙箱的大小和质地，比如，准备一批矩形的蓝色托盘和细沙子，让成员人手一个不标准的"沙箱"。只要是容器，且有沙子这一特殊媒介，箱庭同样具有治疗功效。前文介绍过笔者设计的一款案头箱庭，精小便携，也是可以让团体人手一个地使用。由此又衍生了一个问题，咨询者如何同时应对这么多的来访者？如果使用曼陀罗式团体箱庭，根据人数多少可将沙箱切分成若干小区域，每个成员都在团体背景下完成各自的个人箱庭，这样在整体下的个体平行形式也是很有意义的。

2. 平行箱庭的程序

团体平行箱庭的程序与家庭箱庭中平行箱庭一样，通常都经历导入、创作、体验与修正、分享与理解、记录与拆除等阶段。团体刚开始运行，成员间的陌生感尚未消除，因此，在平行箱庭阶段通常不主张将成员的箱庭世界与其现实的日常生活建立连接。待成员间有了更好的沟通，相互更为理解，大概可以进行团体的联合箱庭时，再将成员在团体箱庭中的表现与其日常生活建立连接。

平行箱庭阶段，我们也同样要求成员在没有得到邀请情况下，尽量不去观看其他成员的创作，更不去对其他成员的箱庭表现评头论足。这种对团体成员的要求不仅有利于形成一种尊重、爱护的氛围，更重要的是引导每个成员在此阶段更关注于自我确立的阶段目标。

3. 面对儿童的设置

要儿童遵守规则是一大难题。如果是大学生、中学生或成人，我们要求他们不观看别人的作品、不评论别人的箱庭，他们通常都能做得到，但儿童尤其是幼儿很难在分享别人箱庭故事的时候安静下来。因此，如果箱庭咨询者面对的是儿童团体，那可能需要好好学习教学管理技术。咨询者要清晰地告知幼儿，在别人说话时要安静地听，可以利用指导语来帮助儿童表达他们的箱庭故事，并让其他儿童注意，不打扰说话的人。

在儿童的团体平行箱庭中，还时常出现成员间相互模仿的情况。儿童团体箱庭时喜欢"访问"他人的世界，评论每个人在箱庭中的创造性表现，容易受到其他成员箱庭作品的影响。他们也会帮助解决他人作品的困境，也很渴望倾听他人的故事。随着团体经验的增长，儿童慢慢地就能用自己的创造去影响其他的成员了。

（二）联合箱庭

我们通常不让成员长时间处于平行箱庭的工作状态，当感觉到团队成员已经出现了建立联结的信息时，咨询者要及时将团体成员引入联合箱庭。在联合箱庭中，所有人共同参与制作一个箱庭世界，由此我们可以看到团体成员是如何建立关系的，如何把各自独特的体验和知觉整合进一个共同的箱庭世界。

如何进行联合箱庭，笔者曾于2003年尝试使用完全自由的团体箱庭，希望通过团体运行自然形成团体自身的规则，但结果发现，没有规矩不成方圆，在没有限定的情况下，强势成员得到了充分的表现，而弱势的成员却时常被伤害，他摆放的玩具处于被忽略、被移动甚至被移出箱庭的状态。图9—4是三位初中生自由团体箱庭的结果。箱庭内表现的是一个繁忙的都市，这一场面事实上都是由其中成员甲主导，成员乙配合，成员丙因为摆放的物件与甲、乙的设想不协调，绝大部分物件都被移到沙箱之外，最终，成员丙在箱庭中只留下压路机旁边的一个小人物，这个人物的形态是一个单眼遮蔽、正半蹲着吼叫的男人。而此后再组织他们来做团体箱庭，成员丙就不愿意参与了。可见，限定就是保护，也是自由，在规则的限定范围内自己的行动都是自由的。也只有确定了团体的规则，才能确保自己的自由。

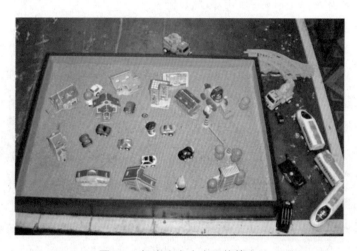

图 9—4 初中生自由小团体箱庭

基于上述经验，笔者认为张日昇（2006）创立的限定性团体箱庭是团体箱庭中最具治疗性的团体治疗体系，其所设定的规则为团体各成员都提供了一个安全的空间。限定性团体箱庭让多位成员排好顺序后，让成员轮番摆放玩具，最终形成一件共同的作品。在团体开始创作之前，先对规则进行解释、说明、强调。

（1）在作品形成过程中，成员间不进行任何言语或非言语的交流。不进行任何的交流，从而没有了共商的机会，使得成员必须更聚精会神地关注其他成员的行动以及箱庭作品的诞生全过程，用心去体验团体的心理动力场。箱庭作品的最终场面不是团体表面的共识，而是各自对团体可能应有结果的期待。因为没有商量，所以团体也不易于被强势成员"绑架"。

（2）每人每轮只做一个动作。一个动作包括堆沙、挖沙等对沙子的利用动作、摆放一个玩具或多个某一小类物件、移动或处理已经摆放好的物件等。有些时候成员觉得某两个或多个物件虽不同类但却不可分割时，可以在物件进入箱庭之前先"组装"成一件再放进箱庭。

（3）落地生根，不论是自己还是他人已经放到沙箱内的物件不再放回玩具架。我们允许成员移动、处理自己以及其他成员曾经摆放的物件，但必须让该物件留存于沙箱内，因为将已经放进沙箱内的物件放回玩具架是对该物件最彻底的处理，会对摆放者造成伤害。

（4）可以提前想着要放什么，但不可提前占有。在团体箱庭中，时常有轮到自己摆放之前，原本想要的物件已经被其他人取走并被放置于自己想要的位置，此时，内心会产生一种被理解的快乐。既然其他人也可能想要，那么，就不应该先占有。

（5）尽可能关心其他成员所摆放的玩具、动作。箱庭是团体共同的世界，因此，只有参与到整个箱庭世界的形成过程，才能更理解其他成员的心理以及团体的心理动力的运行。

（6）陪伴者在差不多可结束时预告。团体箱庭不可能无时间限制，通常一次箱庭快完成时，团体就会呈现出一定的信息，如箱庭场面主体内容已经形成、某轮开始出现成员放弃参与机会、出现多个成员开始用花草树木、彩色珠子等修饰美化箱庭世界、多个成员只是微调物件位置，或者团体呈现出想结束的气氛等。这时候如果立即宣布结束，可能有个别成员还没有准备好，因此通常可以征求团体"再做一轮就结束可以吗？"等方式预告联合箱庭的创作即将完成。

（7）每人都有做与不做的权利。与个体箱庭一样，我们对成员是否愿意投入到团体箱庭的创作过程也持同样自由的态度。当轮到某位成员时，成员不愿意参与，他可以向陪伴者宣布本轮放弃，待下一轮时依然默认对方是要参与的。当然，如果某位成员一直都放弃参与，那么就要考虑团体的构成、设置等相应问题。

（8）第一位与最后一位成员的权利。作为第一位开始的成员，面对的是一个完全空白的沙箱，如何构建当次的箱庭世界，第一位成员通常会产生特有的责任感，心里会有压力、焦虑。通常我们将当次箱庭的沙子选择权归第一位成员。如果不愿意负责为团体箱庭确定格调，通常会选择一棵小的花草树木放在角落里，很少去使用沙子。而如果很有魄力且愿意负责的成员，则可能立即动手使用沙子，堆山挖水等等。由于多人一起创作，如果使用的沙箱是个体沙箱，可能最后一位摆放的成员会感觉没有地盘了。为了"补偿"这种失落感，我们在所有人都宣布完成时，允许最后一位成员有一次修饰的权利，赋予了最后一位成员闭合团体合作的权利。

（9）作品完成后，全体成员进行彻底讨论。因为在箱庭创作阶段不允许成员进行言语和非言语的交流，因此，在完成作品之后，我们通常会组织成员一起分享各自的体验感受。这是一次非常有趣的"头脑风暴"式的讨论，可谓"同一个世界，不同的梦想"。分享阶段，我们可以一轮轮了解大家的创作意图，也可以让成员将自己的想法一次性说完。我们通常还会询问成员："如果在箱庭中，你可能在哪里？""从你自身角度看，作品表现了什么主题？"诸如个体箱庭中的询问都可以用上。当然，既然是团体联合箱庭，更重要的讨论议题应该是相互关系问题，如："当其他成员摆放这些物件时，你有何种体验感受？"在分享讨论时，很重要的一点是我们鼓励成员以欣赏的态度看待伙伴的行动，不对其他成员所做的动作和摆放的物件进行价值判断。

（10）通常在每一轮结束时，都由咨询者负责从不同角度拍摄照片，这有利于后期回顾。结束箱庭时，通常成员们不是现场拆除作品，而是等团体离开后由咨询者负责拆除。众口难调，很难让全体成员都很自愿地拆除箱庭世界，因此这种设置也就避免了部分成员因不愿意拆除而产生的争执。

三、团体联合箱庭的阶段划分

依据不同的理论，可能从不同视角对团体联合箱庭进行阶段划分。

（一）张日昇的团体箱庭阶段划分法

张日昇（2006）着眼于团队成员在创作箱庭过程中人际关系的变化特征，划分为五个阶段。

1."各自为政"、冲突阶段

在初次进行团体箱庭时，经常出现一种现象，即团体成员各自摆各自的，而不顾他人。虽然是在同一个沙箱中进行制作，但从作品中能明显地感觉到彼此的界限和区域非常分明，每个人都在苦心经营自己的"小天地"，希望用尽可能多的玩具表现自己的内心世界，而忽略了其他人的存在，于是形成了"各自为政"的局面。

2. "察言观色"阶段

经过了前一两次的冲突后，团体成员都在进行反思，所以在接下来的几次团体箱庭的制作步调会减慢下来。成员每摆一轮都得非常谨慎和小心，他们在考虑自己摆的东西是否与他人摆的相协调，是否与作品的整体风格相协调，他人是否接受自己，会不会影响到他人等。每一轮用的时间都逐渐延长，所完成的轮数就减少了，成员拿着玩具思考和犹豫的情况也出现得越来越多。

3. 调整、沟通阶段

这一阶段，成员们在制作完成后的交流加深，他们开始开诚布公地谈自己的想法和感受，谈自己的困惑与矛盾，以及对团体的期望，尽管有时争论很激烈，但过后大家都感到非常舒服。

4. 协调共感阶段

这一阶段，大家的团体箱庭制作都感到有了一种默契，他人摆放的玩具正是自己想要摆的，他人对自己所构造场景的修饰也符合自己的意图，自己对他人所摆放东西的修饰也能得到他人的认同，整个团体都达到了一种共感。这一阶段是充满浓浓情意的阶段。从箱庭作品的特点来看，整幅作品的协调性增强了，主题更加明确，虽然玩具的数量减少了，但能感觉到每个玩具或场景都是深情的凝聚。

5. 整合阶段

团体箱庭作品主题明确、流畅整合。对于这一阶段的作品，成员们都非常珍惜，舍不得拆除。团体的融合达到了"自然"的状态，团体成员彼此能够"欣然悦纳"，团体的凝聚力增强，同一团体的成员都有"一家人"的感觉。这个阶段团体成员间的理解和共感已超越了箱庭作品本身，扩展到了他们彼此的生活中。

这一阶段的划分方式，不局限于箱庭作品，更多关注成员间关系的变化，与团体箱庭着眼于团队凝聚力形成的目标是非常一致的。

（二）De Domenico 的团体箱庭阶段划分法

De Domenico（1999）对团体箱庭阶段的划分与其他团体治疗技术对阶段

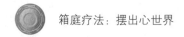

的常规理解是类似的。

1. 无关系阶段

团体成员初始合作阶段通常都会感到紧张、忧虑和焦虑。团体成员在同一个沙箱中摆放玩具，但是，在箱庭世界中，每个成员摆放的部分基本不存在什么关系，显示出明显的个人印迹。似乎每个成员都在做着自己的作品而不关心他人的世界。本阶段咨询者的角色是一个见证者，去反映这个过程，而不做解释。

2. 团体观念建立阶段

当箱庭过程继续，团体凝聚力开始成形。这一阶段主要表现的是成员间拒绝、排斥、包容或支持的需要等问题。当归属感获得增长时，团体箱庭中便开始建立团体观念。团体接纳度越强，团体参与的愿望也在增长。箱庭表现为成员们虽然在自己的区域中构建，但他们开始谈论各自所做的内容，在各自内容之间摆放一些桥梁或连接物。如果让成员讲述团体箱庭故事，虽然故事会有某种形式的联结，但通常都是脱节的。

3. 凝聚力增强阶段

本阶段的表现是，虽然成员们具有个体性地挑选玩具，但他们会一起在团体作品中呈现故事。随着故事展开，成员们摆放更多的玩具以增加故事的内在联系。这被视作典型的治疗阶段。本阶段，针对团体特定的问题，直接做出提示是很有意义的。

4. 自创团体形成阶段

本阶段成员们会感觉自己创立了一个团体，成员间有更多的合作，成员关系获得发展。成员们对大家合作完成的箱庭世界感到兴奋，会对大家所选的玩具进行讨论，箱庭内玩具和故事的凝聚力大大增强。

5. 完整故事阶段

团体在箱庭中共同创作一个完整的故事。成员们在选择物件之前就会讨论计划做个什么样的箱庭作品。成员们是基于心中想好的故事来构建团体箱庭，且随故事发展而变化。因此，箱庭作品具有很清晰的团体基础和关系。

三、团体箱庭的注意事项

面对多人参与的团体箱庭，成员来源、各自成长环境、观念等存在差异，咨询者对团体箱庭可能带来的助益、关注点都需要有些预先的认识。

（一）团体动力场与成员的自我探索

团体箱庭过程中成员间的互动，可能促进成员个体应对自身问题的进程，并且提供支持。箱庭能够反映个体的内在世界，多人参与合作的团体联合箱庭为成员提供了直观面对问题和解决问题的机会。团体成员间能提供解决问题的建议或洞察力，或者只是提供面对问题的情感支持。比如，一位中学生摆放了一个熟睡的婴儿，一条蛇则在婴儿身后不远的小树背后，威胁十足。而另外一位成员则在婴儿与蛇之间放了一个手持冲锋枪的战士面对着蛇，保护感油然而生。

然而，团体动力有时会妨碍团体成员深入地探索个人的问题，尤其是当问题不同质的成员合作箱庭时更是如此。如，成员中一个女孩在箱庭中呈现与家庭有关的冲突，而另外几个成员则表现有关社交情景。在作品形成过程中，可能是受同伴压力和同伴间需要联结的影响，那位具有家庭问题的成员也一起参与了社交情景的建构，而没有继续呈现她自己的个人问题。

为了解决团体动力与个体过程的冲突，在团体组成时就需根据问题的同质性对成员进行匹配。问题同质的成员能够更好地沟通，更快地在团体中感觉到安全。由于箱庭可能呈现一些有关个人情绪和思想的强大心象，安全感对于团体成员来说很重要。对成员进行匹配而非随机分组效果可能更佳。

（二）团体箱庭目标的澄清

如果没有向成员说明团体箱庭的目的，成员尤其是儿童成员可能仅仅将团体箱庭视作"过家家"式的游戏，而不能用心去体验团体箱庭与其个人问题之间的联结。因此，在将团体导入箱庭之前，最好能与团体成员进行一番会谈，让成员澄清团体一起创作箱庭的目的，调整成员对团体箱庭的期待，促进成员思考自己能够为团体做些什么，从而帮助成员认识参与团体的目的和加强成员参与的动力。

（三）平行箱庭与联合箱庭的衔接

经验告诉我们，贸然将团体直接导入联合箱庭无助于团体的运行。在家庭箱庭中，我们在开展家庭成员平行箱庭以促进成员的个性化进程之前，主张第一次做一个家庭的联合箱庭，带着一定的诊断、评估的意图，也称之为诊断箱庭。这缘于家庭系统的形成已有一定时日，需要了解家庭系统的运行情况、家庭结构及其模式。然而，对于前来参加团体箱庭的成员，先前也可能认识，但没有紧密的关联，事先没有利害关系。但是这些成员各自都有自己问题形成的原因、方式，有各自需要处理的问题，因此，我们建议在做团体联合箱庭之前先做几次平行箱庭。正如前文所述，我们不能长时间停留在平行箱庭状态下，而是根据团体成员的成长情况及时引入联合箱庭。如果没有平行箱庭的过渡，在联合箱庭中成员也可能就表现出很明显的壁垒，使用大量界限性的心象，如栅栏、门、行道树、河流等。当然，如果是利益攸关者开展的团体箱庭，如在高校里开展目的为协调女生宿舍人际关系的团体箱庭，则可将宿舍成员视作一个"临时家庭"来对待。

（四）团体分享中的沉默问题

在箱庭的分享阶段，我们不可能期待所有成员都是很健谈的，甚至有些成员不愿意在团体面前表达自己，陷入沉默的状态。如同面谈心理咨询中的沉默，我们通常不着急打破沉默，而是用关怀和包容的态度尊崇成员的这种状态。在箱庭中，只要成员愿意摆放物件，投入箱庭创作，其治疗已经发生。正如个体箱庭中，有些来访者做完作品就不愿意多说了，也同样具有治疗意义。因此，面对成员的沉默，咨询者切记不要试图挑战其阻抗。

（五）成员情绪失控问题

在箱庭的创作或分享阶段，都可能出现有些成员因箱庭情景、心象引发了成员过去的某些极其痛苦的回忆，触动了内心的创伤。过去的感觉和影像在头脑、身体、心理快速呈现，引发极其痛苦的感觉，情绪失控，甚至站不起来。面对情绪失控，咨询师最需要做的是给予力量支持，可能需要有身体的接触，让成员能站起来，能睁开眼睛，让成员放松，转移注意，让成员从这种创伤闪回、过度伤心的情景中脱离出来，并且让其他成员参与到支持性工作中来，用团体的动力支持成员。如果创伤者无法从团体中感受到支持，那么，这个成员在这个团体中会象征性地死亡，在其后的团体箱庭中将无力参与，或者回避、掩饰，甚至离开团体。

有些情绪失控的成员可能会冲出箱庭室，此时咨询者将陷入一个艰难的选择境地。如果我们也跑出去试图去安抚这个成员，那么便将其他成员抛弃在箱庭室内，可能会激起其他成员对咨询者和该成员的愤怒。最好是安排成员中具有较好处理能力的人或者跟情绪失控的成员关系比较密切的人去安抚这个成员。毕竟是团体工作，团体运行中出现的问题也应由团体自己去处理，使团体动力处于流转状态，从而使团体真正成为成员问题解决的促进者。

（六）成员冲突

由于成员之间相互不理解，或者理解视角不同，在箱庭创作过程中难免出现不一致的表现，甚至是冲突场面的呈现。对于箱庭作品中呈现的冲突，我们通常留待分享讨论部分，鼓励成员充分表达自己的愤怒、不满、伤感，情绪都可以表达。有些成员可能将箱庭场景中的冲突场面迁移到现实情境，成员间出现肢体或言语的冲突，咨询者当务之急是避免这样的冲突言行，并且避免其他无关成员卷入双方的冲突，而且，尽量促使其他成员能够成为冲突协调者。

（七）团体联合箱庭的关注点

1. 成员的态度

关注每个成员的情绪与态度，言语和行为表达。由于团体成员不一定同时到达，因此可以在等待的时候进行简短交流，并且关注成员之间的交流。

2. 联合箱庭作品的形成过程

注意成员的每一个动作、摆放的物件，对其他成员动作、摆放玩具的反应。关注成员间共同构建的单元，单元间的关联物或障碍物，关注每一个成员在这一特定时空里的心灵呈现及关联。

3. 联合箱庭的场面、自我像的关系

关注箱庭场面总体表现的内容，各成员对箱庭场面的主题概括以及这一主题与场面的关系，呈现在箱庭作品中的成员相互关系，如各自的自我像、玩具、区域之间的关系。

4. 箱庭场面的领导者与修饰者

箱庭场面是否由第一位成员还是其他的成员主导？其他成员在箱庭场面形成中的贡献。成员中哪位在成员间穿梭、修饰？通常这样的成员会出现在箱庭中找不到自我像的情况，很生动地再现了现实生活中自我迷失的状态。此外，还需要关注成员间的行为互动、言语交谈以及对团体的反应等。

第十章　心理秩序的建构：
一位自闭症谱系障碍儿童的箱庭过程

　　自闭症谱系障碍（autism spectrum disorders，ASD）是一种有神经基础的广泛性发展障碍，其共同特征是普遍存在社会交流障碍、兴趣狭窄和行为刻板等临床表现。在原有的诊断标准中，自闭症（autism，国内也称孤独症）和阿斯伯格综合征（Asperger syndrome，AS）是该谱系障碍中最为常见的，也是症状最严重和最轻的两端。本章所介绍的案例奇奇是一位 AS 儿童。AS 患者主要以社交障碍和狭窄、刻板的兴趣行为为特征，但无语言发育障碍，且认知能力正常。2013 年 5 月 18 日美国精神疾病协会正式推出的《精神疾病诊断与统计手册》第五版（DSM－Ⅴ）不再单独出现自闭症、阿斯伯格综合征等亚类，统称自闭症谱系障碍（autism spectrum disorders，ASD）。但国内目前仍然使用 DSM－Ⅳ、CCMD－3 对 ASD 进行分类诊断。

　　作为游戏疗法的一种，箱庭疗法是一种高度形象生动的超越言语、文化障碍的心理咨询方式，特别适合于聋哑或听力、言语困难的儿童（Betman，2004）。国内外个案研究报告了箱庭疗法对 ASD 的有效性（樱井素子、张日昇，1999；Zhang & Kou，2005）。Lu，Petersen 和 Lacroix（2010）通过对 25 名 ASD 小学生持续 10 次的箱庭治疗，发现这些儿童的言语表达、社会交往以及象征性、自发性、创意性游戏增多，认为创造性活动可以作为当前自闭症康复学校进行行为或社会技能教学活动的重要补充。目前，该疗法已引起国内一些自闭症培训机构的兴趣，将箱庭疗法与应用行为分析疗法（ABA）和自闭症及有关交流障碍儿童教育训练项目（TEACCH）等相结合，开展 ASD 的康复、培训。

第一节　个案简介

一、来访者简况

奇奇（化名），男，5 岁，在某市某幼儿园读中班。由于注意力不集中、不听话，行为莽撞、不守纪律，家人疑其是注意缺陷与多动障碍（ADHD），经朋友介绍前来接受咨询。初次接待时，奇奇的父母、伯父母一起陪伴前来。

二、主诉

父母等亲属介绍说，据幼儿园老师反映，奇奇在幼儿园很孤立，不懂得如何与其他小朋友一起玩，经常因为用拳头打小朋友而被老师批评；奇奇很好动，上课时不时起立走动。

三、父母的观察与反映

父母认为奇奇是挺聪明的孩子，但他喜欢一个人玩玩具，尽量回避与同学一起做游戏，不和别人交往；对父母以及他人的呼唤充耳不闻，得叫好几声，而且声音越来越大时才会回头看一眼。回避与人目光接触，和父母也没办法目光对视。情绪不稳定，容易激惹，做事不计后果，好像很不懂事理，训斥之后仍然会再犯同样的错误；时常面无表情，比较冷漠，不懂得关心他人；能够说话，但不喜欢说话，只有当他自己需要时才会与父母说话。

四、家庭状况

奇奇是家中的独生子，长时间与母亲在一起而与父亲较疏远。其父亲也是一位不爱说话的人，在距离市区最远的一个县城上班，是一名公务员，每周末或每两周回家一次，偶尔到市区出差时也回家。母亲在医院工作，工作性质决定了她经常轮班。爷爷奶奶早已退休在家，因此，奇奇时常寄在爷爷家里，奶奶照顾的时间也比较多。家庭经济状况良好。奇奇的伯父母也在市区工作，育有一女，较奇奇年长。父母等亲属在介绍奇奇的表现时，主要是母亲在陈述。母亲对孩子较有耐心，也时常开导、教育，父亲相对不够耐心，时常流露出厌烦情绪。当咨询师指出奇奇可能不是 ADHD，而可能是 ASD 中的一种时，全体家属沉默了一下，似乎对这方面的判断已经有心理上的准备，只不过不愿意接受罢了。因而，母亲相对迫切地询问什么时间可以开始接受

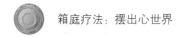

有规律的训练。

五、成长史与教育史

奇奇经剖宫术足月出生。据母亲反映，孩子在成长过程中并未患过特别疾病，未见其他特殊的行为，长得白净，不爱笑，说话年龄略晚于同龄人。入市属某幼儿园学习，该幼儿园是省级示范园，教育条件优越，教学理念先进。奇奇自小小班开始到该园学习，再过 1 年即将上小学。据母亲介绍，奇奇所在班级的教师很关注他的行为，因奇奇在班级不能建立友谊关系，且有多种不遵守课堂纪律的行为，幼儿园教师建议家长带孩子寻求心理帮助。

六、咨询师初见印象

奇奇来到箱庭室后就看到很多玩具模型，非常兴奋，并立即跑到交通工具专柜挑选汽车模型，根本不主动与咨询师打招呼。母亲反映说奇奇非常喜欢汽车类玩具，喜欢转车轮子，对其他类玩具模型不感兴趣。咨询师发现，当奇奇在选择汽车模型时，面向玩具架，背对着大家，对满屋子大人们的说话置若罔闻，旁若无人，自顾自地兴奋着，并快速拿玩具模型放到湿沙箱里，对大人叫唤其姓名均不予反应。当母亲以特别生气的语气且声调升高后连叫三次，他才回过头来看母亲一眼。奇奇能够发音，嘟嚷着个别言辞，但听不清，不与人交流；在箱庭室里时常趔趄，自己绊倒；让其将沙子装进小杯，奇奇无法完成，沙子全部洒落在杯子外。奇奇外貌很清秀英俊，当父母要求其见咨询师时，奇奇不会打招呼，面无表情，无法与他人目光交流。奇奇选好玩具后总是绕一大圈再放到沙箱里。

七、临床诊断

根据父母的介绍以及对奇奇在现场表现的观察，根据 DSM－Ⅳ、CCMD－3 有关 AS 的诊断标准，对奇奇诊断如下：

首先，奇奇存在社会交往障碍，使用非言语性行为进行社会交往的能力不足，目光对视困难，面无表情，不能建立与其年龄相对应的适当的伙伴关系，缺乏自发地寻找与他人分享快乐、喜好的欲望，缺少交际性的和情感性的互惠行为。其次，存在局限、狭窄的兴趣。对汽车类玩具模型极其热衷，且主要喜欢玩弄车轮，其强烈程度和兴趣集中之处不寻常。上述这些障碍严重损害了奇奇的人际交往以及课堂学习。第三，动作技能较差，眼手协调不佳。但是，奇奇在语言发育上没有明显的临床意义上的全面迟滞，能说话，只是不想说，且说话发音似乎不清晰，无智能障碍。根据其父母反映，奇奇也有想与他人建立关系的愿望，但不知该如何适当地与人交往。综合其症状表现，可诊断为 AS。

第二节　箱庭疗法援助过程

自从初次接待开始，咨询师陪伴奇奇共完成了 44 次箱庭，其中 1 次为母子合作的作品。每次接待 1 小时左右，根据奇奇在箱庭室中的表现，时间有时可能减少或增加，但通常不超过 70 分钟。

每次箱庭疗法过程均包括两个核心阶段：作品制作阶段和理解、体验阶段。由于 ASD 儿童的特殊性，奇奇基本不需要咨询师引导就可以自行去找玩具模型，不与咨询师言语沟通，也不愿意与咨询师讲太多有关其作品的内容。在箱庭作品制作阶段，咨询师都会告诉奇奇，可以选择自己需要的玩具模型在沙箱中创造一个场面，咨询者则在一旁静默地陪伴着，对来访者在沙箱里创作过程保持一种欣赏的态度。当奇奇因个头不够需要帮助时，咨询师会在其要求下帮助取下高处的玩具模型。当奇奇表现出故意破坏玩具时，咨询师会以玩具的拟人化语气表达要求，希望他不破坏。当来访者示意箱庭作品已经制作完成时，咨询师会半蹲下来陪伴奇奇站在箱庭前，听他讲箱庭故事。同样会要求奇奇对作品的主题进行概括或为作品命名。咨询者不向奇奇分析、解释箱庭作品的象征意义，不根据箱庭的场面、心象对来访者的人格进行诊断性评价。在征得奇奇同意之后，咨询师会在奇奇在场情况下，向其母亲简要介绍奇奇今天在箱庭中的创作过程，并引导父母从积极角度来看孩子的作品。

44 次的箱庭依据其主题、心象表达等可大致区分为问题呈现、混乱、转变、到达自性等四个阶段，并进一步划分为 8 个次级阶段。

一、问题的呈现阶段

第 1 次箱庭

时间：某年 4 月 15 日

　　这是奇奇第一次来到箱庭室，也就是初次接待他以及家属时，咨询者一边倾听着家人介绍奇奇的症状，一边关注着奇奇，让他自由地在箱庭室里游玩。当天的箱庭室由于之前的来访者将两个沙箱的沙子都和成湿沙了，所以，奇奇只能在湿沙箱的基础上做游戏了。奇奇一进箱庭室就看到很多玩具，就表现得非常兴奋。奶奶告诉他玩具架上有许多汽车，他就一头埋在那个角落了。在咨询师引导下，母亲多次叫唤之后，奇奇站到沙箱前摸了摸沙子，然后拿玩具到沙箱上摆放。在接待其家属过程中，咨询师让奇奇自由地选择玩具到沙箱制作作品，并告诉家属不予干涉。因为咨询师觉得当着孩子的面听家长"告状"可能影响咨询师与奇奇之间信任关系的建立，所以示意其父母简单说一下孩子的情况，然后一起陪伴孩子做第一个作品。但由于急切的心情左右着，父母、奶奶都忍不住向咨询师反映孩子在家中、幼儿园的表现。奇奇似乎只专注于他面前的汽车模型，对大人们的交流并不在意。但咨询师感觉事实上他保持着相当的警惕，因为当父亲反映说对奇奇的训斥不起作用时，奇奇回头看了一眼父亲，然后再专注于挑选玩具。

　　在这次作品中，奇奇最先放进沙箱里的是右上角的那座高塔。他似乎特别喜欢这个模型，拿起来时就冲着它笑了。也分不清奇奇后来都按哪一顺序拿的玩具，但最终呈现在大家面前的是一幅很零乱的场面。在制作过程中，奇奇始终面带笑容地奔跑着取玩具、摆玩具。因为现场人较多，奇奇经常穿梭于人与人的缝隙，但看他似乎有些乐此不疲的样子。在箱庭作品中，奇奇试图制作一个热闹的城市，有许多房子、许多车辆，也摆放了好几座桥梁，并试图将一些车辆放在桥上排成队。但是，奇奇很难将这些车摆放整齐，场面上的许多车辆相互碰撞在一起，甚至有些车辆侧翻了（图10-1）。这样的场景对于父亲来说似乎很难忍受，他批评奇奇"车子怎么能那样撞在一起？"、"房子倾斜了应该扶正一下"等等。从其口气听来这样的交通状态很"不吉利"似的。但奇奇似乎对父亲的这些说法丝毫不在意，并不去扶正那些车辆。母亲也想与父亲保持一致的观点说奇奇，但咨询师告诉家长们尽量不干涉孩子的游戏，因此，家长们在奇奇后半段的箱庭制作过程中批评和干涉的就较少。奇奇的初始箱庭完成后，咨询师试图向他了解一下作品的内容，但奇奇嘟囔一句就跑开了，咨询师压根儿听不出他说的是什么，但孩子不愿意交流，因此也就作罢。

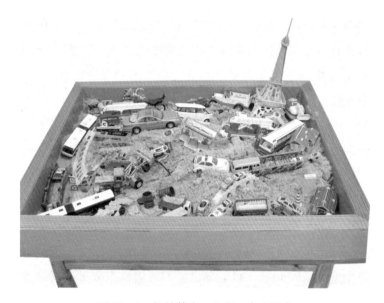

图 10—1　初始箱庭　主题：车水马龙

咨询师深切地感受到奇奇对车辆的强烈兴趣，也从作品场面上感受到奇奇无序的心理世界，这样的场面确实让人不知这些车辆从何处驶往何方。但奇奇的初始箱庭中那三座桥梁却发挥了极其重要的规范作用，在零乱的场面中，至少桥上的车辆是有序的。此外，虽然家长都说奇奇只喜欢车辆模型的玩具，但在箱庭室里，奇奇除了使用车辆，还是使用了多个房子等建筑类模型，还有桥梁、旗帜、小河流、轨道、油桶、交通标志，还莫名其妙地放了一个黄色小橱柜的模型。由此可见，局限、狭窄的兴趣也可能受环境的影响有所拓展。咨询师告诉奇奇的父母，如果这些车辆今后能有序地排列成车队，那可能就是奇奇的进步表现了。在看到问题的同时，也看到了解决问题的办法和能量所在。

二、混乱阶段

本阶段包括第 2 次至第 20 次箱庭，共 19 次，可区分为三个次级阶段。

（一）情绪表达——点火与救助

本部分包括第 2 次至第 7 次箱庭，共 6 次。

第 2 次箱庭

时间：某年 4 月 18 日

经与奇奇父母商议，从此次箱庭开始，咨询师每周一次陪伴奇奇开展箱庭游戏。此次奇奇由母亲送来，由于担心奇奇与咨询师不熟悉会中途寻找妈妈，所以商量后让母亲在咨询室外等候，由咨询师单独陪伴奇奇，事实上，奇奇对此并无丝毫的介意，他只沉浸在自己的游戏里。

一开始，奇奇就被汽车、交通标志等物体所吸引，他选择了一个加油站摆放在沙箱的左上角，然后手里拿着一个小汽车模型，去浏览其他的玩具架。突然发现了一盒火柴，他非常兴奋地拿出一支火柴，要将其点着，可是由于不协调，总是没有实现，他就求助于咨询师。咨询师觉得虽然点火有些许的危险，但应该在可控范围，所以就帮他点着火柴。奇奇的动作令人感到非常惊讶，他居然试图将点着的火柴插到左上角的加油站那里！可是由于火柴燃烧得较快，中途火柴就灭了，而奇奇也就不再尝试点火了。紧接着一辆消防车鸣着警笛从玩具架急驰着进入箱庭中，尔后是一辆救护车。接着，奇奇试图用积木在箱庭中建构个城堡之类的，建构得非常整齐、精巧（图 10-2），但在笔者最终拍照后，他就将这个城堡推倒了，留下一片狼藉（图 10-3）。奇奇选了 6 个房屋模型，很认真地摆放到箱庭中，又选择了两个电视机、洗衣机等家庭用品，构成了一个小区的场景。然后奇奇就再次专注地摆放车辆、桥梁、交通标志等。奇奇发现了那些可拼接的火车模型，就用力将这些火车模型拆卸开，然后再试图拼装起来，可是大部分对不准接口，最终只拼接了一只，放在箱庭右侧桥梁上，他还将轨道拼接起来放在右下区。从箱庭最终的场面上看，左侧连接的两座桥梁上有 4 部赛车排列得很有秩序，从左下往中部隐约间也有一个车队。虽然依然很乱，但是比第一次的作品整齐多了。咨询师让其母亲进来一起欣赏孩子的作品，但奇奇仍然不愿意说话，笑着就跑出门去了。咨询师感觉奇奇自己其实也在努力地建构其秩序。在咨询师拍摄箱庭作品时，奇奇不说话，却站在箱庭作品后面冲着咨询师笑，意思是要求咨询师帮他拍一张。咨询师发现，奇奇的笑容其实非常灿烂。

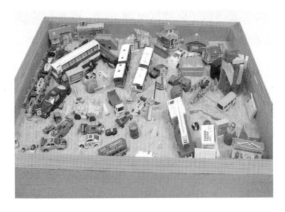

图 10—2　第 2 次　主题：车水马龙

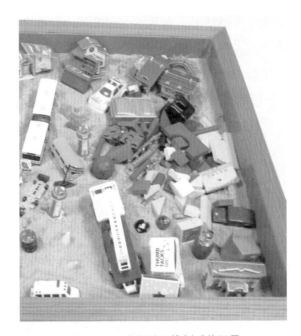

图 10—3　右侧城堡推倒后的场景

第 3 次箱庭

时间：某年 4 月 25 日

在此次见面前，咨询师单独约见了奇奇的母亲，向其更详细地了解奇奇的情况，与其交流了在家庭中如何更好地与孩子相处，帮助奇奇发展社会交往能力。同时，也提出尝试着当孩子做箱庭时母亲可以离开，等结束时再来接。

奇奇似乎已经熟悉了箱庭室的环境，所以母亲送他进入箱庭室后他就直接去玩具架自顾自地挑选玩具了。他第一个选择的还是那个加油站，也仍然放在左上角。然后还是兴奋地点火，但仍然没有来得及将点燃的火柴插入加油站正面。紧接着就是两部消防车鸣着警笛驶入、救护车出现。此次箱庭中，奇奇在沙箱中部放了一座大房子，在右上角放了两座房子，放了 7 座大小不一的桥梁。令人印象深刻的是，奇奇在右上角的房子处放了家电设备和两个酒瓶、食品组合，构成了一个家园的场景，但是这一个家园并没有明确的界限。奇奇在上侧中部还用两片栅栏形成一座桥梁的样子，一部公交车正通过那里。与前两次相似的是，一座大桥上很有序通过的车队，也使得桥梁的功能得到了体现。奇奇还去拼接了一会儿小火车模型，但最终也只成功拼接一只，放在箱庭的中下区。他将那些油桶打开，试图将沙子装进去，但没有办法完成，只好直接用舀的方式装好沙子，再盖起来，放在右下角的桥梁两侧（图 10—4）。奇奇在跑来跑去取玩具时，时常自己绊倒，虽然不会摔得很重，但不免令人担心，所以咨询师就提醒他别那么急。但是这种提醒似乎对奇奇来说是无意义的。

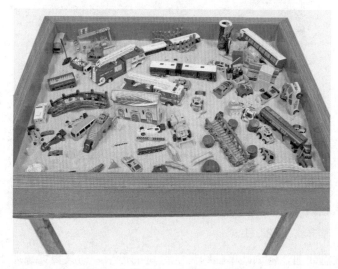

图 10—4 第 3 次　主题：车水马龙

今天奇奇的父亲回市区办事，所以由他来接奇奇。父亲进来时，看到箱庭仍然很零乱，而且，右侧有一部车是倒栽着，就很生气地说："车怎么能倒插着?!"但奇奇并不理会爸爸的评价，也不说自己作品的内容。笔者隐约感觉到爸爸对奇奇来做箱庭的效果不太满意。

第 4 次箱庭

时间：某年 4 月 30 日

按照原先时间安排恰巧碰上"五一"假期，所以提前进行。奇奇来箱庭室似乎很开心，也很期待来。一进门时站在门口看了咨询师一下，然后就直接去玩具架前了。他仍然先选择那个加油站，但放在了右下角，然后还是点火，令笔者惊讶的是，他能将火柴对准火柴盒上的摩擦面了，但由于火柴头有些受潮了，没有点着。奇奇执意要实现这个目标，所以笔者就帮其点着火柴。他非常兴奋地将火柴插入加油站下方，接着又是消防车和救护车。在箱庭上侧与左下放 5 座房子和 3 座桥梁。在右侧用两片栅栏做成护栏，摆出油罐车刚通过那里的样子。然后又是放各类汽车、交通标志，他喜欢将车子放在桥上让其滑行下去。他似乎特别喜爱油罐车、油桶和小货车，因为小货车的车后斗能支起来倒沙子，他来来回回地装沙、倒沙，只是装沙的时候经常对不准。

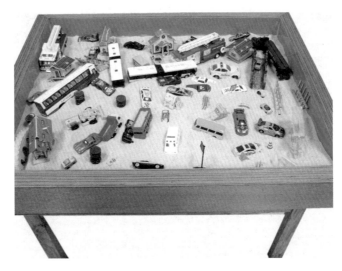

图 10－5 第 4 次 主题：车水马龙

　　箱庭的场面依然有些零乱，但还是显得比前几次清晰些（图10—5）。在点火、装沙遇到困难时，会向咨询师主动求助，也比较有笑容。箱庭制作完成后，笔者仍然会试图询问有关箱庭的主题和内容，令人兴奋的是，奇奇告诉笔者此次作品的名字叫"车水马龙"！声音非常清晰、悦耳。这无疑是对咨询师的莫大奖赏！因咨询师感觉此前三次箱庭的场面都与此次相似，所以就问他前面三次作品是否都可以叫作"车水马龙"，他很高兴地同意了。奇奇还是自己绊倒两次，其中一次笔者感觉就好像是表演给咨询师看一样，因为在他摔倒时却是笑着看咨询师的。

第5次箱庭

时间：某年5月11日

　　奇奇此次来制作箱庭与先前不同，他首先到沙箱前玩沙子。咨询师示意他沙子可以用来雕塑，他也确实将沙子移开了一点，露出小面积的蓝色。然后，奇奇再次拿了那个加油站放在右下部分，仍然点火，接着就是消防车、救护车的到来。这种仪式化的行为究竟想表达什么？是负性情绪的表达还是对危险的感知？奇奇依然很执着地摆放各类汽车、交通标志。但是，与前四次都不同的是奇奇摆放了10多架飞机，奇奇说这是一个飞机场（图10—6）。显然，由汽车到飞机，他的兴趣扩大了。

　　此次箱庭过程中，奇奇的一个行为让咨询师感到困惑，他从沙箱去玩具架选车辆时，不是点对点的行走，而是走到动物类玩具架前，然后左手伸直，朝着交通工具玩具架行进，这样，大量的动物模型就被其扫到地上，他也不去捡拾，似乎根本不在意似的。在选择车辆时，常常是猛地将玩具架上摆得很整齐的车辆拢成一堆，却只拿了其中一只。奇奇的这种行为似乎带着一点故意捣乱的意思，是否是尝试着探查咨询者对待他的容忍度？咨询师并不去阻止奇奇的行为，只是模拟着玩具的语气说："摔得好痛啊！"奇奇就会咯咯咯地笑起来。

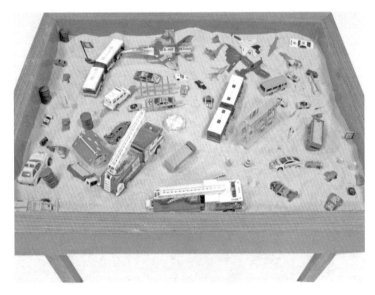

图 10—6　第 5 次　主题：飞机场

第 6 次箱庭

时间：某年 5 月 18 日

与往常一样，奇奇直接去拿那个加油站放在中上侧。咨询师心想，是否还要进行"点火—灭火—救护"仪式？但出乎意外的是，今天奇奇不再点火了，而是在加油站前面摆放了一排交通标志，以及几辆车，感觉是一个加油的场景。还在箱庭的中下区做了一个环岛。接着奇奇拿了一座房子放在右侧，在房子的一侧也摆放好几辆汽车。奇奇再次将消防车、救护车取来，还放了许多小车（图 10—7）。这个过程，奇奇仍然存在故意破坏的行为，他的作品中并没有使用亭台楼阁类的模型，但却依然将所有亭台楼阁用劲拢在一起（图 10—8），还将那些不使用的汽车也拢在一起。

在结束箱庭制作后，咨询师询问奇奇有关作品的内容，令笔者兴奋的是，奇奇将箱庭中的那座房子说成是一座修车厂，那一排车辆出现故障，正在接受修理，而他自己的汽车——那辆棕色的小车正在等待修理。修车也就是修复的意思，而最令笔者兴奋的是，他的作品中居然出现了"自我"——那辆等待修理的车辆。此次作品具有非常重要的转化意义。母亲来接奇奇时向咨询师反映，接受箱庭疗法训练这一阶段，幼儿园老师就感觉到奇奇发生变化了，现在上课到处乱跑的现象已经极少发生。

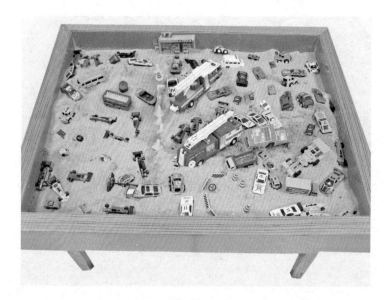

图 10－7　第 6 次　主题：修车

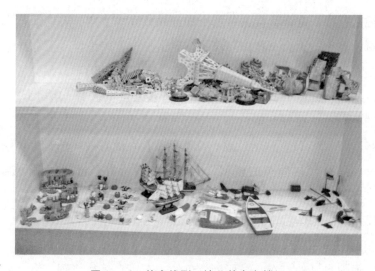

图 10－8　故意拢到一块儿的亭台楼阁

第 7 次箱庭

时间：某年 5 月 26 日

奇奇来到箱庭室时，仍然去拿那个加油站，放在了左上角，也不再点火了，看来"点火—灭火—救护"这一仪式确实完成了。但奇奇后来还是选择了那两部消防车、一部救护车，车辆也仍然摆放得比较零乱。他在沙箱中部用交通标志制作了一个环岛，在右侧摆了 4 架飞机。后来奇奇说他这次作品的名字叫"飞机场"（图 10—9），就不再多说话了。在制作这个作品过程中，奇奇仍然会故意将玩具架的玩具扫到地上，或将车辆用劲拢在一起。但让笔者欣慰的是，奇奇此次在家具类玩具架前停留了一段时间，就在玩具架上摆放了一个家庭内的场景（图 10—10）。

笔者突然想起来，在第二、三次作品中出现的家庭内部构造部分，从第四次到这一次作品中都没有得到表现，而玩具架上的这一构造，似乎在传递着家园的信息，也似乎是在表现修复人际交往的意愿。此外，奇奇还特意站到人物类玩具架前端详了好一会儿，并将几个人物特意放倒排成一排（图 10—11），然后再去动物类玩具前将几只动物放倒。

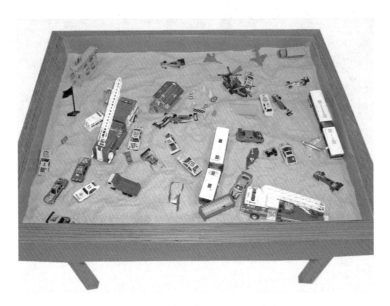

图 10—9　第 7 次　主题：飞机场

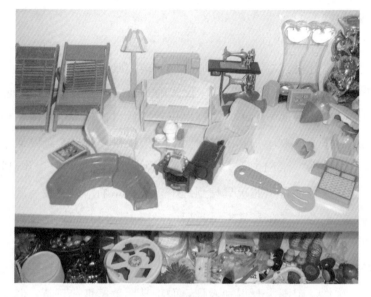

图 10—10 家具玩具架上的构造

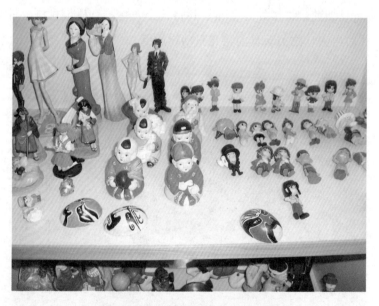

图 10—11 放倒排列的人物类玩具

（二）从无序到有序的嬗变——进城

本部分包括第 8 次至第 12 次箱庭，共 5 次。

第 8 次箱庭

时间：某年 6 月 4 日

奇奇此次居然没有再拿那个加油站了，而是拿着一只双节公交车在沙子表面上绕来绕去画出一条弯弯曲曲的路。这样玩沙玩了好一阵子才开始选择其他的玩具。他突然想起可以拿积木来搭，最终他在中上区搭了一个门一样的结构，另外一片黄色、一片红色有半圆开口的积木放在右下角。他将好几辆小轿车从左上区的那个门开始排成一个车队。车队中部有两辆车似乎在抢道，一辆车刚刚通过那座门，后面是一辆载土货车。其他的车辆行进方向比较多样，也似乎没有车队可言。他用交通标志在左侧做了一个半圆形的隔离带。有意思的是，奇奇将那片用来刮平沙子的白色塑料板放在左下角的边框上，挑选了 5 颗珠子放在上面（图 10—12）。这次箱庭过程中，奇奇没有再将玩具扫到地上，也没有故意将玩具拢在一起。

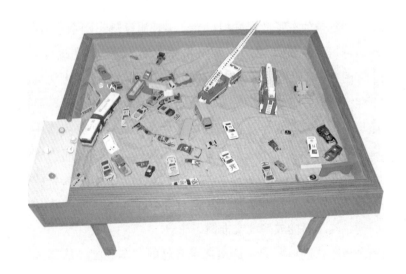

图 10—12　第 8 次　主题：进城

奇奇说那列车队是要进城，正在郊区进城的路上。中上区的那个门是两个地区交界处的欢迎牌，上面写"某某人民欢迎您！"右下角那门洞就是城门。那浅蓝色的小车抢了那部粉白色小车的道，而那部载土车是运载材料进城建房子用。咨询师发现，奇奇已经能一次性用手抓着沙子倒入车斗，眼手配合很自然了，也不知曾几何时进步了。当咨询师问其自己在哪里时，奇奇指着那部被抢道的车说是他的。当咨询师询问他那 5 颗珠子的意思，他说："很好看。"此次作品似乎与前几次作品没有衔接关系，但"进城"这一主题具有很重要的象征意义，从郊区到城市，是秩序、规则建立的过程。而奇奇再次确认了他自己的车，前一次确认的"自我"车是在等待修理的车，而此次的"自我"车则是被抢道的车，但不论如何，这部车都行进在进城的路上。

第 9 次箱庭

时间：某年 6 月 15 日

奇奇又选择了那个加油站放在箱庭的中上侧。与前一次箱庭一样，奇奇拿了一辆公交车在沙箱里迂回着开出一条弯弯曲曲的路。然后在左侧放上 3 座房子，有的房子都已经压着起先开出来的路了。接着，奇奇又开始摆放各种车辆，还将两只火车拼接了一起放在右下。起初还能看出一个相对整齐的车队，但后来慢慢地又乱了。奇奇拿了许多积木，在右侧搭了一个城门的样子，并且将一部红色的车子放在城门口处，表现出这部车刚刚进城门的样子，场面很生动。奇奇跟咨询师说这座城门非常豪华，那部红色轿车是自己的，就要进城了（图 10－13）。他对自己当前的表现很满意，所以要咨询师给他的作品拍一下照。但当咨询师拍照完毕后，奇奇却将城门拆除了，而在右上角又摆放一座房子，然后在房子前面摆放了一些沙发椅等家庭生活用品，构建出一个家庭内部的场景。只是这个家庭的场景与外部场景之间仍然没有界限（图 10－14）。他还在左下、中下区各放一座桥梁，并且有意地将沙箱中一旁的黑色小车和红色小车分别放在桥上，这样车队又形成了。奇奇又一次故意将亭台楼阁类、汽车等拢成一堆或推倒。

从上一次箱庭"进城"起，这次奇奇自己的"车"已经从郊区行进到了城门，并且似乎已经回到了城里的家。只是这个"家园"尚未与外界清晰地区分开。家庭内部场景的出现，让人产生刚才进城的车到家了感觉，一种行进的状态。这种行进的感觉可以看作是心理能量的流动，从郊区到市区，也是一种秩序感的建立。

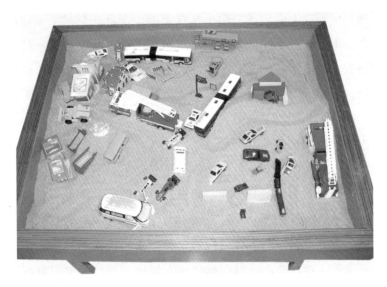

图 10—13　第 9 次　主题：进城加油

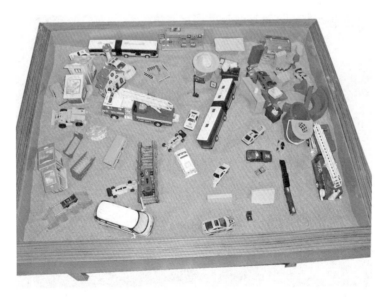

图 10—14　城门拆除后建立了家庭内部结构

第 10 次箱庭

时间：某年 6 月 22 日

奇奇在左侧挖出了一小片蓝色水域的样子，还在旁边放一座小桥。可是后来他不知为何却在上面放了一辆小车在上面。奇奇还是放了加油站、消防车、救护车，但分布在不同区域。他还用积木搭建了几个组合，其中一个类似于上次箱庭中的城门。此次箱庭中最大的亮点就是他在沙箱的正中心摆放了一套桌椅、钢琴、冰箱、电话机等生活用品，形成了一个相对闭合的家庭内部结构。奇奇依然摆放了许多汽车，右侧一座高楼大厦，一下子就将这一场景确立为很繁忙的城市内部的景象了（图10—15）。奇奇说这是一座大城市，他的车是中下区的那部红色的轿车，正在城里街道上行进。此次箱庭过程中，奇奇还站在人物类玩具架前，摆弄几个可拆装的机器人，但最终没有放进箱庭，只是随意放在地上（图10—16）。奇奇再一次故意将亭台楼阁类、汽车等拢成一堆或推倒，也不知道他的这种行为是否在表达什么。从箱庭的场面及内容来看，奇奇的心理状态越来越有秩序，且自我意识也逐渐清晰起来，咨询师为奇奇的这些进步感到欣慰。然而，父亲并不认为孩子这两个月里有什么"了不起"的变化，对奇奇来接受箱庭疗法持不乐观的态度，好在其母亲觉得效果还不错，愿意继续送孩子前来。

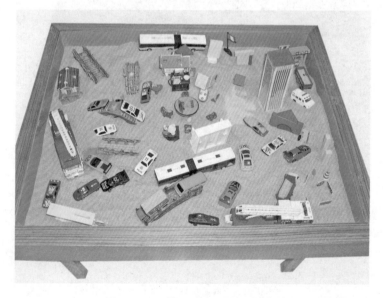

图10—15　第10次　主题：城市

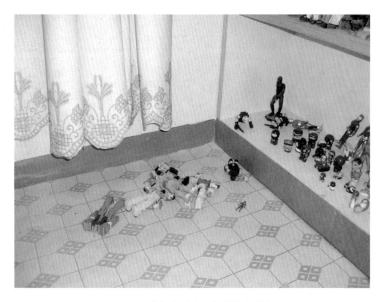

图 10—16　选择但未摆放进箱庭的机器人

第 11 次箱庭

时间：某年 6 月 30 日

第二天就要放暑假了，天气已经非常炎热，箱庭室内气温也很高。奇奇还是与先前一样拿车辆开路，然后是摆放车辆和桥梁，这一过程确实让人感到有些乏味。突然，奇奇发现玩具架上有一包生日蜡烛，他很兴奋地跳跃着。他拿来一个打火机要求咨询师帮助点亮蜡烛。咨询师点亮一支，他将其插到沙箱右侧，盯着烛光笑，一直看着蜡烛燃烧完。然后在左上区非常用心地摆放了房子、床铺、一些家用电器、电话，还摆放了一张桌子和 4 把椅子，一个非常完整的家庭内部构造呈现在箱庭中。他再增加好多车辆，形成了家里家外的两种景象。最后，他要咨询师帮助他再点了 4 支蜡烛，然后插在左下区（图 10—17），烛光摇曳着，奇奇趴在沙箱边框看着烛光微笑着。闷热的箱庭室再点上这些蜡烛，虽然更热了，但并不影响笔者和奇奇对烛光的欣赏。奇奇还要求咨询者将灯光熄灭，然后非常开心地看着烛光咯咯笑。等到蜡烛全部燃尽，他又去人物类玩具架前，这次他拿了一个坐在秋千椅上的老夫妇，放在地上（图 10—18）。

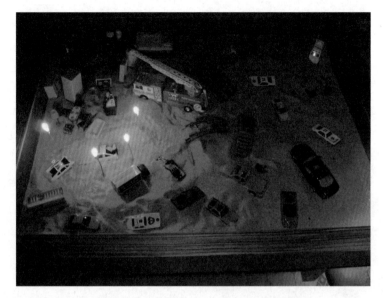

图 10-17　第 11 次　主题：蜡烛园

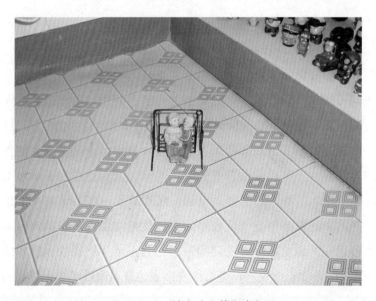

图 10-18　放在地上的老夫妇

　　奇奇将此次的作品命名为"蜡烛园"，而且确定地说左上区的那个家是他的家。因担心液化气罐会爆炸，所以要放一部消防车在那里预防着。点燃的蜡烛是路灯。妈妈来接孩子时，听说他点燃蜡烛，本想批评几句，但咨询师却表扬了奇奇，所以妈妈也就表示欣赏地了解这次作品的内容。奇奇作品中家园面积的扩大，一片祥和的烛光传递出一片温情。

第 12 次箱庭

时间：某年 7 月 4 日

为了继续帮助奇奇发展，虽然放假了，但咨询师决定不回老家度假，而是留下来陪伴奇奇制作箱庭。接待时间改为傍晚，箱庭室内比较闷热。箱庭内有一沙箱是湿沙。奇奇一来箱庭室就去人物类玩具架前，选择了一个正在滑雪的人，放在了湿沙箱里。咨询师以为他要用湿沙，但奇奇并没有继续，而是在干沙箱里制作。他先在右下角精心制作出一幅家庭内部的场景，这一场景几乎是上次左上角那个家庭直接搬过来似的。然后又摆放好几座桥梁、好多的车辆，然后抓着沙子撒在桥梁和汽车上，特别开心的样子。突然，他提着一小篮子的彩色蜡烛，很开心地将其随意地摆放到箱庭中家庭之外的各个角落（图 10-19）。咨询师当时想，如果他要求将这些蜡烛全部点燃，那这可是一片火海了啊！但奇奇没有这样要求。

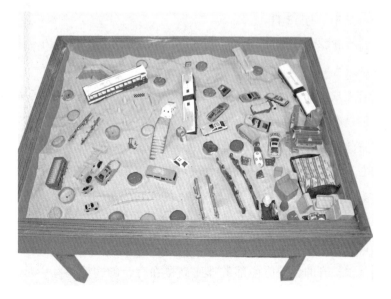

图 10-19　第 12 次　主题：下雪了

奇奇说是"下雪了"，因为天气火热，要下一场雪降温一下。原来，他撒沙子是下雪的意思！笔者问奇奇那些五彩的蜡烛是什么，他说那是装饰物，装饰一下感觉很好看而已。做完箱庭后，其母亲还没有来接他，奇奇要咨询师一起离开箱庭室，到楼下的草地上做游戏，这时，他已经能用相对完整清晰的交流句子和笔者做一些游戏了，他让笔者将其高高抛起再接住，然后是一阵发自本心的欢笑……箱庭内外，笔者都感受到自己倾心的陪伴带来的是奇奇多么令人称奇的发展！这仅仅是开始接待这个孩子时心里一闪而过的一种淡淡的期待而已，三个月不到，却能发展到这样的水平，笔者真的没有想到。其实这期间笔者并没做什么指导、教育，只有在孩子要玩具拿不到时看了笔者一眼，笔者帮助他实现一下，或者他乱摔玩具时，笔者轻轻地叫唤着他的名字。面对这样的孩子，我们还能做什么呢？还需要做什么呢？当父亲对箱庭的效果不满意时，奇奇制作了一个温情无限的"蜡烛园"；当感觉到炎热时，奇奇制作一个"下雪了"，咨询师心里顿然清凉许多。

（三）情绪处理——救火

本部分包括第 13 次至第 20 次箱庭，共 8 次。

第 13 次箱庭

时间：某年 7 月 18 日

因奇奇去姥姥家，间隔一周来做箱庭。奇奇如约而至，他仍然对来箱庭室很感兴趣。

奇奇首先拿了那座高高的塔楼放在沙箱中间，然后摆放许多桥梁和车辆，值得关注的是右上角摆得非常整齐的车队，正前往加油站。奇奇拿了两辆消防车，并将救援梯和水枪口对准塔楼，形成一幅救火的场面。今天的作品中，左上角和右下角各有一个家庭的场面。两个家庭场面都很精心挑选、排列各种家具、家电模型。奇奇说右下角的家是自己和妈妈的家，左上角的是爸爸的家，那座高楼着火了，消防车正在救火（图 10—20）。

从场面看，大部分区域还是比较乱，但是两个家庭的场景和右上角的加油车队还是很整齐的。箱庭中部的那座高楼在奇奇的初始箱庭中是第一个登场的，之后就没有再出现过，如今再次出现，却是着了火的高楼。奇奇作品中的家庭场面也由原来的一个发展为两个分离的家庭，有了"我的"和别人的区分，而这种分别正是自己现实家庭的状态。

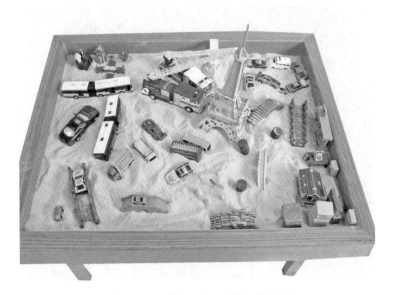

图 10—20　第 13 次　主题：着火了

第 14 次箱庭

时间：某年 7 月 28 日

奇奇今天还是先拿那座高楼放在箱庭正中部，然后就放上两个加油站，接着就拿消防车和救护车，笔者就想，又是灭火？果然，奇奇将消防车放在高楼旁，表现出救火的架势。今天的箱庭与此前精心布置家庭内部场面的做法完全不同，虽然还有两座房子，但家庭的场面缩小了，只有在左下角的红色房子边上放一张茶几和一部电话机，就没有其他表现家庭内部场面的物件了。这使得这部电话显得极其突出。但奇奇并不想说明电话的作用，也不关注那些车辆的秩序，主要是关心那座着火的高楼，用"救火"来命名今天的作品（图 10—21）。奇奇今天似乎兴致不高，只用时不到半小时就表示做完了，而此前都是将近 1 小时，甚至在父母来接的时候还没有完成。连续两次出现灭火场景，那么，究竟是谁的火需要灭呢？

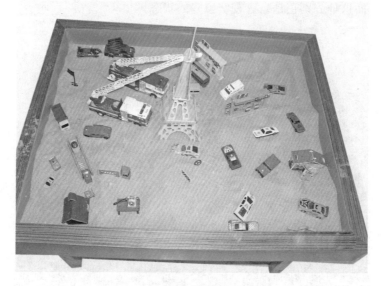

图 10-21　第 14 次　主题：救火

第 15 次箱庭

时间：某年 8 月 4 日

奇奇跑着冲进箱庭室，也不与咨询师打招呼就径直到高桌上的沙箱前，一顺势就将沙子移开，露出一片蓝色（图 10-22）。笔者以为他今天要在这个沙箱做箱庭，但奇奇却又跑到他平时游戏的那个沙箱制作作品了。

奇奇用一部公交车沿着沙箱边框开出一条路径，几部车辆都在箱庭中来来回回转了好几圈。奇奇在选择车辆时，仍然会将一些车辆聚拢一下再选出一部放在沙箱里。在沙箱的左上角放了两座房子，在右上角放一座房子，还有一座加油站。奇奇再次对积木感兴趣，将一整篮子的积木都提过来，从中挑选了几个搭建一个城门。咨询师突然发现，奇奇居然一次性就成功地将城门搭建好了，动作敏捷许多，也不曾记得从何时起，奇奇不再在箱庭室里趔趄摔跟头了。

此次作品中，在中部放了一座桥，桥下是一个河流的模型，他在桥头用两片积木和一个梯子模型也搭成一个门，这样，桥梁就具有了很清晰的连接功能。但令人困惑的是，他在桥边放了一张床铺，床头是一架钢琴，床铺另一侧是一部小车。这样的构造很难区分房子内外的界限究竟该在何处。

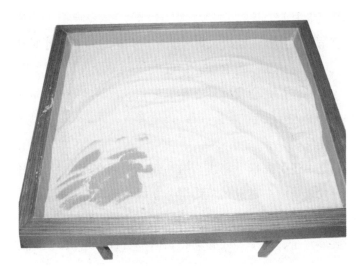

图 10—22 挖开的沙子

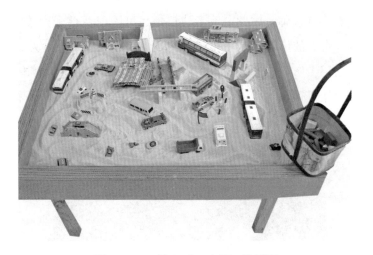

图 10—23 第 15 次 主题：进城玩

　　这次箱庭不再表现灭火了。奇奇说箱庭叫"进城玩"，右侧那个门洞就是城门。他说左上角的两座房子分别是他和妈妈的，而右上角的房子是爸爸的。对于桥头的"门"，奇奇的解释非常生动。他说，那座桥是一座古老的危桥，要保护，因此在桥头要有一个"限高"的设置。

第 16 次箱庭

时间：某年 8 月 12 日

奇奇一直没有往箱庭中摆放人物和动物，奇奇的母亲估计对此也着急了，因此提出是否可以与孩子一起合作，以便引导他关注人物和动物。笔者无法预料当母子一起制作箱庭会发挥什么样的作用，或许与母亲一起制作箱庭本身就是一种很好的人际关系学习。所以，笔者在征求奇奇的意见之后也就同意了其母亲的提议。

奇奇在箱庭中还是先摆上那座高楼，而其母亲有些急不可耐的样子，立即选择了一只大老虎放在右上区，而奇奇立即将这只老虎放回玩具架上，虽然咨询师强调不能将别人摆放的玩具放回架子上去，但奇奇并不理会。其母亲后来还摆放了狮子、豹子等凶猛动物，但都被奇奇拿回架子上去了。接着他母亲就在右上角摆放一些亭台、鸭子、渔翁，可是奇奇对母亲的这些内容既不移动，也不再理会，他又开始摆放他的加油站、桥梁、房屋等等。母亲有些无奈地看着咨询师，因此，笔者建议她尽可能配合孩子摆放，而不要太着急着引导。奇奇的母亲接受了咨询师的建议，就在奇奇所摆放的房前屋后摆放树木花盆，去修饰孩子的作品，显然，奇奇对母亲的这些修饰很感兴趣，这部分双方合作得很顺利。奇奇还在左上区放了一颗铁球和两颗石球，很开心的样子（图 10—24）。

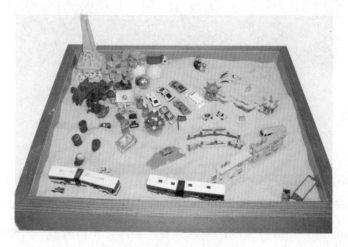

图 10—24　第 16 次　母子合作

当结束作品创作时，咨询师问奇奇今天的作品叫什么名字，他就说："无题"然后笑着跑开了，拿了 12 个军车类模型，然后跑到另一个沙箱前面，快速摆放出一个战争场面（图 10－25）。奇奇的母亲感觉自己与孩子合作并不能引导其对动物、人物产生兴趣，因此就决定还是让奇奇自己完成个体箱庭。

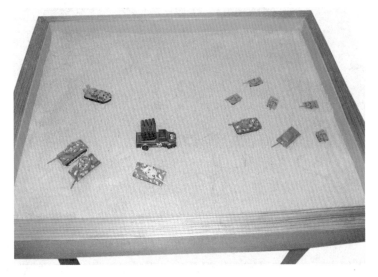

图 10－25　另一个箱庭中的战争场面

第 17 次箱庭

时间：某年 8 月 17 日

奇奇还是先取了那座高楼，放在右上区，拿另外 3 座房子放在左半部，然后在房屋前面摆放桌椅等家庭用品，形成了两个家园的场景（图 10－26）。接着奇奇就再次将两部消防车拿来，一部对准高楼，另一部对准蓝色屋顶的房子。咨询师心想：又着火了！如果上一次不是与母亲合作，他是否也还是表现救火场面呢？奇奇此次作品中，除了最显著的救火场面，还有左下角那部孤孤单单的电话机，右侧有一个用交通标志摆成的环岛。在右侧奇奇摆放了一个门和一片栏杆，可是看不出这个门和栏杆究竟是要将哪两部分分割开来，因此，它们的功能并未明晰。

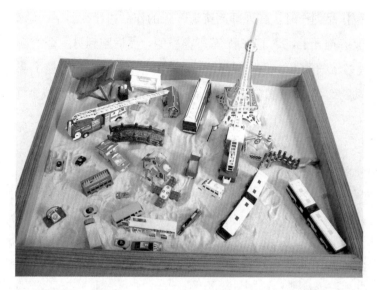

图 10—26　第 17 次　主题：救火了

　　奇奇仍然用"救火了"来命名这次的箱庭，这已经是箱庭中的第三次"救火"了。电话机已经在近阶段的箱庭中出现了多次，而那门与栏杆组合的出现，是否能成为未来家里家外界限的确立提供最初的动力？那架钢琴也出现过 3 次了，据了解，奇奇并没有去学习钢琴，那么，箱庭屡次出现这一模型是否也有什么特别含义？

　　第 18 次箱庭

　　时间：某年 9 月 16 日

　　由于奇奇想回乡下外婆家，所以上次结束后就没有再见面，而刚开学两周时间里，咨询师事务较多，所以推迟至今。奇奇一路小跑着进了箱庭室，有些迫不及待地去玩具架上取玩具。他还是先拿那个高楼，然后是两部消防车和救护车。也不知道该理解为刻板行为好，还是从心理需要来理解好。他在沙箱里摆了好多小车、两座加油站、两座桥梁，桥上各有一部小车，右上角的桥梁下还放了一个河流的模型，在不同区域插了许多面旗帜，左上角两座房子，右上角一座房子。在左上角的房子前仍然放了那部电话，却不知为何将钢琴摆在了右下角（图 10—27）。笔者问奇奇此次作品的名字，他以一种开玩笑的语气笑哈哈地说："还是车水马龙！"然后快速地跑到另一个沙箱前，

飞快地推开沙子形成一个湖面的样子，然后跑去拿了军车、子弹和船只放进
去（图10—28），也不再做解释说明。

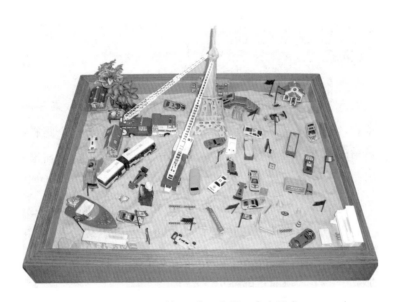

图10—27　第18次　主题：车水马龙

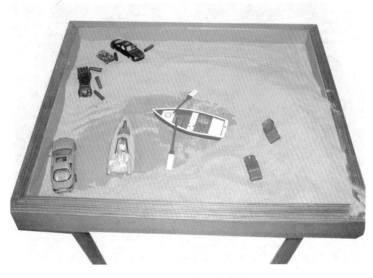

图10—28　挖开的湖面

此次作品中最让人眼前一亮的是奇奇自己拿了两棵树放在房子旁边。很难说这究竟是自己自我治愈力的自然表达，还是受到与母亲合作时母亲摆放两棵树的启发、学习的效果，无论如何，这两棵树是奇奇自己放上去的，带来了一片的生机。

第 19 次箱庭

时间：某年 9 月 22 日

奇奇来箱庭室后很自然地直接到交通工具类玩具架上拿来 3 部公交车，用其中一部在沙箱里开道，做成一个环形的跑道。但后来这个路径越来越模糊了。奇奇再次拿上那座高楼，放在右半部中间，一部消防车对准它，下面一部救护车，依然是救火场面。奇奇除了拿来许多部车辆之外，再次拿来了许多飞机放在左下部。然后抓起沙子撒在车辆和房子上（图 10—29）。然后就宣布结束了。由于距离母亲来接他还有点时间。他就跑到另一沙箱去玩，用一部大公交车开出一条蜿蜒的路，一座桥梁，两片栏杆，还有一部摩托车和几部小车形成一个车队往前走的样子（图 10—30）。

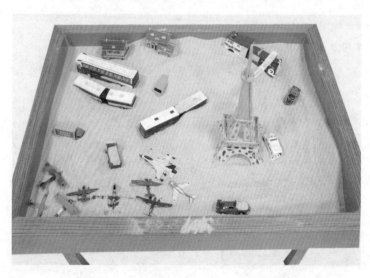

图 10—29　第 19 次　主题：下雨了

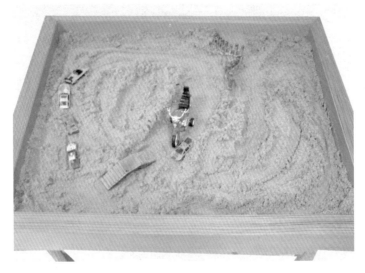

图 10—30　湿沙箱上的车队

　　这一次奇奇似乎没有太大的热情，还时不时问咨询师快结束了没有，妈妈大概什么时候可以来。咨询师问他是否有什么事情，他却不予回答。咨询师问此次作品的名字，他说："下雨了。"咨询师表示不理解。奇奇解释说，因为这座高楼的火势太猛，光靠消防车的水救不了火，只能靠天上下雨来浇灭了。咨询师隐约感觉，如此执着地表现着救火场面可能与父亲的负面情绪有关。在另一沙箱里所制作的小车队给笔者一种坚定前行的执着感。奇奇故意地将玩具架上的军车全部扫到地上。

　　第 20 次箱庭

　　时间：某年 10 月 22 日

　　由于国庆长假后连续上课，且咨询者出差等原因，此次见面距上次箱庭已有一个月之久了。

　　奇奇一开始就拿着公交车在沙子表面上画出环形道路，在右上角摆放了一座房子和电话，却在右下角摆上钢琴。他左侧用积木搭建了一座很华丽的门，摆了一座桥梁，两部消防车刚通过这座桥，以及其他几部车辆，还在环形道路的中间用交通标志摆上两个方形构造，总体上比较整齐（图 10—31）。奇奇让咨询师给作品拍一下照，因为等下这条道路可能就看不见了。

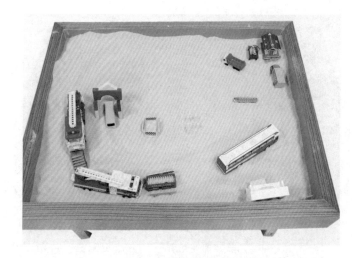

图 10—31　环形道路与车队

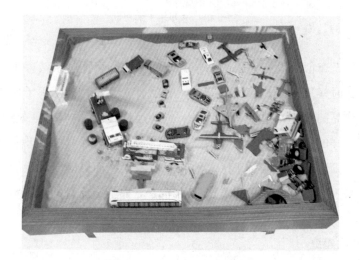

图 10—32　第 20 次　主题：美丽的城市

　　然而，随着箱庭的进程，奇奇突然决定不在原来的基础上继续摆放，而是将起先那些全部拆除并堆积在右下角，将钢琴移到左侧。令人欣喜的是最后箱庭场面是一条以消防车为首的车辆长龙，中下部用交通标志以及油桶摆了一条非常清晰的路，还有公交专用车道；右上角是一个飞机场。奇奇对作品的命名和说明都令人感到欣喜。这个作品场面看并不美丽，但他用"美丽的城市"来命名这个作品，并说明这是城市的早晨，车辆太多了，很拥堵的样子（图10—32）。

虽然咨询师感觉孩子有了很大的进步，但奇奇的父亲却觉得这样的训练意义并不大。后来的一个多月，由于双方时间上无法"协调"而搁置了。

三、转变阶段

本阶段包括第21次至第29次箱庭，共9次，可分为两个次级阶段。

（一）自我确立——家园的构建与分化

本阶段包括第21次至第25次，共5次箱庭。

第21次箱庭

时间：某年11月19日

正当咨询师想着奇奇可能的近况时，突然，他母亲很高兴地预约了这次见面时间。她开心地说，奇奇不知为何突然有了质的飞跃，在幼儿园有许多好朋友，上课不再乱跑，能听大人讲道理了。"不知为何"的那种感觉虽然让笔者感到一丝付出未获得认可、箱庭援助价值未被完全接纳的憾意，但母亲愿意让孩子继续来做箱庭，不就说明了吗？

奇奇很开心地冲进箱庭室，与咨询师打了个招呼，然后就径直去拿汽车模型摆在箱庭的左半部分，还用交通标志围了一个环岛，还有4座桥梁放在箱庭的不同位置。令咨询师很惊喜的是，他从玩具架上取来了好几片栅栏和一个门，在右上角摆出一个有围墙的家园，围墙内放上一座房子和一部小车，俨然一座豪华的别墅。然后再拿了一个门放在沙箱的中下区，但看不出这个门与后面的房子有何关系。他似乎突然想起了先前玩过的蜡烛，就很开心地到生活用品类玩具架上取来那盒生日蜡烛，取出6支插在沙箱中，让咨询师帮其点燃手中那支蜡烛，再用这支点燃箱庭中的所有蜡烛，然后就蹲在箱庭一旁微笑着欣赏着烛光。蜡烛即将燃烧完了，他让咨询师赶紧帮他拍一张照片（图10—33）。接着他在大宅院里摆上钢琴，在沙箱右半部摆上两座房子，在左半中部放一座白色房子。他将中部那部推土机掉转方向，朝向那座大宅院，也不知道是何目的。接着他在右下的桥梁两侧种上两排树，放了几辆车，尤其是桥上所放的车辆让人感觉是往房子方向送东西的样子（图10—34）。

咨询师问他今天作品的名字，他只用了一个字来回答："家。"他说那个大宅院是他自己的家，右侧那两房子是爸爸和妈妈的家，而左中部的那座是姥姥的家。笔者问他那辆推土机为什么转了个方向。他解释说，这座房子（大宅院）是刚刚建好的，这辆推土机这样放就是表示刚建好房子。不论是将自己与他人进行有效区分的"围墙"，还是正在建设的"家"，以及右下部分那两排树木，都表现出极其明显的转化意义。

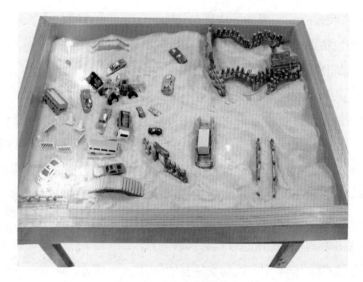

图 10－33　初具规模的家园

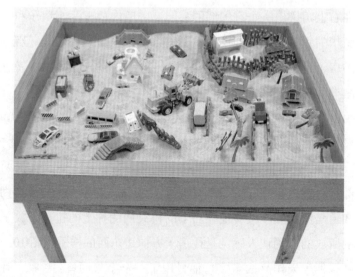

图 10－34　第 21 次　主题：家

第 22 次箱庭

时间：某年 11 月 26 日

奇奇来到箱庭室后，还是先取来多部车辆放在沙箱里，在右下角放上房子。他再次点上几支蜡烛，然后看着蜡烛燃尽，才开始摆放其他玩具。他在沙箱中心部位放在一座高楼模型，下面放几个小房子，中下区再次用栅栏和门围成一个院子，里面放上一座房子。不料，奇奇再次拿来两部消防车对准那座高楼，又是救火！此次箱庭，奇奇从动物类玩具里挑选了 3 只透明玻璃小狗放在左上角，感觉这 3 只小狗与这个环境中的其他部分并没有什么关系。在结束箱庭制作等待家长来接他时，奇奇拿了一只小狗放在另一个沙箱里，把一个动漫《反恐精英》中的一个战士以及一个人脸模型放在角落的地上。

奇奇还是用"家"来命名自己的作品（图 10－35），他说有围墙的房子是自己的，而右下角两座是爸爸妈妈的。笔者以开玩笑的语气说："又在救火啦?!"他大笑着说："又着火了，哈哈——"他说消防员正在救火。右上角那辆挖掘机正在往小卡车上装土，有人要建房子。

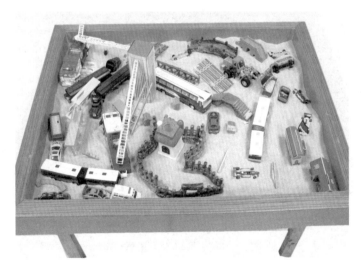

图 10－35　第 22 次　主题：家

第 23 次箱庭

时间：某年 12 月 3 日

奇奇一开始在沙箱的左中部、中上、右侧三个区域里各摆了一座房子，然后就用栅栏将中上区的房子围起来，形成一个"心"形。院子的门朝向右侧。然后就摆放他常用的各种各样的车辆、飞机、加油站等。在中下区形成一个环形行进的车队。他发现了一小盒子的彩色宝石，将其全部倒在左下侧。然后就在加油站附近点燃 5 支蜡烛，且将箱庭室的电灯全部熄灭，看着烛光微笑。等蜡烛全部燃尽后，他在院子里放上一棵大树、三部小车。在蓝色房屋左侧放一片围栏，其左上角是三架飞机。他还在右下角摆放了一些家用电器，使得这个家也有了具体的表现（图10—36）。

奇奇仍然说有围墙的房子是他的，右下区的房子是妈妈的，左中部的是爸爸的家。虽然没有人物形象进入箱庭，但却有很清晰的父亲、母亲、自我心象的存在。他解释说那堆彩色的是一堆宝石，很漂亮。奇奇的作品已经连续三次出现有清晰界限的家，而且这个院子里的内容更丰富了。

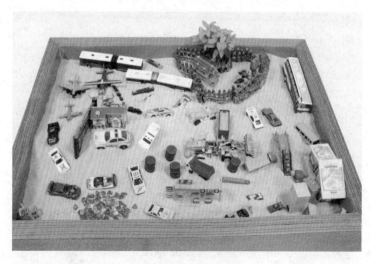

图 10—36　第 23 次　主题：家

第24次箱庭

时间：某年12月10日

奇奇到箱庭室后第一个动作就是拿那座高楼放在沙箱中下部，笔者心想，又要救火吗？奇奇接着拿了两座加油站、两座桥梁、两座房子，有点漫不经心的样子。他用那辆小卡车从左下向右上方向开了一条很清晰的路径。在沙箱正中部放了一套桌椅，而床铺却放在了左上角。这种场景似乎又回到了先前没有秩序和界限的水平去了，只不过这次的作品中没有再出现救火场面（图10-37）。奇奇今天对箱庭好像没有太多的兴致，他在地上摆了些数字。当咨询师建议他回到箱庭中来时，他说："如果不让我玩，我就回去嘛！"结束后的反思中，笔者必须承认的一点就是当时对他箱庭中的这些物件的选择、摆放产生了一丝丝的倦意，也不知道他的这种行为究竟该称为刻板还是执着。笔者意识到可能由于前几次奇奇箱庭中良好的表现，使自己对他似乎产生了更高的期待，从而使咨询师在陪伴过程中心里事实上就没有达到"静默"的水平。笔者深切体会到，要让来访者对箱庭产生兴趣，首先是咨询师本身对来访者及其在箱庭中所表现的一切都表现出兴趣，真正能清空自己，做到静默陪伴、欣赏、倾听。

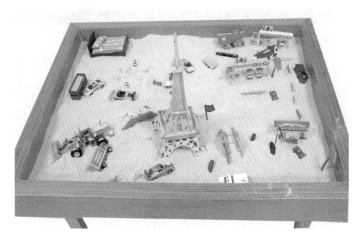

图10-37　第24次　主题：家

第 25 次箱庭

时间：某年 12 月 17 日

奇奇还是去拿那几座房子和那些桥梁、车辆、加油站等，咨询师也很想看看今天奇奇会用这些构造出什么样的场面来。奇奇发现了几个黑色金字塔模型，就拿来放在沙箱的左上区。然后再将一辆消防车对准一座金字塔。还是救火！奇奇拿了几片栏杆和一个门在右下角围出一片院子，在院子里放上两片玻璃，然后放上一座房子，然后从动物玩具里挑选出透明玻璃制的几只小猪、小狗，这样院子里立即生动起来。最后，奇奇还抓了些沙子撒在车辆和桥梁上（图 10—38）。

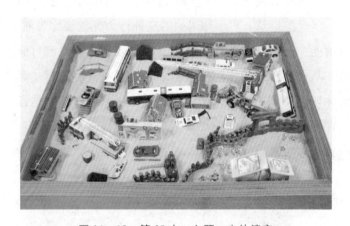

图 10—38　第 25 次　主题：去外婆家

奇奇说今天的作品就叫"去外婆家"，因此笔者问他哪里是外婆家，他就指了指右下角那个院子，说中部那三座房子是自己、爸爸、妈妈的家，三座房子很明显就处在一起了，他自己的车（绿色的跑车）停在家门口。他说远处一座房子着火了，火势不大，所以只派了一部消防车去就够了。

（二）秩序的建立——美丽的家园

本部分包括第 26 次至第 29 次箱庭，共 4 次。

第 26 次箱庭

时间：某年 12 月 27 日

今天奇奇选择摆在高桌上的沙箱。奇奇一开始的动作吸引了咨询师的兴趣，他将沙子移开，在左右两侧各挖开一片蓝色，并且分别放上桥梁，如此一来，这两片显然就是水域。然后在左上部沿着边框摆上一排很整齐的车队，并用交通标志进行了限制。他又拿来那两部消防车和救护车，把救护车排在上侧车队后面。然后是在沙箱里点燃 8 支小蜡烛和一支大蜡烛。最后在右下角做了一个环岛就宣布今天的作品做完了（图 10-39）。

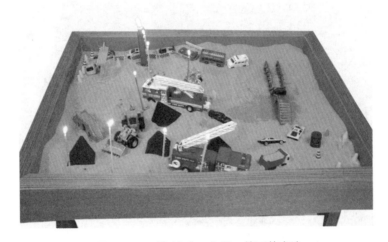

图 10-39　第 26 次　主题：美丽的夜晚

奇奇要求将电灯熄灭，然后弯着腰趴在边框上看烛光。他告诉笔者，今天的作品名字就叫作"美丽的夜晚"。他说这是路灯亮起来了，人们开着车在回家的路上。场面的整洁、车队的形成、水域的明确出现、路灯点亮夜晚，这些都使得这一次作品具有了重要的转折意义。

第 27 次箱庭

时间：次年 1 月 8 日

奇奇今天显得很开心，说要往沙子里放水。这可是除了初始箱庭奇奇"被迫"着用湿沙之后，初次自己要求用湿沙。笔者让奇奇自己去取水来和沙。奇奇和沙非常开心、认真，还用平沙板将沙子表面刮平。然后就去拿那一座加油站放在沙箱上侧边框处，接着拿了三个黑色金字塔放在沙箱的中下部成一条线摆开，在右侧放两座桥，在左下侧放一座蓝色屋顶的房子。然后

非常细心地从玩具架上挑选 12 部车辆，在加油站前面往左下排列出一个倒
"S"形的车队（图 10—40）。奇奇一边做箱庭，一边和咨询师说话，说他在学
校里的那些好玩的事。他告诉笔者，爸爸现在回市区工作了，说等下要和爸
爸去打羽毛球……

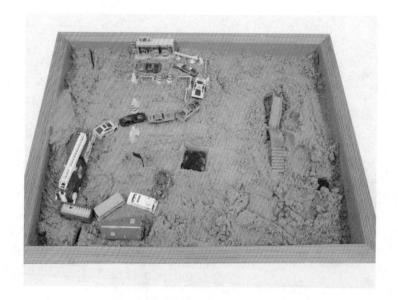

图 10—40　第 27 次　主题：加油

看到这个世界呈现在自己面前时，笔者产生了抑制不住的欣喜，这个世
界终于理出了秩序！奇奇的父亲来接他的时候，带着羽毛球拍，看到奇奇的
箱庭作品，激动得掏出手机狂拍了一系列的图片。奇奇也很兴奋地看着爸爸
手机拍照，并且还自己拿来拍几张。在离开箱庭室时，奇奇的爸爸一直说：
"奇奇，要谢谢老师！"这也是他第一次如此真诚的道谢。

第 28 次箱庭

时间：次年 1 月 14 日

奇奇一来就告诉咨询师，等下爸爸要带他去打羽毛球。可能有这样期待
着，奇奇似乎没有更多的兴致在箱庭上，时不时问时间快到了没有。

奇奇在左下角挖开小片蓝色底部，然后在其附近放了 3 个金字塔，在箱

庭中部也放了一个。在中下区放上那些透明玻璃的小猪、小狗等。然后抓沙子撒在这些小动物上面。他在左上角用交通标志围出一小片，在沙箱中部自右向左拼接一条轨道并放上 2 列火车，后来一列放在了左上角的边框上，另一列也调整了方向。在右下区铺上两片玻璃并在其两侧用积木、交通标志排出一条道路。在左侧放一加油站，在右侧放挖掘机，插上一根蜡烛但没有点燃，还在右上角放了 6 架飞机，在上侧中部放一座房子（图 10—41）。他说右上角是机场，右下那两片玻璃铺成的路是起飞跑道。

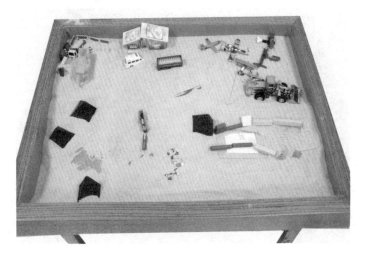

图 10—41　第 28 次　主题：无题

奇奇似乎在等待爸爸的到来，咨询师并未感觉他的作品已经完整，但他就说做好了，然后就问爸爸是否已经来了。当咨询师问他今天作品的题目时，他说没有题目。然后又问爸爸是否来了，很热切地等待。在这次作品中，房子只出现了一座，但他也不说明这是谁的房子。上一次作品"加油"中也只有一座房子。那么，这种由原先多座房子减少为一座，是否也是有意义的呢？因期末放寒假了，因此与奇奇的父母商量等过年后再约时间。

第 29 次箱庭

时间：次年 3 月 8 日

奇奇由其父亲送来。将近两个月没见到奇奇，感觉成长了许多。他一边

箱庭疗法：摆出心世界

与我说着过年在家的事，一边做箱庭。他将双手小臂都压进左侧沙箱中，一下子将右侧推开一大片蓝色，然后用嘴巴吹气，将蓝色部分吹得非常洁净，在上面放上 3 艘船只，大海一下子就生动起来了。他在左上角摆放了一座大门，并将门扇打开，然后在大门前放了两座加油站，摆了一些车辆。印象深刻的是他特意挑选了一座小房子放在左上角，一部邮车放在大门一侧。他还将平沙用的白板竖立插在右侧沙堆上（图 10—42）。

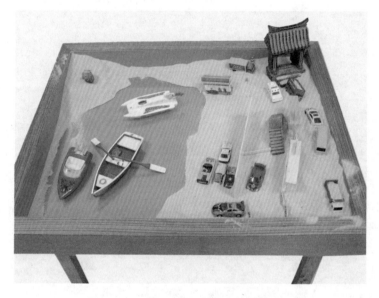

图 10—42　第 29 次　主题：美丽的大海

奇奇用"美丽的大海"来命名作品。他说这是过年的时候，大门贴着春联，许多人来他家拜年，两座加油站是供那些来拜年回去的亲戚朋友加油用的。海边 4 辆小车表现的是刚刚拜年后要去海边玩的人。笔者问他左上角的房子是什么，他说那是邮电局，有人给他寄贺年卡，邮车给他送过去。奇奇的爸爸来接他，发现孩子此次杰出的表现，非常兴奋地抱起了孩子，紧紧地搂了一下。然后又是一阵手机狂拍！那扇敞开的大门、往来拜年的人们、送来远方贺年卡的邮车，都传递出非常浓厚的人际交往气息。这片美丽大海和敞开的大门，也是敞开的心灵门户。

四、到达自性阶段

本阶段包括第 30 次至第 44 次箱庭，共 15 次，可区分为两个次级阶段。

（一）能量的流动——赛车

本部分包括第 30 次至第 38 次，共 9 次箱庭。

第 30 次箱庭

时间：次年 3 月 15 日

奇奇并没有直接投入箱庭的制作，而是在汽车玩具架前将好多车辆直接扫到地上来，故意将那类玩具排得更紧密些，然后拿桥、渔排、高楼随意放在地上。笔者以为他要在地上做游戏，后来发现他似乎是在挑选车辆。接着，他的速度开始加快，在沙箱左上角放了两座加油站和 3 面旗帜，然后就双手各拿一部小车从左下开始一直相互追逐着在沙箱里比赛，嘴里还发出车的鸣叫声。过了会儿终于消停下来了，他在沙箱中部用交通标志做出两行车道，再次两部车两部车地从左下经过这车道最终停在右上角。就这样，他在沙箱里做成了一幅赛车的场景（图 10—43）。他说，两个车队在比赛，三面旗帜是因为两个国家比赛，另一个国家是裁判，上侧两部小车出现故障退出比赛。赛车的过程很零乱，但充满了力量和激情。

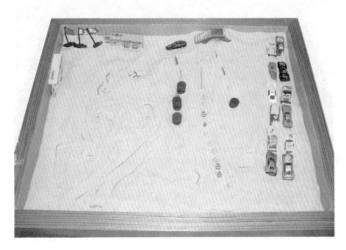

图 10—43 第 30 次 主题：赛车

第 31 次箱庭

时间：次年 3 月 23 日

今天奇奇比较平静。他没有再将玩具扫到地上，而是拿了两部小车在沙箱里玩赛车，玩了好一阵子之后，他去拿来两座加油站放在左上角，再拿了一些交通标志物在沙箱正中排成两排，形成一条大道。然后两只手各拿两个玩具车模从左下开往中上再开往中部，然后停好四排后，又将第一排的四部开出去，停在右上角。随后将第二排往前移动了一下，第三排、第四排也相应往前移动，最后再去玩具架拿了 4 辆放在左侧，构成一幅车辆正接到第四排车后面的情形。那四部车的动态非常清晰，宛如正在现场观战一般（图 10—44）。

奇奇说今天还是赛车，因为上次两队比赛不够激烈，所以今天改为四队比赛。第二排中间第二部浅蓝色的是他的车，因为反应比较快所以先冲出去了。在箱庭内外，笔者都能深切感受到奇奇充满了力量。他母亲来接他的时候也非常欣赏他的赛车创意，奇奇听到妈妈的表扬非常开心。奇奇来箱庭室接受箱庭疗法已经将近一年了，从初始箱庭起，三十多次的箱庭中，车辆从未消失过，只是如今他箱庭作品中的车辆已经有了秩序，且处于充满激情和力量的动态中，因此，咨询师与奇奇的母亲商议将间隔时间延长为两周一次。

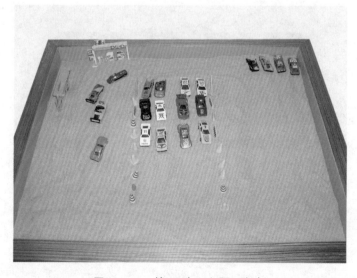

图 10—44　第 31 次　主题：赛车

第 32 次箱庭

时间：次年 4 月 6 日

奇奇发现了玩具架上一套红木家具模型，非常喜欢，就在沙箱中部将其摆成一个客厅的样子，然后又拿来床铺、桌椅等各种家庭生活用品，创作了一个功能齐全的家庭内部场面。笔者非常惊讶，将一整个箱庭做成家庭内部场面，这是奇奇至今唯一的表现。更令人震撼的是，奇奇将玩具架上那些小车几乎全部都拿来摆在沙箱下的地上，摆得非常整齐（图 10－45）。而在玩具架旁边则非常整齐地摆上两座加油站和交通方向标志（图 10－46）。

奇奇说箱庭中的场景是他家，他很认真地介绍着自己的"家"的功能区。那地上的两排车辆，奇奇说是地下车库！也因此，加油站会离这里远些。他父亲来接他的时候，一进门看见奇奇将车摆地上，就批评奇奇不守规则。当咨询师告诉他孩子表现的是地下车库时，他几乎是欢呼地说："你还知道摆地下车库啊！"随后用手机狂拍也就必然不可少了。孩子这种纵深的想象与表现力强烈地震撼了我和他的父亲。

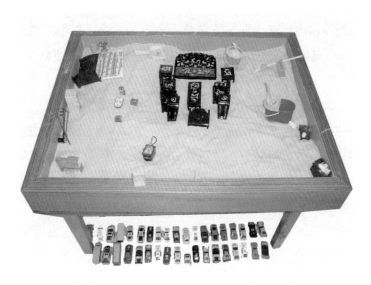

图 10－45　第 32 次　主题：家（地下车库）

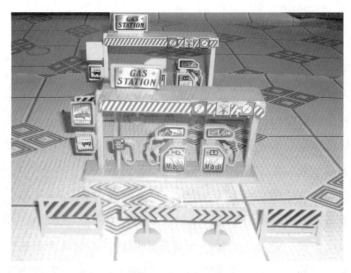

图 10—46　地上的加油站

第 33 次箱庭

时间：次年 4 月 20 日

奇奇在玩具架前拼接那些小轨道和火车，持续了一段时间后，他开始将游戏地点转到沙箱内。奇奇在右下角放了两座加油站，然后用交通标志做出一条大道来，4 座房子分布在不同区域。在沙箱左侧放了三部公交车朝向上边框方向行驶。右下角一辆油罐车依靠在一个加油站，旁边有 4 部小车；另一加油站前是一架直升机、一些子弹等。左下角是一部挖掘机，左上则是两架飞机。最后他将 3 列火车放在轨道上（图 10—47）。奇奇说这是龙文区（奇奇所在城市的一个新区，当时正在筹划着加大力度兴建），那里有火车站、飞机场，还有许多房子。油罐车送油来，那 4 部车在等着加油。咨询师问奇奇自己的车在哪里，他说右上角那部红色的小车是他的，刚加完油离开加油站。这一回答让笔者思索着，是否奇奇有离开咨询师的意愿了。也不知曾几何时，奇奇能够那么顺利将火车拼接起来了，轨道能拼接得那么整齐，他的眼手协调能力得到了很好的改善。

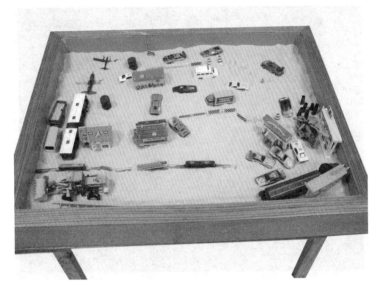

图 10—47　第 33 次　主题：龙文区

第 34 次箱庭

时间：次年 5 月 10 日

因为"五一"假期，此次间隔了三周时间。奇奇到来后就在沙箱里玩沙，翻来覆去的，很开心的样子。突然，他又想起了点火，在咨询师协助下，他在沙箱里点上 9 支蜡烛，然后放一部车在正中间。奇奇让笔者拍一张照，免得蜡烛都燃烧完了就看不到了（图 10—48）。等到所有蜡烛都点完后，他再次拿来两座加油站放在中部下侧，然后是用栅栏、交通标志做成两个车道。那些小汽车在加油站前面排成长龙（图 10—49）。

奇奇说今天的作品名叫"城市"。起先（蜡烛点亮时）是晚上路灯亮起来时，一部车在回家的路上。后来天亮了，城里人都开车去加油站加一下油，然后去上班。那两辆公交车很早就加好油在跑了。笔者问他那辆挖掘机的功能，他说是那里正在拆迁，准备开发房地产。作品中不仅仅是车辆在开动着，时间也在流动着。

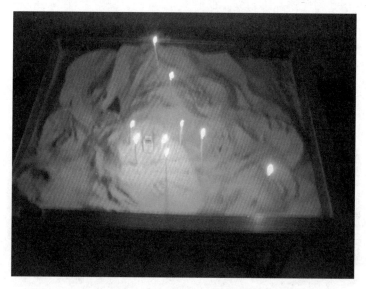

图 10—48　第 34 次　主题：城市（夜）

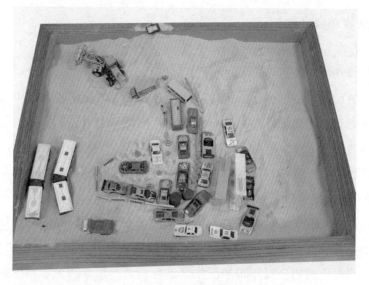

图 10—49　第 34 次　主题：城市（晨）

第 35 次箱庭

时间：次年 5 月 17 日

奇奇今天一看到平整的沙箱表面就表现出很兴奋的样子，然后拿了一座加油站放在右上角，又拿了 3 部车辆在沙箱里从左上开始开出一条弯弯曲曲的道路，并在加油站前方摆上两排交通标志（图 10—50）。奇奇说这是早晨大家要上班前去加油的场景。他要求咨询师拍一下照片，以免等下看不到道路了。随后，奇奇在右下摆了房子及其内部的家具用品，构成一个家的样子。一队很整齐的车队自右下往右上加油站开去。他还在左下摆上一部装上沙子的卡车，一部挖掘机，还有一部公交车，中部有许多交通标志。他在左上区种下 18 棵树，最后在沙箱的中下侧插上一支点燃的蜡烛，就宣布作品做完了（图 10—51）。

　　奇奇说这是"繁忙的城市"，咨询师问他：起先不是说"早晨"吗？奇奇解释说，现在是夜晚了，路灯亮起来了，大家去排队加油后就要回家去了。左上那片树木是一座公园，左下角是公园旁边正在修建一座百货公司。从先前箱庭中没有植物，到后来有了两棵树，如今是一片森林，其能量得到了显著的增强。

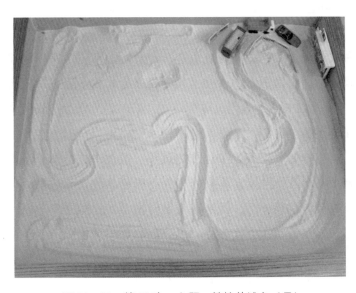

图 10—50　第 35 次　主题：繁忙的城市（晨）

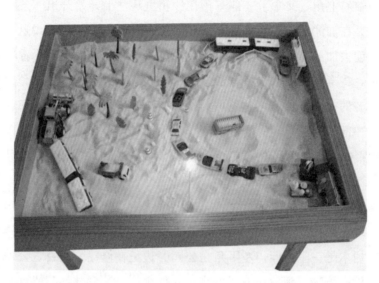

图 10—51　第 35 次　主题：繁忙的城市（夜）

第 36 次箱庭

时间：次年 5 月 31 日

奇奇一来就说今天要做一场自由赛车，然后就拿了两座加油站放在右上角，在左侧插一面中国国旗，还放了几个交通标志物。后来就从玩具架上拿来 16 只小车模型放在沙子表面上驰骋（图 10—52）。整个过程奇奇都非常兴奋地将车子推出去，再推过来，就这样持续了将近半小时。宣布结束时，场面一片混乱，奇奇似乎很满足于这样的过程，但他对这样的结果不满意。他说这样的自由赛车虽然可以让所有的车都有可能获胜，不过最后的结果太乱了，看来还是要有裁判才行。奇奇在结束时说下次还做赛车，而且肯定会跟今天的很不一样。咨询师也就期待着下一次的赛车登场了。基于奇奇近期箱庭中的表达以及其现实学习、生活中的种种积极表现，咨询师与奇奇以及他母亲一道商定，大致再进行两次也就是在暑假到来之前就可以结束箱庭游戏活动了。

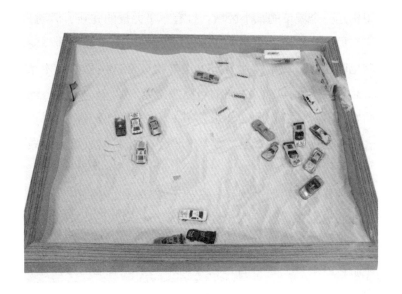

图 10—52 第 36 次 主题：赛车

第 37 次箱庭

时间：次年 6 月 14 日

这是计划中倒数第二次见面，奇奇的表姐来他家做客，听说表弟要去玩游戏，就一定要跟他一起来，奇奇的母亲也想知道如果多一个同龄的亲戚一起玩是否更有意义。虽然咨询师心理并不想尝试，但看到奇奇也很爽快地与他表姐一同向自己申请，因而也就同意了让他们两人同处一间箱庭室做平行团体箱庭了。咨询师一开始就向两位孩子强调了只能在自己所拥有的沙箱里玩，且不能去抢别人已经选用的玩具。在刚开始制作时，奇奇和他表姐确实也就是各做各的，只不过他表姐是不时会走过来看看表弟的作品。

奇奇一开始就选用先前曾选用的红木家具模型，想在自己的沙箱里摆放一个家庭内部结构，他还将那架玻璃钢琴的发条拧紧，使其发出悦耳的音乐。他曾在箱庭中多次摆放那台白色的钢琴，而这一台能发出声音的钢琴先前也曾在玩具架上玩过，但从未把它放进箱庭。因此，在咨询师看来这台发出音乐的钢琴具有极其重要的倾诉和表达的意义。他在沙箱的左上区还摆放了 5座房子、10 多辆军用车辆，在沙箱下侧放了一辆载沙土的货车和一辆小挖掘

343

机，似乎想构建一个城市的某个区域，且有军事力量的驻守、活动。

他表姐在另一个沙箱里也建构了一个很有秩序的家园，同样使用一些家具。但问题也就随之出现了。他表姐也很喜欢奇奇选用那些红木家具，所以趁奇奇去玩具架前选玩具时就从他的箱庭中抢走一两个。虽然咨询师进行阻止，但小姑娘并不听从咨询师的要求。第一次被拿走两个家具时，奇奇不知该如何从表姐那里抢回那些家具，显然有些不开心，但还是继续做自己的箱庭。当表姐再次从奇奇箱庭中抢了一个家具时，奇奇一挥手将原本已经制作好的箱庭中的所有玩具全部推倒，有些原本摆在箱庭内的房子、军车也被推倒到箱庭之外的地上了，沙子撒出沙箱（图10—53、图10—54），然后就到玩具架前把一些玩具故意推倒、扫到地上。在咨询师的安抚下，奇奇没有破坏表姐的作品，但不再去整理自己刚才的箱庭了。当他的母亲来接他们时，发现奇奇箱庭作品中那么凌乱，就有些生气地质问奇奇今天怎么啦，奇奇回答："地震了！"然后就跑出门外。咨询师向其母亲说明了情况，他母亲也理解了奇奇的情绪。其时，四川汶川大地震，电视上几乎天天都播放着有关地震的消息，这些信息也可能对奇奇产生影响，此次箱庭表现也可能有这些原因。

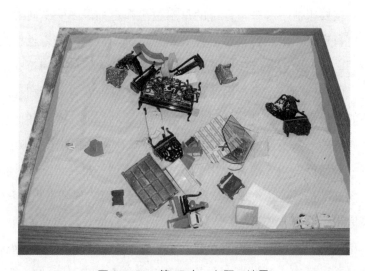

图10—53　第37次　主题：地震

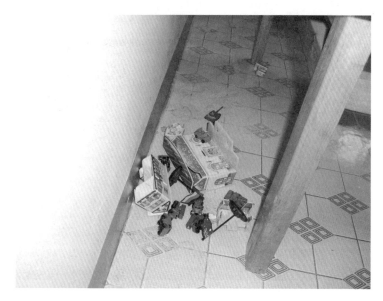

图 10－54　被推出沙箱的房子、军车、沙子等

第 38 次箱庭

时间：次年 6 月 28 日

约定好这次箱庭是最后一次了，但奇奇似乎对此并没有太多在意。他先在高桌上的那个沙箱里随意推开一片蓝色，然后又回到玩具架前拿来那些交通标志物，在沙箱的中间位置自左向右布置了一条界线。然后就取来那些小车模型，根据形状将车辆分成两组。接着就是尘土飞扬的赛车过程了，所有的车辆都朝向左侧飞驰，能感受到比赛场面的激烈程度（图 10－55）。

奇奇对比赛的解读让笔者感到非常感动。他说这是一场团体合作的比赛，比赛的结果并非看哪一队的第一部车先到达终点，而是看最后一部车，这场比赛更看重整个车队的合作。他说，上面那支车队很明显比较团结，大家速度都差不多，而下面这支车队，把最后那部（右侧粉红色）落下了，虽然第一部车（左半部小绿点）速度比较快，但是即使它先到终点也不能算胜利。看来，奇奇很在意大家一起合作的游戏！奇奇双眼能够正视着咨询师的眼睛，清晰地讲述他的箱庭故事。他母亲也反映说因为奇奇富有创新的讲故事、拼图、搭积木等能力，许多小朋友喜欢和他一起玩，他在幼儿园有许多好朋友。

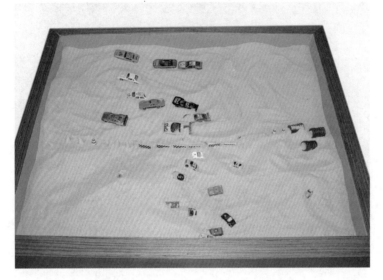

图 10-55　第 38 次　主题：赛车

奇奇在箱庭室里也不再趔趄，眼手协调得很好。奇奇要上小学了，在和母亲进行了交流之后，我们结束了这一充满幸福的箱庭历程。咨询师故意开玩笑地问奇奇是否还想来玩箱庭，他说："不来了，我都要上小学了！"看来，上小学的确是人生的一大转折，也是成长的重要新起点。

（二）心灵的建构——安家与售楼

本部分包括第 39 次至第 44 次箱庭，共 6 次。

第 39 次箱庭

时间：次年 11 月 29 日

时隔 5 个月，奇奇上小学已经两个多月了，笔者也很想知道他在小学学习生活的适应情况，他母亲恰恰致电来申请，希望能让孩子再来做几次箱庭，因为孩子想来，其他方面都好，但在学校里表现得有些好动。因咨询师临时有重要事情可能会迟到，所以让一位研究生先去接待一下。等咨询师到达时，奇奇已经在那里等候了 5 分钟左右，奇奇一看见咨询师就主动打招呼。

奇奇提出要用湿沙箱，所以咨询师就让研究生帮助端了一盆水。奇奇要求将所有水都倒进去，很开心地看了看咨询师，说是发洪水了。可能由于水太多了些，奇奇说不用湿沙了，改用干沙。奇奇先拿了小客车、救护车放在沙箱右侧朝向左上行驶，与沙箱下侧一排朝右行驶的车队接在一起。然后就去建筑类玩具架前，拿了两座房子放在沙箱下侧。接着，奇奇摆上护栏、加油站。拼接轨道、小火车放在沙箱右上方，拼接动作很顺利。接着奇奇又去拿那部消防车，但由于消防车的电池已经耗尽，不能再鸣警笛了，奇奇拿着它跟咨询师说："本来是会叫的，现在不会了。"他将消防车放到朝左上方向车队的前方，并用手在车子两侧划出两条线，形成车子行驶的道路。然后在路边再放两座房子。在房子间的空地上摆上 5 架飞机，跟咨询师说："这里有个飞机场。"（图 10—56）

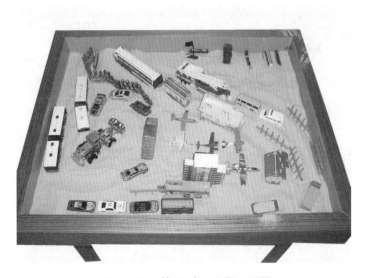

图 10—56　第 39 次　主题：无题

奇奇说自己的车是那部载沙土的小货车，是从石家庄出发去北京建房子的，刚刚加满油。他还拿了几部车辆放到那个湿沙箱里摆放，说是天上在下特大暴雨，这些车都陷入泥沙里（图 10—57）。在此次箱庭过程中，奇奇能够听从咨询师的引导将掉落在地上的玩具捡拾起来，以正常的方式与咨询师一问一答地对话。

母亲反映说奇奇在学校会跟一个女学生合作得很好，会看人眼色，比如上课老师提问时，他会大声说："老师，我来！我来！"老师使个眼色他就会

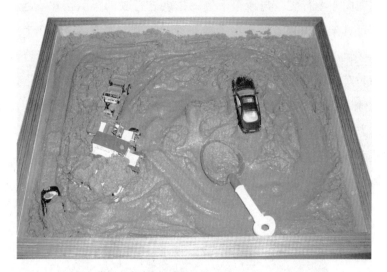

图 10—57　第 39 次 陷入泥沙中的车辆

安静下来，等老师让他回答时才回答。但是比较爱插嘴，上课时比较好动。他母亲认为，奇奇注意力集中的时间比以前更长了，注意力分配得也好，但他的老师反映说，奇奇上课时爱动，看似没在听，但其实都听进去了。另外，老师认为奇奇的思路很特别，见解也独特。

第 40 次箱庭

时间：次年 12 月 1 日

因时间安排冲突的原因，此次奇奇在另一间箱庭室制作箱庭。咨询师带一名研究生观察与记录。

首先，奇奇很开心地拿了一辆小货车和一辆小汽车，从下方往上方开，突然货车陷入泥沙，并说："我想把这些车都陷入泥沙中，要往箱中加一些水。"水倒进沙箱后，他很开心地拿着小货车在泥水中不断搅拌，说这是沼泽。随后拿了两列动车以相反的朝向放在中下方，然后在中部放了半圆形建筑，说是北京人民大会堂，再把它放在了右上角。随后挑了个天坛模型，放在了右上人民大会堂旁边。他看到玩具架顶端有一座特别高大的模型，就请咨询者帮助取来放上，说是医院。然后在上侧放了两辆老爷车。随后拿了辆消防车，从中上区开至右上角，说是去北京救火。随后在左上角放了四座房子，房子从下往上分别是咨询师、自己、记录员、他爸爸。然后在右下放了桥与房子，并说旁边还有隐形桥。之后把一座房子倾斜着放在右上，然后又把它扶正。接着拿起右下角的一栋房子，说是房子被地震给震坏了，因为北京有温泉所以就有地震。之后把天坛模型移到左下边框上，而在原地方放座房子。随后拿着一只蜻蜓与咨询师一直玩，很开心地笑个不停。他在右侧放了个栅栏，但试了试感觉不合适又放回玩具架。拿着飞机在沙箱上空飞了一圈，然后放回玩具架。做完箱庭后，奇奇给作品取了个名叫"在北京安家"（图10—58）。他说左上角第二栋房子是自己的家，这是周三的早上，自己正在宿舍吃早饭，然后去逛公园，午饭后再去玩，然后回宿舍睡觉，晚上去看医生，因为自己感冒生病了。沙箱的中部是个停车场。消防车正去石家庄救火（摆放时说是去北京救火），说到这儿时笑得非常开心，说一座楼40层全都着火了。

　　在整个制作过程中，奇奇都显得很活泼。一边摆放一边游戏，且一边与咨询师说话。笑得非常开心，还不断地用玩具逗咨询师，显得活泼、开朗但有些好动。他对作品故事的描绘也比先前丰富了许多，这也是一种成长与进步。

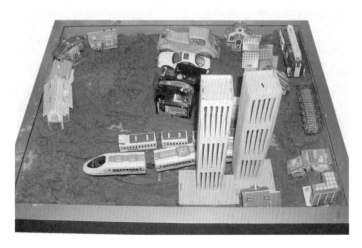

图10—58　第40次　主题：在北京安家

第 41 次箱庭

时间：次年 12 月 6 日

奇奇一来箱庭室就跑去玩具架上拿那部消防车，在地上按压，试图让其发出警笛声，但由于玩具本身的原因而未能满足他这个愿望。咨询师告诉他警笛发不出声来了，他也没有说什么还是在地上玩了一会儿，然后就将其放在沙箱左下朝右行驶。接着他把两座加油站摆在右下区，在两座加油站之间的空地上竖起一架梯子。他再次在玩具架上玩了一会儿其他的车辆模型，然后只把一辆挖掘机拿到沙箱中做挖来挖去的动作，最后停在左下侧朝向右上。

奇奇终于去动物和人物玩具架前选玩具了。他看到动物类有两对特别漂亮的牛和马，就拿来放在沙箱的中部朝向上侧，还选了一只大斑马放在一起。最有意思的是，他再一次蹲在人物类玩具架的最底层那里看那些变形金刚和卡通人物，这些形象他曾在第十六次箱庭创作时拿到地上，并未放入箱庭。他在地上玩了好一阵子，才将这两个变形金刚放在沙箱的右上角，然后又拿了三个反恐精英的人物和两个蒙面人放在左上区朝向右侧像在行走的样子。这可是奇奇箱庭中第一次出现人物！随后他在沙箱里放上几颗果实（图10－59）。

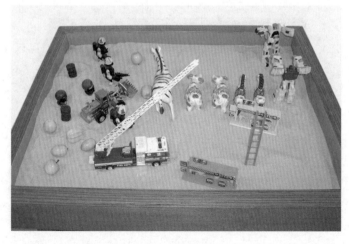

图 10－59　第 41 次　主题：去北京

奇奇说作品的名字叫"去北京"，因为北京要开奥运会，许多恐怖分子会来破坏，所以就要加强安全保卫，派许多特警在执行巡逻，加油站必须提前做好消防准备。那两个变形金刚也是来保护北京的。那些牛、马是给人们骑着去北京看奥运会的。需要保卫、预防的设置可能是自己心理安全感的需要，也可能是对阴影的监控。

第 42 次箱庭

时间：次年 12 月 12 日

奇奇的母亲记错了时间，所以晚到了一个小时。一进箱庭室奇奇就迫不及待地在玩具架前玩了起来，咨询师建议他在沙箱中玩。在玩具架前看了看，拿起一个很大的水晶球，对里面的水似乎很感兴趣，翻来覆去看了又看，却又放回原处。随后他拿了个红色大球，非常用力地掰开并扔在地上，再从架子上捧来一大堆车子，并将这些车从左下角一直排到右侧，呈现很整齐的一个车队。随后在右侧红色轿车一侧放了一排栅栏，在轿车另一侧放了一个加油站。接着，把那辆绿色轿车调转方向，说这是他自己的车，要去看雪人。随后在右上角放了火车，说是京津城际高铁。在下侧放了一辆白色大客车、两块草皮、一辆消防车并拨动开关发出声音。然后就在玩具架前玩钢琴，很陶醉地听钢琴的声音。在左下侧放了一座大厦、一座房子。他说大厦是自己的宿舍，他住在第七楼 9 号。他捧起沙子撒在房子顶上，说正在下雪，雪下得很大。最后在车子两边放了几棵树（图 10—60）。

奇奇还是边做边说，他说这是"去北京安家"，这是星期一，自己正在宿舍做作业，做完作业后跟随爸爸去钓鱼，再开车去堆雪人，自己非常喜欢雪人。箱庭场面更整洁、有序了，而且出现了草地与多棵树木等富有生命力的事物。记得上次作品中，奇奇说自己正在生病要去看病，而如今的作品中，自己却是正在做作业的孩子，自我像状态的转变显然是一种成长进步的表现。

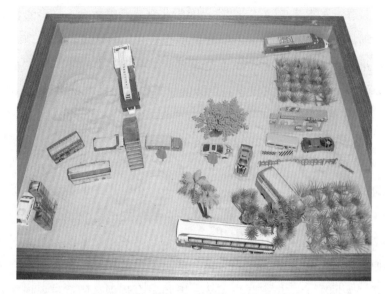

图 10-60　第 42 次　主题：去北京安家

第 43 次箱庭

时间：次年 12 月 20 日

奇奇来到箱庭室就主动与咨询师打招呼，然后就熟门熟路地去玩具架前找玩具了。他先在交通工具类、建筑类玩具前挑选。他选了一列上次用过的火车从左上角开到右上角，然后再转过来放在右上角，朝向左侧，感觉就是这列火车准备返程了。接着选择了一些交通标志物中沙箱左侧中部往右排列，形成一条道路，放一部装满沙子的小货车。接着他拿来一座桥梁放在了沙箱中心，旁边一座房子，这两个摆件所处位置以及内容与上次箱庭几乎一样，然后摆放了自右向左行驶的三辆跑车。咨询师当时就猜想：会是前一次箱庭的延续？奇奇接着是在沙箱的右侧玩沙子，摆了一座站台模型，前方摆了两条护栏。他从家具类玩具上拿来一张长沙发椅、茶几模型，一架梯子和一片栅栏，将桥梁的两端延伸开来。心里琢磨着将家具放这里究竟是什么意思？奇奇拿了一部邮车放在茶几和桥梁的交接处，当下就让笔者明白那茶几和长沙发竟然是作为引桥！奇奇可能感觉到咨询师的困惑，所以就说这是一座立交桥，边说边比画着车辆行进的方向（图 10-61）。实在是有创意的作品啊！

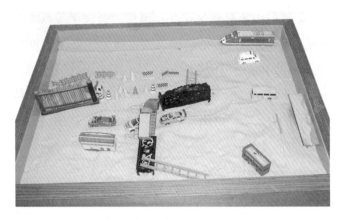

图 10－61 第 43 次 主题：遇到暴风雪

　　奇奇跑到另一沙箱前。由于之前有其他来访者使用过，沙子仍然保持着潮湿，这似乎拨动了奇奇的心弦。他往沙箱里放了 4 部较大的车辆和 1 列火车模型。他说要往沙箱里加一点水。笔者心想，加一点水应该也没有关系，所以就同意了。孰料，奇奇竟然一直往沙箱里加水，直到水加满到沙箱的边框，甚至还有少许溢出。看到沙箱里的水满满的，奇奇很开心地笑着，然后拿了 21 辆小车和一只大客车放在沙箱边框上，形成一支大致上是逆时针行驶的壮观车队（图 10－62）。当然，细致地看，就会发现这个车队中有许多车辆之间的朝向是矛盾的，因此，咨询师询问奇奇车队的行驶方向，他说是逆时针方向的。

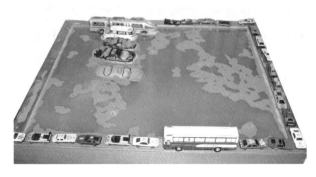

图 10－62 第 43 次 主题：遇到暴风雨

奇奇对干沙箱里的内容解释为在北京城里"遇到了暴风雪"了，撒在站台顶部的沙子就是雪，那列火车是京津高铁。而另一个沙箱里是"遇到了暴风雨"，他说北京城的下水道没做好，所以暴风雨来了之后许多车辆泡在水里了。边框上的交通工具，似乎旁观着箱庭中所发生的一切，并承载着箱庭中的这一切驶向外部世界，从而以此方式与实际生活建立连接。

第 44 次箱庭

时间：次年 12 月 26 日

奇奇一来看到是湿的沙箱，就问上一次的沙箱还没有晒干吗？确实，上次"遇到暴风雨"中的沙子我们费了将近一周的时间才晒成这样，但另有一个干沙箱，因此并不影响使用。奇奇选择在这个湿沙箱里做，但却拿着小铲子从另一个沙箱里取干沙，在湿沙表层铺上一层干沙，来来回回，不厌其烦。等铺好后，奇奇就拿绿色双层巴士在沙箱里开路。之后在沙箱上侧放了 6 部车辆，在站台边右侧放一部红色双层巴士。随后他将右上区挖开了一些蓝色，在上面放一座桥，并且在站台与左半部之间也放上一座桥，一列火车似乎要自北向南地钻过这座桥。接着，他开始布置左下角，沿着下边框摆放了四座楼房，而紧贴着左侧边框摆放了一座很豪华的楼房和 4 座小楼，房子的两侧各有栅栏、交通标志物形成一个院子，门口有一辆满载沙土的小货车（图10—63）。然后他就宣布今天的作品结束了。

他说这是北京郊区，原来这里都是田野，现在开发成房地产了。右侧的公交站台是刚建起来，京津城际高铁也经过这里。他说，这里的设施会慢慢完善起来，以后就会很繁荣的。咨询师询问他有关左下角那些房子，他解释说，左侧那座最漂亮的房子是售楼部，那一排楼房就是刚建好的房子，正在销售，还没有全部建好，所以那辆货车还载着沙土。笔者问他这是谁开发的楼盘，他说：都是我开发的。

这一阶段的 6 次箱庭都发生在"北京"这个大都市背景下，从"去北京建房子"，后来"去北京（看病）"、"在北京安家"，如今却是"在北京销售楼房"，期间虽然有过"遇到暴风雨"和"遇到暴风雪"等，但是终究"建好了房子"且在"销售"了。临近期末了，咨询师的事务也比较多，更重要的是，这种心理建构过程的完成，已经可以让奇奇独立去适应他的学习生活了。因

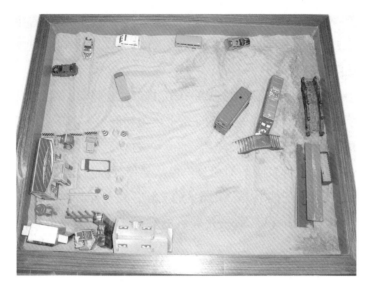

图 10－63　第 44 次　主题：在北京销售楼房

此，咨询师在征求奇奇及其母亲的同意后，结束了对奇奇的箱庭游戏过程。

第三节　讨论与思考

一、箱庭援助奇奇的效果

在结束与奇奇相伴的箱庭之旅后，咨询师时常通过各种途径了解他的发展、成长情况，也时常能收获有关他积极表现的反馈。在结束箱庭陪伴之后半年的一次偶然机会，笔者带孩子去观看木偶剧演出，在中场休息时与奇奇不期而遇。他远远看见了笔者，就一直高声叫喊着朝笔者跑过来。笔者蹲下来抱起他，向他简单地了解了他在学校的学习、生活情况，他对自己的表现很满意，并提出还想来做箱庭。但由于其父母的种种客观原因，他没有继续来玩箱庭游戏。据奇奇同班一位男同学反馈，奇奇在班上有好多朋友，"我自己也是他的好朋友啊！"这让笔者感到欣慰。在结束箱庭游戏三年半后，奇奇的母亲联系笔者，向笔者反馈了孩子在小学的表现。奇奇在一年级至三年级的三年里，学习、生活、人际等方面都表现得很优秀。在家校联系薄中，学校教师、家长以及奇奇自己对其表现几乎都是"优秀"等级的评价，也足见奇奇的自信。但是，四年级时，可能由于任课教师更换、学习难度增加、儿童自我意识发展，奇奇在学校的表现开始出现了退步，他对自己的表现也出现了不自信的评价。

二、理解奇奇心灵园景的变迁——单元理解的视野

陪伴奇奇 44 次的箱庭，也是见证奇奇由最初问题不断、难以理解、局限刻板的自闭世界逐渐趋向开放、丰富、流动的过程。虽然对 44 次箱庭进行了大致的四大阶段 8 个次级阶段的切分，但从整体观和系统观出发，我们就必须关注单元的变化来把握个案心灵园景的变迁。在奇奇的 44 次箱庭中，有众多的心象时隐时现，只有借助单元理解的视野，才能理解奇奇的心灵成长历程。

（一）交通秩序的整顿

在奇奇的 44 次箱庭中，不论主题如何变化，场面中总缺不了车辆。从第一、二阶段的作品中，不难感受到奇奇箱庭作品中总体比较混乱，车间距的不合理、车辆的倾斜、朝向的混乱、与其他物件关系的牵扯，借助奇奇的主题命名"车水马龙"，我们能深切感受到奇奇所感知的这个世界是非常繁杂和无序的。随着"修车"、"进城"、"加油"、"回家"、"赛车"，直到最终表现"在北京销售楼房"，在箱庭中逐渐形成一支方向明确、排列有序的车队。可以说，在奇奇 44 次的箱庭中，交通秩序的整顿过程也就非常生动地再现了奇奇心灵秩序的构建过程。交通场面可以说是奇奇作品中自始至终的大单元。

（二）家园的构建与分化

家园也是奇奇作品中时不时出现且不断丰富、分化的单元。在奇奇的初始箱庭中就出现了许多房子，但是这些房子的功能、界限、归属都不清晰，随着家庭内部构件的出现，如家电、家具、生活用品等（2、3、9），到了第 10 次，奇奇箱庭的正中心出现了一个很完整的"家"的心象，此后奇奇的箱庭中"家"的心象越来越多地出现，逐渐开始分化为多个"家"（13、15、17、18），开始有了明确的归属，如自己的家、爸爸的家、妈妈的家、外婆的家。当第 21 次箱庭中出现了界限明确、独立封闭的"家"之后，这样的"家"多次呈现（22、23、25），第 29 次箱庭中打开的大门也确立了自己的家园与他人的关系，而第 32 次的"家"不仅表现了家的内部完整功能，而且还具有了纵深洞察的意义。

（三）"水"心象的出现与增强

水是心理能量的象征，水域的出现与扩大也意味着心理能量的出现与增强。在奇奇系列作品中，第 5 次作品的左侧出现了一些蓝色区域，感觉是水，但奇奇在其上面放置的车辆似乎说明这不是水，但旁边的桥却又似乎表明是水，这是一种不清晰的表达。第 15 次、18 次箱庭中，奇奇都使用了河流的模型，但水从何处来，流向何处，且与周遭的关系也仍然没有明晰，但毕竟很明确那是河流，而且，这两次箱庭中，奇奇都在另一个沙箱中挖出相对较大的水域，第 18 次箱庭中水域的表现更为明确。第 26 次的"湖"、第 29 次的"大海"，将"水"的心象表达推至极致。而第 39 次、第 43 次作品中，"水"更是以其真实实体呈现，甚至泛滥于箱庭。因此，在奇奇箱庭中，"水"这个心象单元从无到有，从弱到强，表现了其心理的发展、成长。

此外，奇奇箱庭的全过程中还有几个隐约的心象变化投射了其心灵园景的变迁，植物的出现与增多、进城的过程、建房与售房等心象的变迁，细心去品味，都能感觉到奇奇心灵世界的美好转向。

三、加油站、桥梁、电话、救护车

在奇奇箱庭中，除了车辆之外，有几个玩具模型在其作品中出现的频率很高，这些心象的表达具有非常重要的治疗意义。

（一）加油站

加油站是奇奇作品中除了车辆之外最常用的物件。除了第 8、11、19、20、21、26、37、38、43、44 次的箱庭中没有摆放加油站外，其他 34 次箱庭中都使用加油站，且有些作品中非常明确地说明了加油站的作用——加油。即使是第 32 次箱庭因为表现的是家庭内部的结构，不便于将加油站表现于箱庭中，奇奇却在地上很整齐地摆放了两座，而且其解释非常适当——地下车库的车要开出来才加油。我们无法从荣格学派或象征辞典中寻求到加油站的象征意义，但是我们可以仔细地了解这一物体的一些特性、功能。借此理解这些东西物理上的意义，并理解其中所蕴含的象征意义（张日昇，2006）。加油站是为车辆等交通工具补充能量的设备或场所，那么，奇奇箱庭中自始至终的加油站也就具有了能量补给的意义。尤其是以"加油"为核心事件的第

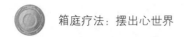

27、34 次箱庭，其意义就更为明显。

（二）桥梁

桥梁是奇奇箱庭作品中经常出现的心象。桥是连接、沟通两岸的重要建筑物，它既方便了交通，也沟通了人与人之间的关系。因此，桥首先象征着起沟通作用或联结作用的人或物。桥还象征着生活阶段的过渡，以及生活方式的改变（张日昇，2006）。箱庭中，桥可能作为一种关系的载体出现，当桥出现的时候，很重要的一点是，要观察被它连接的是什么。如果桥在箱庭中没有起到明显的连接作用，或者看起来毫无目标地飘浮，它们可能代表着心灵迷失了方向。当此之时，桥的出现可能意味着对连接需要的觉察。毕竟，桥被来访者选择了，并且被放到了沙箱中，只是心灵还没有清楚地靠近那个将会被连接的东西或需要整合的地方。咨询师还需要纵观来访者在箱庭中的表现，即将被连接的元素可能会与桥一同出现在同一次箱庭中，也可能已经在先前的箱庭中出现过（Turner，2005），也就是借助单元的变化理解来访者心灵需要联结的内容。纵观奇奇箱庭中的桥梁，在最初的几次作品中，桥梁仅仅是一种路径的意义，并无明确的连接意义，甚至是"毫无目标地飘浮"；到了第 10、11、13、15、21 次箱庭，作品中有 1 座桥梁的一端开始与家园相连接；第 26 次箱庭中的桥梁则具有了明确的连接两岸的意义，但奇奇所使用的桥梁大部分没有实质性的连接功能，这也反映出奇奇在人际关系的建立中面临的困局。

（三）电话

电话几乎是当代社会中人际交往必不可少的道具。有时，其功能与桥梁几乎可以等同，即连接的功能，但电话更多的是人际间信息、情感的连接、沟通的作用。在奇奇箱庭作品中，自第 10 次箱庭中出现"电话"这一心象起，第 11、12、13、14、17、18 次箱庭中几乎是连续出现，而那一段时期内的箱庭几乎都是关于"救火"的场景，第 20 次开始时出现了一下，后来因场景变化而消失。后来在"家"的构建与分化过程中，"电话"这一心象反而少见，只有在第 32 次表现完整的家庭内部结构时才出现了一次。对"电话"的强调及其后来的消失，似乎与奇奇家庭结构有关，其父亲长期在外地工作，"电话"对于奇奇，也就是与父亲建立情感联系的重要途径了。因此，当父亲调回市区工作，奇奇箱庭中的电话也就消失了。这确实是很有意思的表达。

（四）救护

消防车、救护车这样的"救护"心象在奇奇前三个阶段的箱庭作品中几乎没有消失过。第四阶段的第一分阶段则几乎没有出现过"救护"符号，而第二分阶段则再次出现。消防车的灭火可能与来访者内在情绪的平息有关，救护车则可能与来访者治愈力的激活及其内在和外在生活中的救助力量有关。奇奇从第 2 次箱庭开始，连续出现 4 次的"点火—灭火—救治"的仪式化表现，直至"点火"的成功。而后消防车、救护车基本相伴相随出现在箱庭中。而且，在其第 6 次箱庭中出现了"修车"的主题，也是非常清晰的"救治"心象的表达。在第 13 次箱庭之后，奇奇箱庭中时常是尖顶的高楼大厦着火，需要灭火、救治，这可能与对父亲负面情绪的感知有关。

四、箱庭游戏治疗自闭症谱系障碍的原理

基于所接待的众多自闭症谱系障碍儿童的经历，以及业界同仁间交流讨论，笔者认为箱庭疗法作为一种游戏治疗方法，以超越言语障碍的功能克服自闭症儿童的言语障碍，以模拟情境促进其心理理论的形成，以自然教学原理强调培养其主动自立和自控能力，激发其想象力、创造力，拓展其兴趣领域，从而为自闭症儿童的康复提供了可能性。具体论述详见笔者发表于《中国特殊教育》的论文"箱庭疗法治疗自闭症的原理和操作"（陈顺森，2010）。

第十一章　寻找爱的力量：
一位轻抑郁女大学生的短程箱庭

　　抑郁是 21 世纪影响人类身心健康的主要危险因素，在正常人群中的发生率呈现不断增长的趋势。由于抑郁症实在太常见了，故常被称为精神病学中的"伤风感冒"。目前，抑郁症已经成为世界第四大疾患，预计到 2020 年可能成为人类第二大疾患，高居精神疾病的榜首。抑郁是人类心理失调最主要和最经常出现的问题之一，是每个个体在其生命历程中都会或多或少感受到的一种情绪。虽然在不同文化中有不同的表现，但总体上具有普遍的症状表现。

第一节　个案简介

一、来访者简况
　　玲玲（化名），某系二年级女生，21 岁，来自闽南沿海某市农村。近两个月来，情绪一直很低落，常产生自杀念头，尤其是下雨天，其自杀的愿望更是强烈。一名认识咨询师的心理学专业女生与其关系较好，带其来接受咨询。

二、主诉
　　玲玲主诉自己情绪不高，觉得活着没有什么意思。晚上睡不好，常想些很没意思的事，但其实也没有什么事，时常觉得这世界都是一片灰色，特别是下雨的时候。自己喜欢穿球鞋，但下雨天雨水会溅湿鞋子，穿着很难受，觉得老天都跟自己过不去，这时候就会想干脆死了算了。有时仰头看天空，觉得天上的飞鸟很自由，很羡慕。玲玲说自己现在对什么都没有兴趣，食欲下降。有时心情不好，也就不去上课，因为有些课程听与不听没有差别。

三、朋友的观察

带玲玲前来咨询的同学反映，玲玲有时候会惊奇地说天上飞机飞过，但其实天上并没有飞机，好像是幻视现象，如果再问她一遍，她就会回答说"没什么"搪塞过去。有时一起走的时候说起的事情总让人感到很压抑、消极，整天不开心。最近一段时间时常哭泣，不开心，不爱说笑，说起话来比画的动作很夸张，感觉可能有抑郁症状，所以就动员其过来了。

四、家庭状况

咨询师了解到，玲玲的父母在农村务农，玲玲的家境不佳，家里这些年没有什么稳定的收入，农田大部分被村里征用去租给别人养虾，自己家里也养一点，但收入不多。玲玲说妹妹小她2岁很有艺术天赋，很会绘画，但为了资助玲玲上大学，只好辍学在某特区打工，玲玲对此感到很内疚，觉得自己很无能，这么大了还需要花费家里的钱、牺牲妹妹的前程来上大学。父亲很好赌博，挥霍家财，爱买"六合彩"，使家里原本不宽裕的生活更显拮据了。而母亲就独自挑起家庭的重担了，母亲抱怨父亲时，经常会遭到父亲的打骂。每次看到父亲赌"六合彩"而母亲很劳累地劳动时，玲玲就非常恨父亲。玲玲从小与妹妹一起，感情甚笃。

玲玲说，自己从小就是个乖乖女，胆小怕事，但从上高中开始就感觉应该独立些。因为家境不佳，总感觉自己不如别人，很自卑，觉得这个世界只有妹妹和男朋友是对自己最好的。

五、成长经历与教育史

玲玲父母只生了两个女儿，这在闽南农村会受到歧视，所以从小就经常感觉到周围人对她们家庭的不尊敬。玲玲从高中起到镇里读书，成绩中上，后来考上了这所大学，但她对自己所学专业并不热爱，对自己未来的就业形势也很担心。她认为，自己出身于农民家庭，且没有什么人际背景，很难找到与专业对口的工作；另一方面，自己没有什么能力，比较胆小，现在的学业和将来找工作都不容易表现好。

六、社会支持状况

咨询师向其了解男友的情况，得知玲玲以前未恋爱过，这是她的初恋，男友特别关心她。男友是其高中同学，现在湖南省某高校学习，两人已经确定恋爱关系一年左右。因为在异地，所以也只有寒暑假见面，平时就电话联系。男友原本几乎天天都会打电话给她，但因为她认为这样太浪费电话费了，所以不让他天天打电话，就改为一周两次电话联系。虽然男友经常开导自己别老不开心，但自己就是没有办法开心起来，也知道不要这样，但不知为什么，一起来就觉得心情不好。晚上睡觉入眠困难，因为自己睡眠较浅，很容易被室友的动作惊醒，然后就很难再入睡，所以每天早晨起来也就很没精神。玲玲说她与舍友关系一般，谈不上关系好，但也没有什么争执，自己也不喜欢和别人说自己家里的事，也觉得没有必要把自己不好的处境让太多人知道。

七、初次接待印象

咨询师感觉玲玲情绪确实不佳，脸型较小，但头发非常蓬松，且有些凌乱，似乎有一段时间没有梳洗，感觉很沉重的样子；进门时穿着一件红白两色对比非常鲜明的上衣、一条厚重的牛仔裤、一双厚重的旅游鞋，背着一个较大的旅行包，给人一种外出远行的感觉。常常蹙着眉，眼睑低垂着看地板，对咨询师似乎有些戒备，说话声音较小，不愿意说太多，也不太正眼看咨询师。"眼角眉梢都是恨"用来描绘她是非常准确的。

八、原因分析

玲玲没有明显的生理疾病或缺陷，大学期间发展恋爱关系是个体发展的必然需要，玲玲已谈恋爱，但男友不在身边而远在湖南，这使其时常感受不到这种感情的温暖，尤其在其心情不好时，无法获得来自男友的直接安慰和支持。

玲玲家庭地处农村，父母除了提供必要的物质支持外（也不很足够），不知道如何更好地关心女儿的精神需要。闽南农村大部分地方有重男轻女的风气，作为长女，原本应该外出打工挣钱，她却考上大学，但妹妹也因此早早放弃自己的求学路和艺术梦想去打工支持姐姐上学，这让来访者心里感到沉重的压力和负疚感，而父亲沉迷"六合彩"，导致家境恶化，让来访者倍感愤慨。

玲玲感情细腻敏感，容易受外在因素影响，因而下雨天对其来说是很不舒服的，常有负面情绪体验。且来访者因家境困难，时常表现出自卑、自我否定等认知偏差，因此不太愿意与同学交流，独来独往。而辅导员、同班同学对其情绪状态不够敏感，缺乏必要的支持。

这些方面因素综合作用，使来访者一度处于心境恶劣的折磨之中，甚至想过采用自杀的极端手段解决自己的烦恼。

九、心理评估

（一）临床诊断

根据玲玲的主诉及其朋友的介绍，根据 CCMD－3 有关抑郁发作的诊断标准，对玲玲诊断如下：

玲玲的主诉及其表现符合 CCMD－3 中有关抑郁发作的诊断标准。突出的症状表现有忧郁心境和兴趣丧失，食欲下降，睡眠障碍，自我评价过低，自责，有内疚感；症状持续了将近 2 个月，学习和生活受到较严重的干扰，有缺课现象，不能专心上课，人际关系平淡，也无明显人际关系紧张，社会功能轻度受损。反复出现自杀的意念。虽然有幻视症状，但不符合精神分裂症诊断标准，排除器质性精神障碍或精神性物质和非成瘾物质所致抑郁。综合其症状表现，可诊断为轻度抑郁状态。

（二）危机评估

因来访者及其朋友提及自杀意念，故咨询师必须对其进行危机评估，以了解其自杀的可能性。同时采用"风景构成法"（图 11－1）评估其心理能量及可能存在的问题。要求来访者在一张 A4 白纸上作画，纸张上由咨询者随意画一方框为作画界限，由咨询师按如下顺序逐一说出画的内容：①河流；②山；③田；④道路；⑤房屋；⑥树木；⑦人；⑧花；⑨动物；⑩石头。等到来访者完成了一个项目之后再说出下一个。来访者表示画完成后，咨询师与其一起分享其作品内容。

咨询师为玲玲提供了一盒 24 色的彩笔并说明可以根据作画需要选用不同的颜色，但玲玲从头到尾只选用一支红色的。咨询师要求玲玲画第一项"河流"时，她说不知道该将河流放在哪里，所以没有画出来。随后她按照咨询师的指示作画，玲玲描述其作品内容为她（右侧山腰的那个人物）和男朋友（中部山顶上）一起带一群小朋友（山上 4 个尖三角形）去旅游。左侧山上有一棵大树，树上有小鸟（动物，她用"B"代表）。翻过中部山顶，正面有一座庙（一座悬空的房子并标注"M"）。两山交接处的 3 条虚线代表山后面的

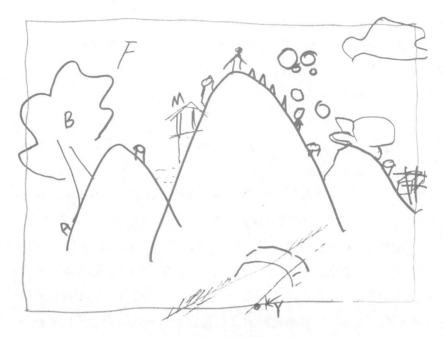

图 11-1　风景构成法作品. 1

河流。右侧小山上是块风动石，随时都有坠落的感觉。风动石右侧是一个垃圾桶和一小片田（超过了边界）。玲玲没有画花朵，但在右上方及中部上的空白处画了几朵白云，在中下部分的道路上补充了一座小桥。玲玲一再强调自己不会画画，而妹妹是学艺术的料，可惜没有上学的机会。

　　从风景构成法来看，作品存在一定的空间倒错，笔压过强，线条生硬，出现较多死亡意象，如悬崖等；有强烈负面情绪亟待宣泄，如出现大量的垃圾桶、全部用红色线条作画等。用抽象符号描述，如用"B"代表"鸟"（bird），用"F"代表"在天上飞行的鸟或飞机"（fly），"M"代表一座"庙"（miao）。玲玲在绘画中"不知河流该画在哪里"、不想画花朵、只使用单一的颜色也令人感到对生命美好一面的忽视态度。不过，来访者虽然心境抑郁，但心理能量强大，可使用箱庭疗法对其进行心理干预。

　　经面谈，咨询师感觉其虽产生自杀意念，但对如何实施自杀并无清晰的想法，在短期内没有自杀的危险。由于玲玲不太愿意以言语对话，因此在上述评估基础上，决定采用箱庭疗法。

第二节　箱庭疗法援助过程

　　除了受理接待并完成风景构成法 1 次（见心理评估部分）之外，咨询师对玲玲进行了 8 次心理咨询过程，包括 7 次箱庭疗法和 1 次风景构成法，每次见面 45 分钟。

　　每次箱庭疗法过程均包括两个核心阶段：作品制作阶段和理解、体验阶段。在箱庭作品制作阶段，来访者选择自己需要的玩具模型在沙箱中创造一个场面，咨询者则在一旁静默地陪伴着，对来访者的问询只做反映性应答，对来访者在沙箱里创作过程保持一种欣赏的态度。当来访者示意箱庭作品已经制作完成时，箱庭疗法就进入了另一个阶段，即作品的理解、体验阶段。这一阶段，咨询者表现出倾听的态度，以来访者感到舒适的言语鼓励来访者与咨询者一起交流双方对作品的理解、体验。由来访者对作品的主题进行概括或为作品命名。箱庭作品场面可能被描述成一个非常生动的故事；也可能只是对作品场面做简单的介绍、描述。咨询者基于自己对箱庭"语言"体系的理解以及对来访者的生存环境等信息的把握，与来访者一起共享其自己对作品的理解，进一步丰富作品的内容，"倾听"来访者经由箱庭作品表达的心声，以支持的态度帮助其直面困惑、克服或接纳困难，推动来访者心理的发展与成长。咨询者不向来访者分析、解释箱庭作品的象征意义，不根据箱庭的场面、心象对来访者的人格进行诊断性评价。

一、问题呈现阶段

（一）第一次箱庭

时间：某年 3 月 7 日

箱庭主题：夏天中毒（图 11—2）

　　玲玲按约定时间到箱庭室，看上去情绪还不坏，会笑着与咨询师打招呼。在了解了箱庭疗法的基本技法后，玲玲就开始在玩具架上搜索自己需要的玩具。在此过程中，玲玲表现出非常孩子气的样子，全然忘记这是咨询师的工作场所，有时会为了一个玩具而直接惊叫起来，或突然跪在地上仔细地看，时而口中念念有词。

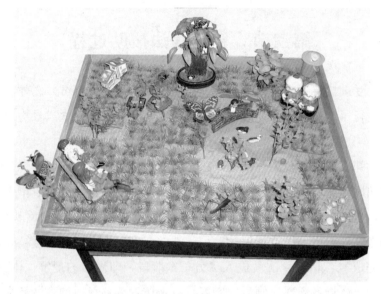

图 11-2　主题：夏天中毒

　　玲玲首先在箱庭中挖了一个湖，她将箱庭玩具架上所有草皮都放进了箱庭，将箱庭建设成一个草木繁盛的公园的样子。令人印象深刻的是，左下角是一对情侣，右上角则是一对老伴侣，两只身处不同地方的蝴蝶，湖上一对鸭子，一座跨在湖上的桥梁将左下与右上联系起来，桥上一位脸上有黑点的少年，玲玲后来说明作品内容时说这位少年考试考不好很伤心，怕回家被父母批评，站在桥上哭泣，想跳下去。中上部一棵大树，一位小女子在大树基台上，一位男子在树下。她说，自己为了去抓树上的知了，上得去却下不来，急得在那里哭，男朋友在树下鼓励自己跳下来。

　　让咨询师感到惊讶的是，玲玲在各个地方都放了垃圾桶，左上角那座房子则是一个厕所。这与其所画的作品中多处出现垃圾桶一样，都是负面情绪需要表达的象征。来访者对自己的作品取名为：夏天中毒（这也颇令人费解）。她解释说这是因为自己喜欢夏天喜欢到中毒的程度，夏天让自己感到生命力非常旺盛。玲玲觉得箱庭这种游戏非常有意思，且愿意继续来找咨询师，认为"如果能坚持一段时间，自己会好起来的。"结束时感觉情绪好了许多。

　　（二）第二次箱庭

　　时间：某年3月14日

箱庭主题：妹妹，跟我走（图11-3）

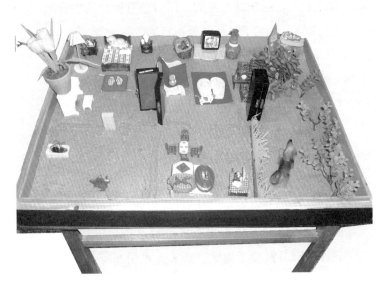

图11-3 主题：妹妹，跟我走

这一次玲玲进来时整体面貌不错，但感觉有一点怒气。在寒暄之后，她自己说要做个箱庭。此次箱庭制作得非常讲究，最终布置出一个很整齐的家的样子。印象深刻的是那架没有人弹奏的钢琴、床铺上的睡猪以及用以代表大门的琴盒。她将此次箱庭作品题目确定为"妹妹，跟我走"。随后，玲玲讲述了此次周末回家的情况，看到爸爸因妹妹没有交本月的打工所得而不用摩托车载小女儿去搭车。她感觉父亲真的是无可救药了。因此想让妹妹跟自己走，离开那个令自己讨厌的家。

玲玲："我当时就追上妹妹，帮她提着行李，一步一步地一起走到车站，妹妹还劝我说没事的，我真的太恨我爸爸了，他除了赌'六合彩'，除了钱，就不顾念我妹妹打工的辛苦。我真的很想自己有这样一套房子，带着妹妹一起住，不让她受到任何的伤害。"

咨询师："就觉得妹妹打工很辛苦，而爸爸沉迷于赌'六合彩'却不顾妹妹的困难，这让你感到很难受，甚至对爸爸都不满意了。你也很希望自己能

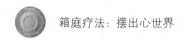

帮妹妹一把，把妹妹拉到自己身边，是吗？"

玲玲："就像在这房子一样，很自由、很宽松的生活，不用去管什么太多事，想睡多久就睡多久，起床就有吃的。门口还有狗帮我们守着。"

咨询师："这真是太惬意了。而且这里还有人弹钢琴。"

玲玲："嗯，自己一直很羡慕那些从小就能去学弹钢琴的人，所以就摆了一个，但是不知道弹给谁听，现在只能先闲着。"

咨询师："因为羡慕就摆了一个，但却没有合适的人来听。"

玲玲："因为自己也不会弹，怕弹不好听让别人笑话了。"

咨询师："不过我相信，那盆白色郁金香肯定听得很开心。"

玲玲（笑了一下）："那是。"

……

在这次箱庭中，玲玲非常精心地布置着自己理想的房子，各功能室都具备，尤其是"餐厅"部分放置了大米、罐头、水果车等等，很富足的一个家。房子中没有人物，有4只动物：妹妹喜欢的叮当猫、在客厅走动的小猫、床上睡觉的小猪、看门的狗。玲玲说这是她理想的家，可以让妹妹来与她一起过，那双大大的拖鞋是自己喜欢的，很休闲的样子。但是自己不在作品所描绘的家中，而是外出工作了。从这样的描述中可以感受到玲玲对妹妹外出打工供自己上大学的内疚感极其强烈，她认为妹妹放弃上学而去打工都是因为自己。从作品表现可以感觉到，这个家很安静也有些冷清，一种休养生息的状态，或者说是积累能量的状态。房子、家通常也是自我内部世界的象征，因而，这是一种理想的内部世界，这个世界虽然井井有条，但缺乏生机活力，而且，现实的自我也不属于这样的家。与前一次箱庭作品以及初次风景构成图画中出现多个垃圾桶所不同的是，此次作品中没有出现垃圾桶，虽然也安排了"卫生间"却没有"马桶"这种表达负性情绪宣泄意义的玩具模型。

二、转变阶段

（一）第三次箱庭

时间：某年3月21日

箱庭主题：在路上（图11—4）

此次玲玲看起来很开心，走进箱庭室直接就说要做箱庭，语气语调都显得很有力量。她一边做一边与咨询师有一句没一句地聊着，如询问这些玩具从哪里购买来的等等，咨询师给予反映性应答。

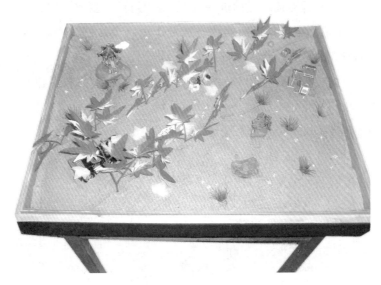

图 11—4　主题：在路上

玲玲用枫叶做了一条从左下角向右上角的大路，然后摆一部敞篷车，一个女孩坐在车上。路上还有迎面而来的一只斑点狗、一群放学回家的小孩。路两旁是一些草和一座亭子。然后她双手拍了一下，就宣布完成了。虽然摆放的东西并不多，但却很用心地摆，因而也用了近半小时的时间。

玲玲描述道，这部车正要从江西进入湖南，那位女孩要去湖南找她男朋友（这其实就是在说自己）。很开心，因为很快就能见到男友了，所以一路上将车的音乐开得很大，并承诺要向先遇见的人打招呼，不料先遇见了狗，也就向狗打招呼，说了声"Hello"。迎面那些小孩放学了，大家从学校一起回家，很开心的样子。因为他们就住在附近，所以放学时就结伴回家，一路上都很开心，就像以前自己小时候放学回家一样。

箱庭结束后，玲玲与咨询师说了些关于其男友对她支持的事，下一周男友就要回来了，所以很开心。

其实从玲玲的作品及其主题"在路上"来看，咨询师也由衷感到高兴，作品展示了一个发展、前进的明确路径。从箱庭的空间配置理论来理解，左下部分是起源、出发点，右上是目标、终点。因此，这次的箱庭作品非常清晰地展示了一个从起点往终点前进的过程，而且这一过程伴随着欢快的音乐。"从江西进入湖南"意味着当前的状态正处于由一个区域进入新的一个区域，进入"男朋友在的地方"。玲玲的自我正走在寻找"男朋友"—阿尼姆斯、寻找支持和力量的进程中，处于一种转变的状态。箱庭作品投射出玲玲的心理状态处于积极的变化之中。

（二）第四次箱庭

时间：某年 3 月 28 日

箱庭主题：盛大的夏天（图 11—5）

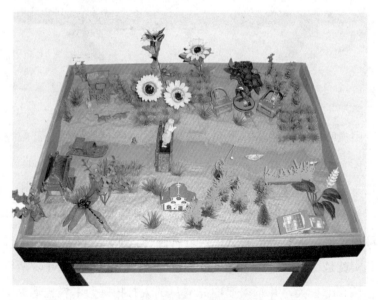

图 11—5　主题：盛大的夏天

今天玲玲看上去心情不错，坐下来就一直和咨询师说她这一周来的情况。她带来一本小本子，里头画了许多画，她说都是自己随便画的。她的画让咨询师感到非常惊讶，因为这些画的线条相当均衡、圆润，色彩搭配很讲究，完全不是第一次风景构成法中所做的那样由单纯一种红色绘制的图画。遗憾的是，咨询师当时只专注于倾听她讲解画作的内容，没有产生将其作品拍摄下来做留念的念头。玲玲说，她现在如果不开心，就会画一些画，心情也就好一些。在围绕玲玲的绘画作品交流一会儿之后，玲玲提出自己想做一个箱庭。

玲玲在沙箱中部自左向右挖出一条河流，上下分成两个区域，然后用一座桥将其连接起来。这次箱庭让咨询师感到格外欣喜的是 4 朵盛开的向日葵。一位少女站立桥上，玲玲解释说那是自己的形象，正要去对岸地里头劳作，回头看到河南岸的钓鱼者，感觉那位渔翁很有智慧、很沉静的样子给自己很大的力量。左上角两只猫正在头顶着头玩耍，那里是一个美好温馨的家园。左下角一只蜻蜓停在牛背上，充满情趣，这些场景都是自己以前在家时常常看见的。

玲玲以"盛大的夏天"来命名此次的作品，这让咨询师感觉到生命能量的积聚，而且盛开的向日葵也昭示着绽放的能量。玲玲的自我像立于桥上，可以理解为玲玲正处于转变中，且获得了来自咨询师（在作品中被视作智慧老人原型）的支持。生机勃勃的田野、川流不息的大河、带着美好回忆的乡村场景、饱满绽放的向日葵、站立于桥上的美少女，面对这样的场景，咨询师感觉到玲玲的心境在悄然发生着积极的变化。玲玲也似乎不再那样蹙眉说话，而总是满面笑容，她没有再背着那个大行包来，她的服饰也在变化着，头发也修饰过了，显得更有青春活力了。

三、阶段评估

第二次风景构成法评估

时间：某年 4 月 11 日

因咨询师临时有事，与来访者商议后间隔了一次咨询。为了确定对玲玲的咨询是否有效果，为咨询师和来访者提供一个有益的信息，经与来访者商议后，决定让其再做一次风景构成法测验（图 11—6）。

玲玲这次先用一支铅笔画稿，然后再用不同的色笔上色。她用一支蓝色的彩笔自左上往右下画出一条宽阔的河流，仿佛滔滔河水非常强劲地涌入这个世界，充满力量和欢快；然后还是拿了那支红色彩笔在右上部画三座大山。

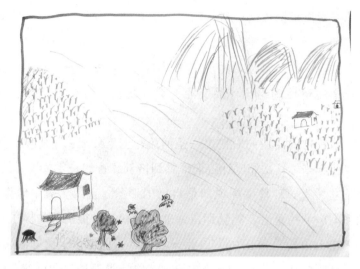

图 11－6　风景构成法作品. 2

左侧与右侧各一大片稻田，她说这是春天的景象，禾苗长势很旺。左下角一座富有闽南特色的农家小屋，右侧田野里也有两座小屋。左下小屋门前一个树桩，还有两棵绿树，但有 4 片落叶，2 只小鸟绕着大树顶部飞翔，嬉闹呼应着，很有生趣。在要求其画石头时，玲玲在左下小屋门前画了一条用鹅卵石铺成的小路。玲玲没有画人物和花朵，她说人在屋里所以没画，而那三座红色的大山就是鲜花开遍的景象。她将两个项目结合为一个项目，如"道路"与"石头"、"花朵"与"山"、"房子"与"人物"等。玲玲没有为河流架设桥梁，使得两岸处于分离状态。从整体上看，这幅画似乎就是她上次箱庭作品的概略。

　　从画面看，虽然作品中左下角的树桩、落叶依然传递出能量流逝的信息，没有敞开的门、左下部分与右上部分无法建立联系，来访者还需要在今后的咨询中获得进步。但玲玲此次作品中运用了多种适当的颜色绘制出一幅春天景象，开满鲜花的大山、生机勃勃的田野、嬉戏的小鸟、川流不息的大河，都传递出非常强盛的生命气息。况且，落叶与树桩都处于左下角区域，都是过去的状态，更有一种万象更新的气息。第一次图画中单一的红色被五颜六色所替代，而且绿色占据了主要地位，画面清新淡雅，没有初次画面中的空间叠加、刻板线条，也不再使用抽象的符号来代替具体物象。

四、接近自性阶段

（一）第五次箱庭

时间：某年 4 月 25 日

箱庭主题：就这样子吧（图 11－7）

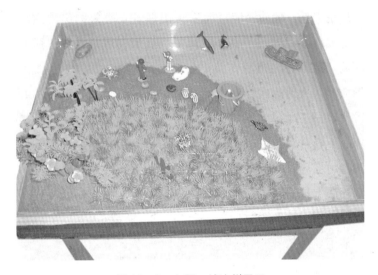

图 11－7　主题：就这样子吧

从上一次风景构成法可以感觉到玲玲的抑郁情绪得到良好的控制，心境有了一定的改善，咨询师考虑可以适当延长咨询间隔时间，帮助玲玲建立起对现实生活的适应，将咨询效果迁移到现实生活。

玲玲一进门就很兴奋地跟咨询师说："老师，我男朋友要回来了！"接着玲玲就兴奋地讲她男朋友与她的相处过程中的一些趣事。时间过半了，玲玲突然又问："老师，今天还可以做作品吗？"我想，如果玲玲愿意制作箱庭，那还是让其表现吧。

此次玲玲选择了湿沙箱，这是她第一次使用湿沙制作箱庭。大幅度地移动沙子，数次对比后，她将沙子主要堆到左下角，形成一个陡坡，陡坡下是一个平地。她做得非常用心、细心，仿佛在雕塑心中非常重要的模型似的。接着，她用许多草皮和树将陡坡装饰得绿意葱茏，一个少女面朝大海，身边一只哈巴狗，一个少年站立其后，面向着大海。不难判断，这是她与男友的形象。

玲玲解释说这是自己的一个梦想，想着暑期与男友一起去家乡附近的国家地质公园（海底火山遗址）游乐、写生的情境，现实中从未去过这个地方。因时间关系，来访者对作品没有太多的说明，但很强调自己对这样情境的期待。从象征理论来看，地质公园（海底火山遗址）心象的出现意味着来访者情绪宣泄的完成，心理得到了良好的康复。从最初风景构成法所画图画中几近消失的河流，到第一次箱庭作品中公园内的小湖、第 4 次箱庭作品和第 2 次图画中的大河，再到此次作品中的大海，可以感受到来访者的心理能量在增强。记得玲玲第三次箱庭作品"在路上"表现的是她去湖南找男朋友的场面。此次作品中一对恋人出现，正如箱庭疗法研究专家 Weinrib（1983）所认为的，自我与阿尼玛或阿尼姆斯的平衡出现或认识，是心灵内部两性性的平衡，是箱庭疗法干预的尾声。

（二）第六次箱庭

时间：某年 5 月 30 日

箱庭主题：考完试，我找你去（图 11—8）

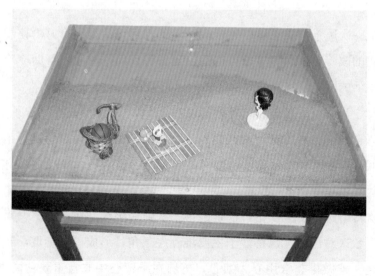

图 11—8　主题：考完试，我找你去

由于咨访双方的一些现实困难，此次见面距离上次已经 1 个月多了，玲玲对此次的见面有许多期待。一进门，玲玲很兴奋地告诉咨询师，她妹妹买了一部手机。她觉得妹妹一直打工只为了给她这个姐姐提供经济来源，却不舍得给自个儿花，现在妹妹买手机也让玲玲感到自己心里的内疚感减轻了许多。令咨询师欣慰的是，玲玲告诉我："老师，我现在在外面的餐馆做钟点工，也有一点收入，但是有些忙碌，所以前一次没有来。"咨询师发现，面前这个玲玲已经与当时来寻求心理援助的玲玲判若两人了，穿着入时的连衣裙，肩背一个很女生样的小坤包，也修剪了头发，而且还稍微地烫染了一下，显得很精神、很开朗。这些都意味着玲玲的独立性、社会功能得到了良好的恢复，心理状态有了良好的改善，精神面貌有了非常明显的改变，而且迁移到了行动和外在形象上。

在介绍完自己的近况和妹妹的情况后，玲玲再次提出想做个箱庭。玲玲再次选择湿沙箱制作作品。她将上侧的沙子移到下方，形成一个海边沙滩的景象，她用手轻快而仔细地抚弄着沙子。然后拿一片竹帘平铺在沙地上，一个女子坐在上面，其后是一部卡通式的三轮车，车篮里放了一个篮球。另一个女子（超级女生的模型）面对面地站立在沙地上。整个过程主要是制作沙滩，而摆放玩具构成画面的时间较少，然后就宣布今天的作品做完了。

玲玲解释说，接近期末了，自己很期待着假期的到来，然后就可以去找妹妹了，带妹妹一起去看海，和妹妹一起开开心心地玩。作品所表现的是自己在一个没有什么人的地方，自己跳舞给妹妹看。因为自己在跳舞，在表现，这不仅让妹妹高兴，自己也高兴。马丁·卡尔夫（2007）认为，玩具数量不多，可能意味着内心世界的清澈、镇定，或者是一种放弃旧的心象而产生新的东西之前的一种清空。虽然箱庭场面很简单，但却充满了激情、快乐、动感，这让咨询师感到似乎应该接近终结咨询的时候了。经与玲玲商议，决定这学期再做一次咨询就结束，以后如果需要时再联系。

五、新生阶段

第七次箱庭

时间：某年 6 月 20 日

箱庭主题：什么都不想管了（图 11-9）

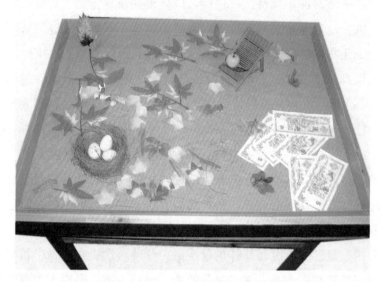

图 11－9　主题：什么都不想管了

　　因为双方都知道这是最后一次咨询，下学期是否继续还需要视情况而定，因此，玲玲似乎有些不舍得的样子。

　　快要期末考试了，玲玲谈了一些专业考试方面的事，然后就提出再做一次箱庭。此次作品制作过程中，玲玲的动作似乎很慢，不再像以前那样对玩具架上的各类模型表现出非常好奇和激动的样子，而且慢条斯理地在玩具架前来回徘徊着，徜徉在非常惬意的空间里，看看这个，摸摸那个，很留恋的样子。玲玲似乎很不经意地从玩具架上取了一个装着三个蛋的鸟窝，将其放在沙箱的左部，然后在左上角、右上角、右下部分别种上小树，在右上角放一把躺椅，在上面放一个绿苹果。最后很随意地从玩具架上取了一些红色、绿色的枫叶以及其他绿色树叶，还有一叠纸币，让这些东西非常随意地撒在箱庭中，笑笑地说："不管了，什么都不管了！"然后就宣布自己的作品完成。

　　接着，玲玲谈到她妹妹、家里的一些事情。原来让她"不想管"的是妹妹谈恋爱了，她担心妹妹受骗，但又不能管太多，毕竟这是妹妹的事。家中因台风发大水，全家人一起应对，自己也在家中帮助做饭，得到了父亲和其他亲人的表扬，感觉自己成长了。

玲玲说："当看到全家人都齐心协力地将家具搬上楼以免被水淹到，爸爸、妈妈还有其他亲戚都在那里忙，我也在楼上煮饭煮菜，爸爸吃饭时还说我挺能干的，感觉爸爸也很顾家的，他赌'六合彩'的本意也是为了家庭经济。"

咨询师："是啊，全家人一起齐心协力地为家庭打拼，家就有希望了。你也因此感受家的温情了。"

来访者："以前自己心情不好，总瞧不起自己，也将自己不好的一面都说是家里尤其是爸爸的责任了。其实自己也不够努力，不过，老师，我现在觉得自己很自信了。只是我担心妹妹被人骗了，不过这是她的事，我也只是空担心。算了，不管了。"

……

从作品中最先出现的"蛋"的象征意义来看，来访者已经孕育着新的力量，心灵获得了重生。玲玲认为自己就是那颗放在躺椅上的青苹果，虽然有些青涩，但也很清新可人。从玲玲叙述中提到的对家庭、父亲的态度的变化，以及对自己的信心等方面，都意味着此次的箱庭确实可以结束对个案的心理咨询了。很有意思的是，玲玲用"什么都不想管了"来概括自己此次作品的主题，而其不想管的事是"妹妹谈恋爱了"，从这个学期陪伴玲玲的历程中可以感受到，玲玲心里一直怀揣着对妹妹的愧疚，也非常关注妹妹，而如今，玲玲用一次的作品去表达自己对妹妹"什么都不想管了"，也是一种释然，放下对妹妹的关注，也就能减少些愧疚。在与来访者简单的交代后，结束了咨询。

第三节　讨论与思考

一、玲玲心灵状态的变迁

历经了前后9次以箱庭游戏为主的心理咨询过程，玲玲的心灵发生了令人欣慰的变迁。初次受理接待时，玲玲呈现出来的是一个很忧郁、不自信、很沉重的女生形象；第一次的箱庭作品中，玲玲的自我状态总是与哭泣有关：

因考试成绩不佳在桥上哭泣的孩子、在大树下想跳下却又不敢的哭泣着的女孩。然而在第三次箱庭"在路上"时，玲玲就呈现出一副非常积极正面的状态——很开心地前往外乡找男友。而第四次箱庭"盛大的夏天"中，画面则非常亮丽，其自我形象也很清晰地表现为处于桥上去田野劳作的美女。此后的几次作品中，箱庭作品所呈现出来的玲玲的心灵状态都是比较快乐、轻松、开朗的。

玲玲的变化还表现在其外在形象的变化上。初次来见咨询师时，玲玲的穿着打扮给人一种很沉重、很压抑的感觉，而随着咨询的展开，玲玲的形象在变化，衣着变得整洁、外表更为清爽。整个人表现出充满自信的样子。

玲玲对家人尤其是对父亲、妹妹以及自己的评价也慢慢变得更为客观辩证了；在历时三个月前后共9次的咨询过程中，来访者抑郁的心境得到了良好的改善，来访者不再提及想自杀的意念；对自己未来的期待、志向性也在渐渐增强。

二、桥梁、水的意义

从玲玲的7次箱庭和2次风景图画中发现，在初次的风景图、第1次箱庭、第4次箱庭中都出现了桥梁。桥梁与隧道一样，起到连接、沟通两个区域的重要作用，它既联通了交通，也沟通了人与人之间的关系，因此，桥首先象征着起沟通作用或连接作用的人或物，也是能量流动的媒介，它使得能量可以从这个区域流向另一个区域。从桥的这一端到另一端，也是生活阶段的过渡以及生活方式改变的写照（张日昇，2006）。玲玲在初次风景图中的桥梁不是河流上面的桥梁，而是陆地桥，然而，重要的是这座桥梁并未发挥其连接的作用，在那幅画面上，道路的两侧并没有使用桥梁的必要性，桥梁的失功能性也一定程度上表达了玲玲试图建立联系，与他人建立关系的努力，但又不知该如何合适表现的矛盾。在初始箱庭中，玲玲的桥梁是湖面上的桥，有其作用，但此次的桥梁带来的是一个令人伤心的故事。然而，从作品的左下区域与右上区域的关系来看，这座桥则是从热恋到晚年相伴的过渡，实际上起到了说明发展趋向的作用。而第4次箱庭中的桥梁，自我像立于桥上，是自我状态转变的表现。张日昇（2006）认为，箱庭作品中如果人物立于桥上，可能象征着其处于心理和精神状态发展过程的危机之中，或处于一种转变关键时期。实际上，从桥梁的连接和阶段转变的作用来看，第二次箱庭的"门"、第三次箱庭中的"两省交界处的道路"也同样发挥着这种功能。如此说来，从最初的风景图到第 4 次箱庭共 5 个作品中，玲玲都在尝试着如何连接、如何转变。这一课题也以第二风景图为界，此后的几次箱庭作品都不再表现桥梁这样的连接与转变了，而是专注建构。

水的心象是非常重要的，因为它代表着心理能量。玲玲的初次风景图中，河流只呈现出一小截，几近断流。初始箱庭中是一个小湖，而第 4 次箱庭、第 2 次风景图则是宽阔的大河流，第 5 次、第 6 次箱庭中则都是大海。水之行止谓之为美！玲玲的这 6 次水的表达，是能量由弱到强的过程，这也是来访者心理能量变化的呈现。Turner（2005）认为，当来访者在箱庭中出现海洋时，他见到了存在于意识觉察之下的巨大自性的源泉，水面之下可能存在的心理成长财富是难以估量的。

三、高校心理咨询工作的思考

为玲玲咨询的过程中，笔者一直思考，为什么大学生自杀的消息时常传来，是大学生的心理健康水平真的在下降吗？是当代大学生心理耐挫力下降了？高校学生管理者是否能够洞察学生负面的情绪？周边同学是否能够敏感地发现自杀的信号？是否能及时报告或鼓励存在心理困惑的学生接受咨询？如果能做到这些，那么，校园自杀现象定然会显著减少。

当个体提出要自杀或不想活的时候，我们尽量不直接劝其想开点，或劝其想那些当时对来访者没有什么意义的社会、家庭责任感，而是先接纳对方，评估自杀危机执行的可能性，然后在共感的基础上开展心理咨询。

心理咨询是完全个人化的工作，使用的方法如果能被来访者所认可或接受，那么取得效果的可能性就大些。来访者对使用玩具表达自己的心理状态、建构自己的心灵世界表现出喜爱，这无疑是对玲玲的咨询获得顺利开展的重要原因。笔者认为，在玲玲的箱庭疗法过程中，她不仅表达了她的情绪、思考，更重要的是建构了她自身对世界、家庭、他人以及自我的新认知，并在游戏过程获得了自我治愈的力量，心灵得以重生，这是令人感动的寻找爱的力量过程。笔者再一次地感谢箱庭，她又一次帮助笔者将一位活生生的大学生从死亡边缘带回安全的世界。

第十二章　自性日渐亲近：
一位女大学生的成长箱庭

有时接待的来访者由于种种原因，并不明确说自己面临何种心理不适、困扰、问题或症状，仅仅是想让自己快乐些、不那么压抑。本着"来者不拒，去者不追"的咨询原则（张日昇，2001，2009），不论来访者带着何种目的，咨询者都需要用心接待来访者。

小 Y 是一位心理学专业的女大学生，在选修笔者的箱庭疗法专业课程时，可能因箱庭的吸引力，或者说是她的内心已经做好了成长的准备。她希望笔者能接待她做一系列正规的心理咨询，想体验箱庭。然而，笔者考虑到保持咨询关系的单纯性，建议由笔者指导的一位研究生（咨询者）负责接待她，而笔者则为咨询者提供专业督导。这样的安排较好地保持了咨询关系的单纯性。笔者与研究生介绍小 Y 时，只说了她想体验箱庭，而她在与笔者的研究生见面之时，也只说是纯粹想做箱庭体验而已。

咨询者陪伴小 Y 体验了 17 次箱庭，第 18 次进行了全过程的回顾。这 18 次的接待，不仅帮助小 Y 获得了心灵的成长，解决了长期困扰自己的情结，而且，也让咨询者完成了一个连续的箱庭陪伴体验，见识到箱庭的神奇和魅力，获得了专业成长。笔者也乐见这样的咨访双方的共同成长。

第一节　个案简介

一、来访者简况

小 Y，女，福建省某沿海城市人，某大学心理学专业三年级学生，学生干部，有较强的组织协调能力，人际关系良好。以体验箱庭、自我成长为诉求前来。从表面看，小 Y 表现出开朗活泼的样子，也不像是有什么"问题"的样子。

二、家庭背景

小 Y 出生在一个普通教师家庭，父母都是城乡接合部学校教师，家庭经济情况一般，不富裕也不困难。小 Y 有一个已经工作了的哥哥。小 Y 的亲奶奶在小 Y 父亲出生后不到一个月就去世了。后来，爷爷在小 Y 父亲 7 岁时再婚，生育了小 Y 的叔叔。家里人都觉得后奶奶对叔叔好而对父亲不好，但是小 Y 父亲不让这么说，有什么好吃的都想到后奶奶，不让家里人说后奶奶的不是，小 Y 觉得父亲应该挺委屈的。

三、学校表现

小 Y 学习认真刻苦，有较强的组织协调能力，也比较积极参加校系组织的活动。能较好处理与舍友关系、同学关系，虽然偶尔与个别舍友闹不愉快，但小 Y 性格较开朗随和，因而处理得也还顺利。这学期她和某些舍友关系有点紧张，但现在问题似乎解决了。在学校其他各方面的情况尚可，只是自己觉得必须做一次咨询来摆脱压抑的状态，但是面谈咨询时又不知道说什么好，就选择了箱庭体验，想找到自我。

四、主诉问题

由于小 Y 刚开始阶段并不说明自己体验箱庭要解决具体的问题，咨询者也就只管做箱庭。而其主诉问题是在完成了第八次箱庭后交流时获知小 Y 真正体验箱庭的目标。

小 Y 与父亲同一天生日。她认为自己与父亲的关系是困扰自己的一个很关键问题。她认为父亲脾气经常不好，如果父亲回家时心情不好，全家都会心情不好。父亲对她和她哥哥影响很大。她和父亲的关系如同朋友，但是经常吵架。虽然父亲对她并没有像对待哥哥那样严厉，但还是感觉和他有距离，有些话没法敞开心扉与他交流。

小 Y 觉得总有些小时候的情结解不开。其中有两次印象深刻，其中有一次是在小 Y 小时候，父亲当着她的面用电视机播放色情 VCD，虽然父亲后来解释说是别人借的，但还是给她留下了很深刻的负面印象，一种很不好的感觉。另外有一次是发生在小学阶段，有一次小 Y 洗澡时出门拿毛巾，发现父亲在看自己，小 Y 觉得父亲不能这样做。虽然也有女同学和她说自己很大了还和父亲一起洗澡，但她还是觉得那样很不好。初中时，有一次出去玩碰见父亲，回来后不知为什么父亲就是不让自己坐下吃饭，母亲也用厌恶的眼神看着自己，这让她很不舒服，现在还留着深刻的印象。读高中后有报复父母的想法，觉得父母不该这样对自己，但后来又对自己的这些想法感到内疚，觉得似乎不能这样记恨父母。

上大学之后，小 Y 认为应该换个方式和父亲相处。以前父亲总会把自己骂哭才罢休，现在和父亲拌嘴时自己就笑，笑到父亲也跟着笑，但自己并不因此觉得舒服些。与同学发生矛盾时，如果向母亲述说过，母亲总是站在自己同样的立场；如果向父亲述说，父亲通常在这种情况下会劝她容忍。小 Y 觉得这样似乎更舒服。小 Y 在记忆中，父亲从不夸她们兄妹。尽管和外人在一起的时候，父亲会觉得有这样一对儿女很自豪，但和孩子们在一起的时候却不会夸奖。这让小 Y 觉得很压抑。

第二节　箱庭疗法援助过程

小 Y 共接受了 17 次箱庭疗法体验，跨越前后两学期。因有了暑假的中断，基于时间事件可将小 Y 的箱庭划分为两个相对独立的时间单元，然而，虽然有了暑假，小 Y 的心灵发展并未因此而中断，我们可以依据 Bradway（1997）的箱庭阶段描述，划分大致的箱庭阶段。

一、初始箱庭

主题：虾池　时间：某年 5 月 3 日

小 Y 简单摸了沙子之后就开始做箱庭。她要求使用湿沙，咨询者告诉她外面有水桶，于是她提了一大桶水进来。她把半桶水倒进了沙箱，把沙子弄得很湿，拌了很久，将沙子搅成泥状，但是没有全部弄湿，特地留下了左下角一点干沙。之后，她告诉咨询者那是为了体验干沙的手感而特地留下的。

她挖了一个大湖，小心地用贝壳做堤坝并加固。挑了好久玩具，拿了几只鸟、小狗等动物，又在湖里摆放了虾、螺、鱼等水生动物，在湖边摆了只鸭子。接着在右上角摆了两座房子，一大一小。小 Y 本来想摆放一张躺椅，犹豫了一下，可能是觉得太大了不好放置，所以就放回了陈列架。然后又在左下角、右上角各摆放了两座小房子，旁边放了一条狗。摆了很多的植物并且认真地调整，还在湖中摆了一只小帆船。

她又将手沾湿，加固了下侧湖边的沙子，接着在湖的左侧摆了一只山羊；在左下角摆了一只鹦鹉，后来还做了调整；在四周摆了石块，在下方摆了两排贝壳；在左侧摆了一截轨道，后来又移到右侧。在左下角、左上角分别摆放了聊天的老者，然后花费很长时间寻找玩具。咨询者感觉沙箱内已经摆得挺满的了，以为她准备结束，后来她又摆了很多东西。

她在那群动物后放了一个背背篓的女人，后面跟着一男一女两个小孩，并在左下角加了三个老人，还在背篓里加满水。在左侧摆四辆车，上下朝向，并做了很多修补，如加扇贝、石头等。后来在湖中加了玻璃珠、箱子右上角加了五个和尚和一个达摩祖师形象，在湖中还加了一对海豚，细心地用水把贝壳和石头淋湿，然后就结束了箱庭作品的创作（图12－1）。

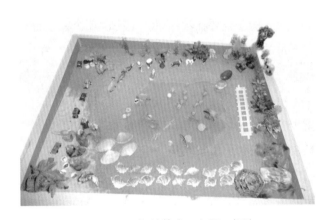

图12－1　初始箱庭　主题：虾池

开始分享她的箱庭故事时，小Y说这是她小时候家里的画面。中间的是虾池，中下两排贝壳是石路，沙箱上侧的女人是她母亲，后面跟着是她和她哥哥以及一排动物，都是去右上角养鸭的屋子喂鸭。左下角是家和家周边的景物，左上角是舅舅家（两家比较亲），以及会拉二胡的舅舅和他的朋友。4片大贝壳铺的也是路。小Y认为虾池的形状跟想象中不一样，觉得可以更规则一些。有一个倒着的篮子，用玻璃珠压着，因为如果正面放着也不知道该

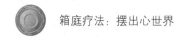

放些什么东西在篮子里。

她说，长大后这个小时候的家被政府租走，只留下回忆里的画面了。最近在梦里常会梦见虾池，但已经变成一片废墟。有一间觉得是自己住的房子，但是总进不去；还梦见大坝，以及白猫和黑狗；有时候连着一周都会做这样的梦，而且做梦之后还伴有一些"不好"的真实事件发生，比如说亲人去世等。

二、下沉与回归的反复阶段

（一）第二次箱庭：开始往无意识下沉

主题：化缘　时间：某年5月16日

小Y第二次来体验箱庭还是和上次一样偏好使用湿沙。

一开始她也是先摸沙子，在中间做了一个沙环，接着在右下和左下也各做了一个沙环。然后拿起装玻璃珠的篮子，往环形中装满玻璃珠（左下），拿另一个装玻璃石块的篮子，把石块全倒在挖出的"水域"里，然后把篮子倒插入右下角的沙环中。后来咨询者问她篮子摆放的含义。她说觉得篮子里的东西放在沙里，那么篮子也要在沙箱里，上一次那个篮子也是这样的。

接着她在右下角的沙环里放海螺，之后又移到左下，在中上位置摆上一个烛台，几经移动，她后来说不知道这东西的含义。她在中间的环里很用力插了轨道，在左上角的空地放了桌椅和电视，摆完后看了很久，去拿了个铃铛挂在倒置的篮子中，把大海螺移到左下。她拿起一堆刀枪等冷兵器，插在左上角边缘，又在电视机旁放了只小猫。

然后，她把中间和左下的沙环都垫高，把原来的玻璃珠、中间的轨道都埋了，只留下左下角的海螺，并把自己的手链取下来放在上面，接着把水里的玻璃石块全收起来放在中间的沙环里，并给所有的沙环加水（图12-2）。

上面这些大举动有点出乎意料，也令人猜不透她究竟要表达什么。后来虽然也问起，但也不了了之。

她在中心沙环边上摆放了大半圈的人，似乎在围观什么。接着在上方摆上草和鸡、狗、羊等动物。在水里摆上竹筏和各种鱼、虾、贝壳等。在岸上摆上树桩，把树桩的底座分离出来并装上水。她解释说，既然树在沙箱里了，那底座也要给它个容身的地方。接着开始修饰，用彩色花片贴在各沙环边缘，最后在左上角的沙箱边缘摆了个佛手，她说这个给她带来安全的感觉。在右

384

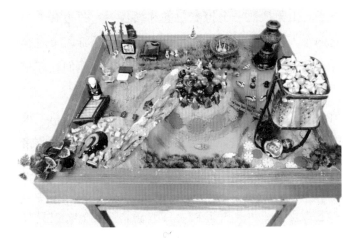

图12—2　第二次　主题：化缘

上的草地上放上一个鸟巢，里头有两只小鸟，并把那串手链放在鸟巢里。最后她用梯子、屏风等将沙箱内各独立部分连接起来，并在其中左侧连接物上放了一个和尚。

她说那个铃铛不知何时会响，也不知为何把玻璃珠埋了，最近自己有些念头，但特别想忘掉，就觉得用手可以压住。放手链的地方有安全感。

最后，小Y将箱庭的主题确定为"化缘"，而她自己是放在鸟巢中的那个手链。作品很有立体感，表现的方式让人印象深刻。

（二）第三次箱庭：往集体无意识下沉

主题：天亮了　时间：某年5月23日

此次小Y迟到了几分钟，刚刚打完羽毛球，箱庭室很热。小Y的兴致很高，依旧是不假思索就把很多水倒进沙箱，把沙子弄成泥状，并移动沙子。

一开始将沙子分开到左下和右上，各做了一块陆地，后来改变成左上和右下各一块，最终形成右侧一长条陆地，左上一片较大陆地，左下是一个小岛模样。她用轨道把各部分连接起来，放上车辆。

她在左上区放上大钟楼，认为左上是个小镇，钟楼是标志性建筑，又放上数座房子。先摆上个小女孩和一只狗，后来又把她们移到右边，她解释说那是她自己，在小镇待够了。"小镇"上还有用围棋子摆出来的"路"。接着在水面上摆上几只小舟，因为用水多的缘故，"水面"很透亮。她在右上的水中摆了只小盒子，上面摆放一个挎着包的和尚模型，旁边有个小个的女人模型，后来将这两个人物模型都移走了，取而代之的是将两个对弈的老者在一片方形海绵上。分享时，她说那是父亲和母亲，因为他们在那里待够了，所以就离开了。那片海绵是泡沫船，是父亲以前喜欢待的地方。

她在右侧陆地上放了很多动物，她说这些动物并不孤单，每一个都代表一个物种，在围观中央的小孩，而她"自己"则站在一旁看。接着在地上空着的地方放上树叶，作为修饰。

沙箱右上的地方有一只正在起飞的飞机，她说她哥哥是在这只飞机上开飞机的。在右下角放了一块大石头和一只茶壶，石头上有三只背靠背坐着的小熊，在"开心交流"。还将一只公鸡放在一个吊篮里悬挂起来，小Y说公鸡在"准备鸣叫"，因为"天亮了"。

左下角摆得相对单调，她说不知道要摆什么，那条路好像是回校的路，也许是想待在家不想回校（图12-3）。

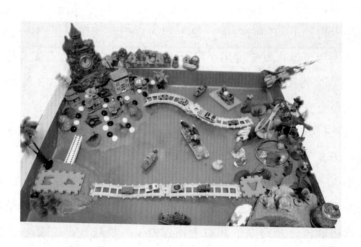

图12-3 第三次 主题：天亮了

作品很漂亮，尤其是拍照后的效果。这次的作品对她来说意义很大，因为摆了父亲这个角色，虽然后来被移走了，在成品中没有体现，但还是触及她的内心，触动很大，对她这一段甚至未来都有影响，而咨询者在当时没有察觉，也没做太多分享，直到最后才清晰。

（三）第四次箱庭：触碰到集体无意识深处

主题：播种　时间：某年6月2日

延续以前的习惯，她仍然使用湿沙。一开始就将沙推得很平整，接着将许多水倒入沙子，将沙子和湿，甚至水都溢出来了。她在中间堆了一座山，四边都是水。接着在四角分别堆一座小山，接着将中间那座中心掏空，尔后将四周的四座小山也都掏空。经过几次修饰，变成了最后的样子，底部很干净，中间一座大的沙环，如同天池一样，而且在左右两侧各钻了一个小孔，使内外连通，里头只放了一条很纤细的没有叶子的枝条。四个角各一个小的沙环。

她花了很长时间挑玩具，挑了个花瓶，把花取出来，将瓶子侧放在中间沙环的边缘，似乎在往里头倾倒东西似的。尔后她往中间的大洞里放了很多玻璃珠，后来又拿出来了。她开始时在周围放了很多不同类型的动物，但最后都移走了。左上角挂着一个铃铛，左下角有坚果鸟，以及向日葵。一个方形盒子种着植物放在沙箱右上角的边缘，右下角边缘放一只大龟驮着小龟的模型。她在中心那个沙环边上放了一个竹房子和奇怪的人物造型。用一个小栅栏平放着将中心的沙环与沙箱下边框连接起来。沙箱右侧中部是一堆石头和一只大猩猩，如同是站在高处往左侧瞭望似的（图12—4）。

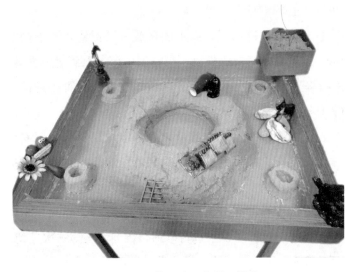

图12—4　第四次　主题：播种

这次她没有摆很多物件，也花费不长时间。分享时，她说小沙环是大沙环生出来的。她喜欢露出很多蓝色，越多越舒服，还有摆上家里的狗，但是没有很好的地方。作品取名为"播种"，而她则是那个瓶子。

咨询者对作品有很多不理解的地方，但觉得重要的是来访者自己的体验，所以也没有多问。

此次箱庭体验结束后，咨询者向笔者汇报了小 Y 前四次的箱庭发展情况。作为督导者，笔者认为小 Y 非常顺利地到达了 Weinrib（1983）所描述的第三阶段，即中心化阶段，自性或整体性得以群集和可触碰，来访者可能体验着一种神圣感。建议咨询者与小 Y 继续箱庭进程。

（四）第五次箱庭：回归市井

主题：雨后　时间：某年 6 月 6 日

由于客观原因，此次箱庭与上次时间相距较近，但并没有影响小 Y 做箱庭的心情，这次的作品真是令人惊喜。

还是和以前一样的动作模式：摸沙、思考、加很多的水、搅成湿沙、再抹平。一开始她挖了个坑道，做出半个环形。然后把多出来的沙往右上推，推了很久，多出来的水也集聚到左下角，空出来很大一片。这时刚开始的坑道已经不见了。

然后她在右上摆上一座房子，中上侧摆放一张摇椅，右下摆上草坪，中上摆上花和树。接着将摇椅换成长椅。在右侧中部、上侧等许多地方都种花，将花盆埋进沙子里，只露出上面的花儿，似乎在营造一种闲适的气氛，右下角一整片的花草。

她反复摸左下区的水，后来她解释说摸水让她很舒服，有安全感。接着在房子旁边摆上一部车。然后她做了个很有意思的改动，给房子加上石头地基，并压实，还在旁边铺上彩石，使得房子一下子立体生动起来，同时让人感觉房子有了很好的保护。在分享时她说到，感觉房子被其他东西压着不舒服，所以要保护房子。这样对房子进行修饰，咨询者是第一次见到。

接着她用玻璃珠和小木片铺成一条小路，铺路分几个阶段进行，她做得很细致，铺了两段，中间还用石头过渡。她把一个小盒子放在长椅上，在左中摆上个醒目的红色邮筒，在长椅后方摆了一根杆子，用枫叶和树皮搭起个凉棚。

这时候她选了很久的玩具，挑了只睡着的狗放在长椅上。然后把水中的石头沾湿，放上两只海豚。左上的海滩，她摆着三串连在一起的佛珠、一辆自行车，但感觉不满意就撤走了。在凉棚上放了两只小鸟，感觉那似乎是一个漂亮的鸟巢。邮筒旁放了一大一小两只长颈鹿，最后把大个的长颈鹿撤走了，然后就说结束了（图12—5）。

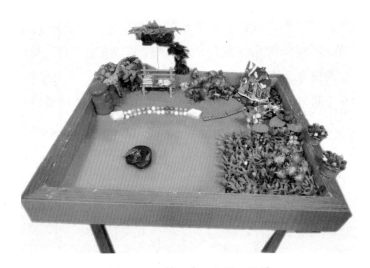

图12—5　第五次　主题：雨后

她以"雨后"来总结今天的作品主题，她找不到合适的物件来代表自己，但感觉自己应该是在长椅上休息的。她说这次作品摆得很开心，这里是动物们的乐园，长椅旁的小狗是陪伴自己的，一直陪伴着她，还有长椅上的手链也是保护自己的。途中来了只长颈鹿，看到这里很欢快的氛围就走过来了。她说左下角水域面积不小，是个类似大海一样的比较大片的水域。

这次的作品摆得很漂亮，看着确实有一种雨后的清新、舒适、很养眼的感觉。

（五）第六次箱庭：自我朝向自性

主题：拜访　时间：某年6月13日

因为原来的箱庭室临时有其他的安排，只好使用另一间箱庭室了。她发现这一间箱庭室也有很多的玻璃珠，就很开心。

她依然往沙箱倒了很多水，使沙子湿透。她先在中间挖了个洞，把玻璃珠放在中间，挖了条沟又填上，再把沙放在中间，把水弄出来一些。如此折腾一番后，她又把珠子全部收了起来，在中间挖了个湖，摆上石头，本来想摆塑料拼图，后来比画了一下又没摆放。每次她在开始阶段都要折腾很久才定型，这次发挥到了极致，她又在中间摆上石头，上面是玻璃珠，珠子上摆煤气灶。接着说做不出来，又撤掉了煤气灶，取出珠子。她又把水弄出来一些，把沙抚平，填了湖，只留下左下角的一片水域。接着像上次一样开始"种"花盆，在沙箱中部"种"花，旁边"种"草，左上"种"树，并花了很多心思铺上大面积的叶子，把空白的地方全覆盖了。

然后她在中间摆上个木门，斜向左下角开放，门前摆珠子路。一个小孩往门口走去，水中靠岸有一只小船，一个渔翁坐在那里。右上角摆个点亮的莲花（图12—6）。她还在铺叶子的地方摆上鸟儿、狗、猪、兔子等很多动物，围成一圈，中心是一位小女孩（图12—7），调整后就完成了作品。似乎摆了很多、很久，但其实相对来说种类并不丰富，大部分时间放在前期的塑形上了。

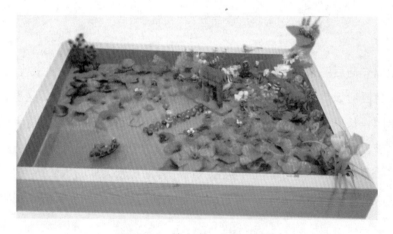

图12—6 第六次 主题：拜访

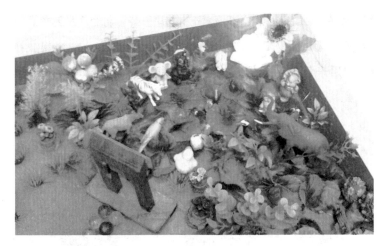

图 12-7　门内的动物与女孩

　　分享时，她说开始想铺珠子，又想做大坝，可是都没有成功，所以做了很久。小 Y 将作品的主题定为"拜访"，自己是那个小孩，要去拜访那个动物们玩耍的地方。门里头是动物们经常来玩耍的地方，不是动物园，那个女孩在与动物们一起玩耍。

　　这次作品的场景，似乎是那只小船将小孩载到这里，然后小孩走向动物玩乐园，去拜访这些动物，与动物玩耍，更重要的是将与门内的小女孩相遇。那朵发光的莲花在右上角持续地亮着，很神圣也很神秘的样子。

　　（六）第七次箱庭：第二次回归市井

　　主题：回来了　　时间：某年 6 月 20 日

　　这次箱庭也在上次的箱庭室里进行。出人意料的是，小 Y 此次没有再往里头加水，而是就着原来的湿沙进行创作，而且告诉咨询者这样就够湿了，这与往常的行动很不相同。

　　她一开始在中间挖了一个湖，想摆放字母、积木，但很快就放弃了，并把这些东西移走。在右下区摆了一个门，后来也移走了。在中下部画了一条小路，左上角放个钟楼，后来将钟楼又换成"一帆风顺"楼。

　　她在中间的湖里放了鸭子、海星、海豚，之后也没有再动过它们，也没有增加东西。湖边用围棋子摆了条路，路旁放了一个路灯。接着贴着右边框摆放了一排花，左侧放了一辆汽车，在左上角的房子上摆上一只大鸟，在湖前放了两只木马，在右中部放了桌椅，在房子旁，沙箱边缘放了一只睡猫，下方摆了两条狗面对面坐着，在右上方摆了尊小弥勒佛，本来想放在摇椅上，但是失败了，后来就放在边框上。然后在左上角摆盆花，把车子向前推动一下，形成车痕，就宣布完成作品创作（图12—8）。

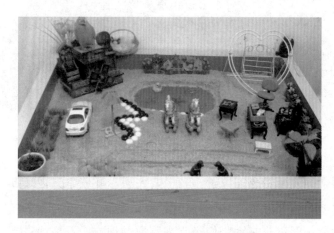

图12—8　第七次　主题：回来了

分享的时候，她开始时说是"夏天的某个夜晚"，后来改成"回来了"，作品表现的时间是晚上9点多快10点的样子。自己坐在椅子上，但并未出现实体。她说作品表现的是乡下的景象，不是她家，却让她有回来的感觉，车子是回来的，还特地强调左下角放的是一个垃圾桶。佛祖在摇椅上很舒服的感觉，有很宁静的感觉。

这次的作品比较简洁，标题改为"回来了"很切合她的心情，在分享的时候她也表达了这种回家的感觉和心情。

（七）第八次箱庭：再次触碰集体无意识

主题：守护与重生　时间：某年6月25日

按约定，此次箱庭是这学期最后一次。本来咨询者以为一学期结束了，小Y的箱庭也就可以结束了，但结果出乎咨询者意料。

虽然从她后来的分享过程中得知她这次前来是有所准备的，但是在开始创作时，她在玩具架前徘徊了足足20分钟之久，而且并没有在她后来要摆放的重点玩具——大蛇前面停留过。思考很久之后，她拿了两个脸盆，把沙子全部都装起来了！开始咨询者以为她只是要减少一部分沙子，后来才发现，她把沙箱内所有的沙子都移出去了，而且还用纸巾把残留粘在沙箱底部的湿沙也都擦得干干净净，很细致地工作，也持续了很久，直到把沙子都装完，沙箱变空，蓝色底部全部显露出来！

接着她又装了半桶的水，咨询者以为她又要像往常一样往沙箱灌水。然而，小Y却用水洗涤各种玩具，她洗得很认真、细致。她快速挑选了那个流水装置模型，并将它仔细洗干净后放在沙箱左上角。然后在沙箱边缘中部下方摆了个门，并把门关上，咨询者开始没理解是什么意思，后来小Y解释说那是要进门的仪式，开始时门是关着的，后来门开了就摆上大蛇，尔后觉得要自然些，就把门撤走了。

接下来她花了很长时间找玩具，如菊花、枫叶，但都放回了原处，徘徊了好一阵子，最终还是选取了枫叶，洗净后将几片枫叶铺在中间，形成一个底座的样子。然后是重头戏，她拿了那个盘着竖起头的大蛇，小心细致地把它洗净，放在中部枫叶形成的底座上，像是一个仪式，过程隆重而庄严，现场很寂静。然后，她把4朵菊花摆在蛇的周围，后来把菊花调整放在蛇身后。然后又把枫叶移走，蛇直接放在沙箱上。她后来解释说是放上来的时候有些害怕，因为自己是沙箱里的水，不敢直接和蛇接触，因此弄个底座来间隔，后来自然了些，就把枫叶移开了。把一朵菊花放在蛇盘着的身体上，4朵菊花中间放了一尾小金鱼。她在蛇的前方放了几只透明的鱼和海豚，都朝着大蛇，似乎在膜拜它，最后取下手链，套在蛇身上，整个作品就结束了（图12—9）。

分享的时候，她全程都是毕恭毕敬地站在作品前面说，一动也不敢动，很敬畏的样子。她将作品命名为"守护与重生"，自己是流水装置上那个瓶子里的水，显然也包含沙箱里全部的水。在继续分享时，她开始哭泣，说一开始就想摆蛇，自己是水，蛇能在水里游动，是生活在水里。而这条蛇代表的是未见面的奶奶，她的奶奶在她父亲出生后不到一个月就得病去世了，属蛇的，她的爷爷和后奶奶也是属蛇的。听别人说自己长得像奶奶，奶奶生活得很辛苦，虽然没有见面，但很同情她，她死后因为家里没钱，连个墓碑都没有，只草草埋个土包了事。她觉得奶奶会比想象中的柔一点，虽然是用蛇

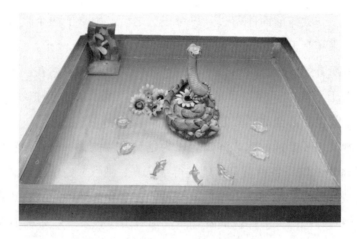

图 12—9　第八次　主题：守护与重生

代表，但这条蛇应该是善良的蛇，蛇的旁边有动物、植物，显得没有破坏性，别人觉得它可怕也是因为受到一些事情的影响。自己是很怕蛇的，犹豫了很久还是摆了它，洗的时候也很害怕，但是摆上去后反而觉得自己应该保护它。蛇是通过那个门的，所以后来把门撤掉。自己想摆这条蛇很久了，每次看它感觉都不一样，这条蛇给她以母性的感觉，很温和。说重生是一种回归的意思，因为回归，旁边的这些动物不怕它，自己是守护它的水，加上手链是多一层的守护。本来摆蛇是有其他的想法，但摆上去后突然想到奶奶，觉得这就是奶奶。

后来，她与咨询者说了一些有关个人情况，以及她对历次箱庭的小结，给了咨询者全新的感觉。

此次箱庭体验之前，咨询者向笔者汇报了小 Y 这一学期箱庭体验的大体发展情况。笔者认为小 Y 的箱庭已经进入"自我朝向自性的相对化阶段"，预计在第八次左右应该会有进入"重生自我的激活阶段"。小 Y 此次箱庭的"守护与重生"主题确实应验了箱庭过程特征。而暑假即将来临，咨询者也将去精神科专科医院实习，因此笔者建议他们完成第八次箱庭后，先暂行中断箱庭体验，待新学期咨询者实习结束后再与小 Y 商议是否继续箱庭进程。

（八）第九次箱庭：再次回归市井阶段

主题：不单单是离开　时间：某年 10 月 24 日

暑假之后，咨询者外出实习回来，而小 Y 也外出实习两星期，因而没有立即接续上学期的箱庭进程。咨询者在向笔者（督导者）汇报小 Y 上学期的箱庭进程情况之后，笔者建议咨询者主动询问小 Y 是否还需要继续其箱庭进程。得到小 Y 认可后，咨询者与其商定了时间，接续上学期的箱庭进程。本次箱庭距离第八次箱庭已经快四个月了。在上一次有那么大的变化之后，咨询者很期待这次的体验会有不一样的地方。

　　出乎意料，这次小 Y 主动提出使用干沙，作品创作时间也不长，且也没有显得很复杂。在后来分享时咨询者询问其选用干沙的理由，小 Y 说她觉得干沙比较简单。小 Y 创作箱庭并没有很多意识上的想法，而是凭着内心感受去创作箱庭。

　　开始她将干沙平整了下，接着在下方挖开一大片，可是过一会儿又将其填平。然后在中上方摆上绿色的双层巴士，在公车后方摆上两个朝向左侧的小孩子。在左下角铺上大片的棉花，也不知这些棉花的用意是什么。接着在棉花中央摆上一只小猫，在左上角摆上长颈鹿，左下角放上一个黄色的两只小鸡模型，右上角放上两盆花，并且把花盆分离出来，倒扣在右下角，连续用了 6 个花盆都是这样做的。然后，她在其中 3 个倒扣的花盆上摆了 4 个瓷罐盖子，把瓷罐放在左上角。在左下放上一个茶壶，然后又在左上的瓷罐上放上帆船、小球和马灯。

　　在沙箱中部铺上三截轨道，呈三叉状。轨道上铺着透明的玻璃石子和珠子，双层巴士的前方用雪花片铺成一条路。尔后，把小猫移走又移回来，还在棉花上放上装水的容器，在容器里装上蘑菇，左下方放上一棵树，还在右上方放了一座小塔。最后在空白处加了 3 辆工具车以及在下方加了自行车，又看了一会，就结束了这个作品（图 12—10）。

　　整个箱庭的创作过程十分轻快，小 Y 甚至没有马上想出作品的主题，后来在咨询者的提示下，将作品的主题确定为"不单单是离开"。她说作品表现的是此次实习离开时的场景。左边是学校，自行车是上学骑的，大巴载着实习生回学校，自己坐在车内，后面跟着恋恋不舍的学生们。小 Y 在说这些的时候并没有表现出很伤感，但明显有眷恋的情感。右上角的塔是自己实习时在办公楼里天天能见到的，学校里还经常能见到猫，所以也摆了出来。而左

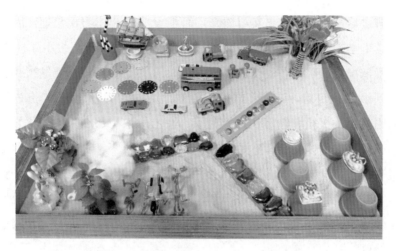

图 12—10　第九次　主题：不单单是离开

上角的长颈鹿是觉得好看故意摆的。

　　中间的三岔路是在学校里常能见到的，铺着石头的路。右下方的倒扣花盆完全是为了给拿出花的花盆留个地方。这种行为小 Y 在先前箱庭里也有过，就是分离的东西不离开沙箱。车子离开学校后是回校，但是自己其实是回家的，所以觉得和场景有些不符。中上摆的灯、蜡烛和花是学生送给自己的礼物。她觉得现在并不会特别想那些孩子，但觉得有事要做，好像还离不开他们。

三、自性表现阶段

（一）第十次箱庭：自性的试探性表现

主题：星空　时间：某年 10 月 31 日

　　她似乎是早有准备，拿了脸盆就进来。咨询者以为是要弄成湿沙，结果她把干沙几乎都装了起来。咨询者原以为她要全装完，结果她留了薄薄的一层，把沙子弄得平整。

　　接下来，她在薄薄的一层沙上作画，开始咨询者还没理解是怎么回事，以为她只是顺手画画，是下一步的前奏，后来发现她就是要在这上面作画，这薄薄的一层沙和沙箱的蓝底构成了很另类的画板。

　　她用手指画出螺旋，每个螺旋都是从中心开始向外扩散。在左上右上画了数个螺旋，下方画了一棵草，还在中间画了一个很大的螺旋，把周围的螺旋都包绕进去，看了一会觉得不满意又把它们都擦乱掉。一番沉思后，她又有了新的构图，依然是以螺旋为主，在左上右上以及中间都画了几个螺旋，然后在下方很大的区域画了连绵的山脉，在山峦间画了一大一小两个螺旋。并且在周围有些空白区域画了卷曲的线条，如同云彩一样。重复数次后，就结束了这次箱庭（图 12—11）。

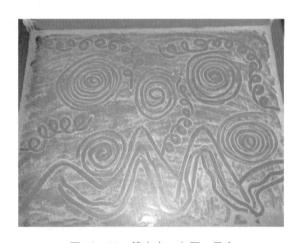

图 12—11　第十次　主题：星空

分享的时候，她说作品的名字就是"星空"。很早以前就想画星空，但是在纸上试了很多次都不满意，今天是自己第一次在沙箱里画好，感觉挺满意的。自己在下方的山上，看星空，只有自己一个人，又觉得不应该只有自己。而那些条索状的东西自己也说不清楚是什么，也许是一种点缀。

在箱庭体验的经验中，很少有来访者在沙箱里作画，这样就将箱庭原本的三维空间降低为二维水平。

（二）第十一次箱庭：走向自性

主题：宝　时间：某年 11 月 12 日

上一周由于客观原因没有做箱庭，因此，这一周她多约了一次，说是觉得欠缺着不好。

她对于箱庭的热情和专心的态度很令人感动，完全按照自己的内心来创作，很多时候是看着玩具模型的外形来摆，也有很多应景的想法。

　　这次也是使用干沙。至今她每次都利用了沙箱蓝色底部，这次依然如此，先摸沙子，然后把沙子集中在一起，在沙箱的中偏下部分。她在下方摆上 4 朵向日葵，一开始看不出是什么意思，后来才知道那是一张脸而且是个笑脸的嘴巴部分。接着她把一片草皮上的草都拔出来，在偏上区域有沙的地方摆上，渐渐围成一个半圆，填充满。这就是"头发"部分，她后来说这和"嘴巴"很搭，但是和"眼睛、眉毛"那些不搭。然后在"头发"的下方放上一对牛角，自然这就是"眉毛"了。下方放上两个绿玻璃珠做"眼睛"，一个白色玻璃珠做"鼻子"。这样，虽然没有"耳朵"，但一个人的笑脸已经完工了。后来咨询者问过她为什么不摆耳朵，她倒是没有留意有没有。

　　咨询者也在猜想接下来她会添加点什么呢？她在玩具架上拿起一匹马，端详了很久，把它放在左上角的空地上。接着在马上放一个坐着的女孩，还特地在女孩手中插一棵果树，后来觉得太大了不合适，就换成了一朵花。然后她在左边的空白区域撒上大量的幸运星，填满了那片区域。她拿了个太阳笑脸模型，在好几个地方尝试着放下，最后确定放在右下角。她在右上角移动了些沙子，把草移了些上去。咨询者正纳闷她为何这样做的时候，她做出了一个出人意料之外的举动：她把笑脸拆了！她将大部分沙子移出沙箱，放到脸盆里，只剩下薄薄的一层。那些剩下的工具，她都做了处理。

　　原先的草，她先是移到左边并成两排，后来改为将中部沙子围起大半圈，按她后来的话说，是"围成一个小村子"。她在中央的沙堆上呈"品"字形摆了三座小房子，在沙堆右下方摆放了一只朝外的狗，似乎警惕性很高的样子。然后就往"村子"里放上鸭子、鸳鸯、小猫、小鸟、玻璃猪等，把太阳笑脸移到中央，还在上方放了个缝纫机，上面还有只趴着的小鹿，最后在中间放了一对新郎新娘，在右下角铺上玻璃石做路，然后就宣布结束了（图 12－12）。

　　分享的时候，她将此次箱庭主题定为"宝"。她自己是那个骑马的女孩，要从上方的蓝色路拐到右下，通过玻璃路进入中间的村子。她看马的表情，不知道马的态度，感觉似乎这马有脾气。她觉得自己很久没摆动物了，现在摆上去很开心。狗是守卫村子的，摆上那对新人增加了喜气。缝纫机是妈妈在织衣服，上面的小鹿有种让人疼爱的感觉。太阳代表能量，表示这地方都

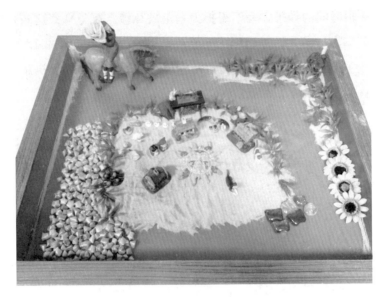

图 12—12　第十一次　主题：宝

照得到。猫在玩，不和小鸡小鸭放在一起是怕它欺负它们。

很显然，她这次箱庭过程又给了咨询者一份惊喜，画面很靓丽清新，有丰富的故事性。更重要的是，她在开始阶段制作了一张笑脸，而后把已经做好的笑脸拆除重做成其他的情境，只可惜没有记录下当时的图片。小 Y 对无意识的探索总是很深入，作品总能给人一种出人意料之外的感觉。

（三）第十二次箱庭：自性的突显

主题：大乌龟　时间：某年 11 月 14 日

一如往常，今天的作品同样给我们很不一样的感受。

小 Y 再次使用湿沙，她先把沙往中间堆，旁边露出蓝色，接着在中间反复摸，越摸越圆，并把多出来的沙倒进盆里。这样不停地摸，直至中间的沙变实，形成一个圆包，下方有个柄连着沙箱下边框（图 12—13）。然后她就说作品完成了，说完之后还花了一小段时间清理沙箱蓝底表面的沙子，一个玩具都没有摆，总共用了 15 分钟。

这次的主题是"大乌龟"，头和四肢都缩起来的乌龟，只有尾巴露在外面，而自己就是这只母乌龟。分享的时候她说看到湿沙比较硬实，觉得像乌龟一样，所以就这样做了一只在水里的乌龟，很安静，但不是在睡觉。后来她又摸了一段时间的沙子，舍不得把大乌龟破坏掉。在分享完这些之后，小Y想在箱庭室待一会儿，一边用手一直画圆圈，最后就成为图12—14的模样，小Y觉得挺喜欢的，咨询者建议她将箱庭留下来，但小Y执意要自己拆除，但又保留了好一阵子才恋恋不舍地拆除了。

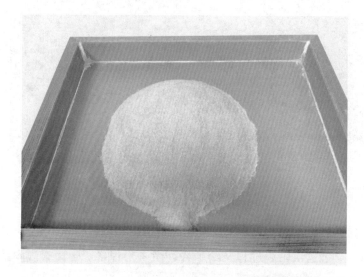

图12—13　第十二次　主题：大乌龟

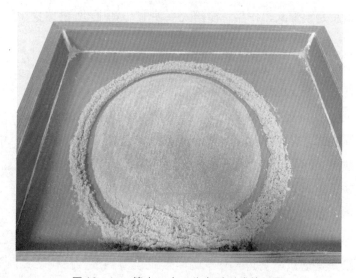

图12—14　第十二次　分享后形成的画面

四、再次的回归与下沉

（一）第十三次箱庭：再次回归市井

主题：来来回回　时间：某年 11 月 21 日

与前一次很不同的是，这次箱庭中出现了大量的玩具，是她至今摆放玩具数量最多的一次箱庭。虽然玩具数量多，但摆放时间并没有很长，摆的过程顺利流畅，没有太多的思考过程。

小 Y 继续使用湿沙。她先用平沙板将沙表面平整好，在接近右上角的地方挖了个方形的水域，左边用平沙板弄了几道竖的线条，像是弄两条路。接着在路上摆上两辆老爷车和一些小车。在靠左边框摆一排花朵，两车道中间是几棵大些的树片，作为行道树。中上区摆了两只象朝向右边，其身后是一块竖立的石头、两个很高兴地在表演的人、一棵仙人掌、一个小亭子。其下方是一个展示铭文似乎是在做宣传的人，还有 3 辆小车和一辆公交车，看上去像是个停车场。右上角有一座透明的高塔，周围插上了一圈小花，其旁边是老人与黑熊的模型，也有一个小亭子，旁边是一对老夫妇。那一片水域中放了 5 只龙蛙、1 只大龟驮小龟的模型，其前方是两个大笑的人脸。右下角是一丛很大的花丛、一块小石头、一只长颈鹿和 1 只小梅花鹿。

在沙箱左上角边框上放个邮筒。在下方空地上摆放了 10 个练武的小和尚。在沙箱的下边框摆上一排玻璃珠，似乎是一条路，其左侧是两架自行车。她也想在水域上摆放一座桥，但又觉得不妥，就把事先拿好的竹筏插在大象后方，结束了箱庭的创作（图 12—15）。

分享时，她将此次箱庭的主题定为"来来回回"。表现的是一个游乐园，划出的是来游乐场的道路，还有些停下的车子在停车场。自己是敲鼓的那个人物。石头、仙人掌都是些摆设，游乐园的特色是刻在门口地上的和尚，但不让人随便踩。小 Y 说，摆放的时候觉得应该突出右方，但其实自己一直关照着左方，且不知为何，还觉得中间少了点什么。那个熊在听人说话，除了乌龟，水中其他的都是雕像。

这次摆的游乐园似乎不难理解，回到了生活场景，与前一次箱庭的抽象场景形成了鲜明的对比。

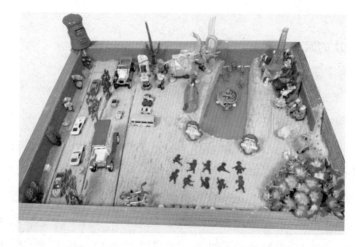

图 12—15　第十三次　主题：来来回回

（二）第十四次箱庭：再次下沉

主题：送信　时间：某年 11 月 28 日

这次箱庭小 Y 仍然使用湿沙进行创作。她先将沙堆向中间，堆成一个圆包样子，但又觉得沙子太多，就用一个脸盆装走一些，而把所剩不多的沙子抹平。接着在中间挖开一个圆形水域，但看了一会儿又将其填平。尔后，思考了一会儿，在右上方挖出一块三角形水域，从右上到左下角划出一条水道，看起来很像是指向右上角的箭头。如此一来就将作品区分为三个大单元：左上区、右下区、"箭号"式的水域。

接下来，小 Y 开始摆放玩具模型。水域里自左下向右上方有 1 只海龟、两只虾组成的"团队"，右上是鸭子、鸳鸯共 9 只动物组成的"团队"。左上区是一块草坪，牛羊 3 只、躺椅一把，旁边是一丛花。左上角放着一株大叶子的树。中部上方是一个红色的邮筒，旁边是 8 粒小玻璃珠围着 1 颗大珠子。在尖角处是一座小茅屋，门前放一盏灯。

右下区主体内容有靠右侧的一座大房子，一片栅栏将房子与水域分隔开来，还插着两支兵器。岸边停泊着一艘小船。门前是用玻璃珠子摆放的一条多彩的路。这样的路径在其先前箱庭中多次表现过。屋后是许多花朵和一株盆栽，紧挨沙箱下边框的是几朵向日葵、盆栽等植物，旁边放 4 辆自行车、一只趴着的狗。在右中部转角处放了一个坚果鸟。她拿了缝纫机，但不论摆在哪里似乎都不合适，所以就放回去了（图12—16）。

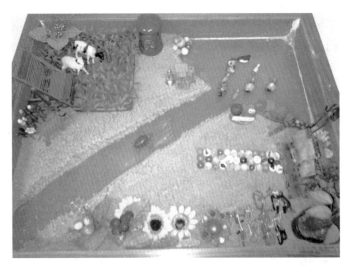

图12—16　第十四次　主题：送信

分享时，小Y说箱庭的主题是"送信"，从右下方的房子出发，经过门前的路，到中上方的邮筒，而且是骑马过河去的。右下是老人住的地方，平时会出门锻炼，门后是用来晨练的武器。她自己骑在自行车上，狗是一起来的，帮忙看车。小Y说，挖河的时候觉得水是从池子里流过来的，这个箭头样的河道觉得像个斧头、铲子。此外，她觉得母牛快要生小牛了。她的作品中常常出现邮筒，她觉得送信很重要，这个地方要有东西送出去。整个作品总体场面比较安详，水中动物带来了动感，而另外两个区域都比较安静。

五、自我与自性的联结阶段

（一）第十五次箱庭：自我得以确立

主题：包枣　　时间：某年12月5日

今天的作品简短但同样富有新意。

今天在另一间箱庭室进行。小Y开始摸沙，大部分干沙掺一点湿沙，摸的时候很有感觉。她在中间堆了个大大的山，同时留了一点沙在左上角堆了个小山，然后摆了4个和尚，位置很有意思：一个坐在大山顶上，另外3个站着的，分别摆在沙箱左边、右边和下边边框上。接着在中上和左下各摆了

一只貔貅，似乎守护着中心的大山。在右上角放了一块石头。然后沿左侧边
框摆放了一堆的玻璃珠和 7 盆小花盆。她很细心地用大小花片在右侧铺路，
终点处放了一座大门，门口有两盆花盆，本来在门上想摆只鸟，但站立不住，
所以就放在门前；在花片上放了一只蜗牛，最后又放只企鹅，朝向大门走去，
就这样结束了（图 12—17）。

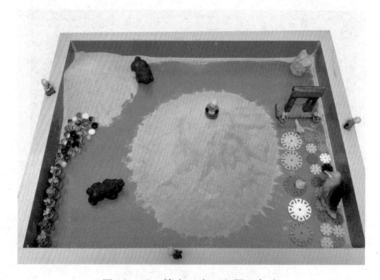

图 12—17 第十五次 主题：包枣

分享的时候，她将这个作品的主题定为"包枣"。小 Y 解释说，这是本地
嫁娶喜庆的风俗，左上的小山是糖，中间的大山居然是馅！她说一开始沙子
有点湿，摸起来就像是和馅的感觉。而左边的和尚在加糖，另外两个在做馅，
山顶的和尚则在边做边玩。之所以要和尚是因为这馅太大了非常人可以完成。
因为喜庆，弄了个门，小鸟是迎接客人的，蜗牛和企鹅都是客人，本来想用
蜗牛代表自己的，因为蜗牛慢，但后来看到笨笨的企鹅觉得更像是慢慢的自
己，就用它来代表自己了。至于那些花朵、石头、玻璃珠都是摆设。

（二）第十六次箱庭：自我与自性建立联结

主题：蓝域 时间：某年 12 月 11 日

小 Y 摆弄沙子的过程总是比较复杂。先是推沙子，在沙箱上侧放一排薄

薄的沙子，用平沙板压实，在沙箱下方堆山。接着她思考了一会儿，看到一个比较大的布偶小女孩，因为这个布偶原来是另一间箱庭室的，她很惊奇地拿过来放进沙箱左上角。然后在右上角摆树、花，将一个装水的容器填满沙子，并压实。

突然，她把下方的山给抹平了，并在中部横出一条河。先在左上摆了花盆，在右上的容器里种树，接着又把那个花盆空出装沙。她在右下角空出一片区域，并拿了两个一次性的水果盘，都装满了沙子，叠起来在右下方压实。这种制作方式让咨询者感到挺奇怪的。她还在右上方用沙子铺了一条连着左下方的路，上方也加上一层厚厚的沙子，并将其压平。但后来小Y把这些都处理掉了，把河给填平了。她的箱庭作品大都经历很多"动荡"。

经历了多次"折腾"，她用一堆的小花来装点果盘，女孩被放在沙箱边上，马上果盘上的花就被移到了左上方，旁边摆上一排仙人掌。一番思考后移走了果盘，余下一圈沙环，很有创意的表现方式！她细心整理沙环，变成一个完整的圈。接着在圈中以一个最高的塔为核心摆了很多的塔、亭子，还在里面空白的地方加满了小五星。

之后，她放了好几个苹果。在湖边摆了一排8个小孩子，围在海滩边聊天的样子。还有4个背着背篓在左下草地边上。左上角放了一对母子的温馨场景模型。接着精心挑选三排玻璃珠形成一条路。在中下方摆两辆自行车。她在草地上放上一块树皮，觉得不合适又移走了。然后在一个空白的湖边加上栅栏，一开始是3个，后来移走只剩一个。她在左下角放上一个邮筒。然后，突然把那些塔和五星全都撤走了！只在草地边上留了一座小塔，接着将蓝色水晶容器放在那个沙环中心，特别精心地给沙环留了个没有开口的出口，把那个扎辫子的小女孩放在了一排小孩身后，并把她辫子翘起来。最后调整了下栅栏，添加了一个长颈鹿就说结束了（图12—18）！

摆得多，分享的内容也不少。她说一开始想把沙箱里的沙子全部清出来，又想全部利用上，最后还是嫌多拿了些出来。她以前没摆过这么多人，这次自己想做个尝试，她自己是湖边那排小孩子中间的那个女孩。自己摆很多塔是因为想摆点特别的东西，后来发现用水晶简单又好看，就把塔给撤了。虽然右下角东西少，但是故事就发生在右下角，整个的主题叫"蓝域"。左边是

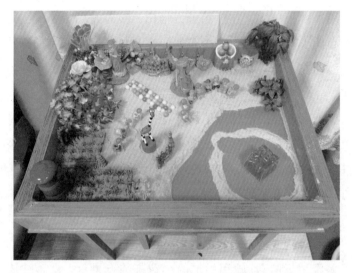

图 12—18　第十六次　主题：蓝域

不可缺少的修饰，左上角那个小男孩在读书，因为看到前面有很多人，他想下来一起玩。而旁边的妈妈劝说他还剩一点，完成了再下来。

围着的人慢慢靠近坐在海边，看着水里那个水晶杯。他们身后的高个女孩很丑，一开始不被他们所接受，但后来也被接受了。另外4个人去采东西了，他们4个还有自行车可以用，邮筒还是用来寄信的。栅栏后的长颈鹿长得高，它的话不多，可以透过栅栏观看。右下是海，水晶离那些人不远。一开始的果盘只是为了装沙而已，右下那个出口为了与岸上相连接，表示他们可以过来，但是那圈还是存在着。水晶杯里的水很珍贵、很有用。从整个作品来看觉得它在吸收周边的东西，但也会释放出去。自己想把长颈鹿前的栅栏拿起来，但因为它能看到外面，觉得自己在跟她们说话，也想转过去和后面的人说话。

小Y对作品进行了多次修改，内容丰富，她也很会讲故事，每个故事也都很饱满。

在第十五次箱庭结束后，咨询者简要地向笔者（督导者）报告了自己陪伴小Y做箱庭的情况。笔者觉得，来访者已经在沙箱中心堆积了一座大山，并在上面放了一个小和尚，显然意味着来访者已经有了相当确立的自我。因此，建议咨询者再经过两三次的箱庭陪伴，就结束对来访者的接待。因此，咨询者在此次箱庭结束时，提前与之商议再做一次箱庭就结束箱庭体验活动。小Y同意了。

六、结束阶段

第十七次箱庭：有序化的当下

主题：冬天　时间：某年12月28日

今天小Y使用的是干沙。她还是花费很长时间来抚摸沙子，把沙弄成一个类似"跑道"的环形，但刚开始时并没有明显的界限。接着在环形边上摆上一只坚果鸟，在沙箱的四个角落都摆上一棵树，在沙箱边框处摆放了一些花朵。在环形内部放了三块草坪、她喜欢的红色邮筒、秋千椅。草地上两只兔子和花朵，她用平沙板把中间的沙子压平实，放上5个小孩子中间围成半圆。邮筒旁边是一个面朝左下的大雪人、鸟巢里头躺着一只小梅花鹿（后来她解释说是她家的小狗）。草坪左下摆放了一部摩托，在草坪前加了个大女孩。

接着她在中下空地铺上不少雪花片，大小、颜色交错。上边缘有一排颜色各不相同的雪花片。她用刷子把"跑道"弄清晰，露出蓝色的底，只留下右下角与边缘相连，并在连接处铺上几排玻璃珠，颜色交错，最后在左下角加了圆形石子，右上角加了一大一小的贝壳，就宣布结束了（图12—19）。

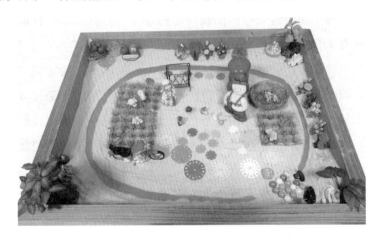

图12—19　第十七次　主题：冬天

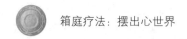

分享的时候，她说自己是右上角树下的贝壳。作品的主题是"冬天"。她说回家发现狗生崽了，鸟窝里面的动物代表狗。但是狗因为难产死了一只。雪人代表现在很冷，而小孩们在雪人前面跳舞。椅子可以坐，但不牢固的样子，而邮筒则又大又红又坚固。这个作品表现的是一个休闲场所，那一道圈是一个界限。兔子和狗的关系不好所以移开了，那个大个女孩看着别人玩，而她也会走过去一起玩的。

第三节　讨论与思考

陪伴小 Y 共体验了 17 次的箱庭进程，不仅仅是小 Y 心灵成长的历程，也是咨询者、督导者心灵成长的历程。在这一历程中，咨访双方共同见证了小 Y 心灵探索过程中的起伏波动，体验了一系列神圣的箱庭场面。

一、理解小 Y 箱庭过程的阶段变化

小 Y 所体验的 17 次箱庭，其场面、内容的变迁可以用"俯仰沉浮"来形容。通过对小 Y 箱庭过程的回顾，其心灵历程基本与 Bradway（1997）概括的阶段特征吻合。

小 Y 初始箱庭最终表现出来的场面与许多初次来体验的大学生箱庭没有什么区别，没有太多令人惊奇的表现。中心区是一个虾池，陆地各单元以平面方式展开。整个场面给人一种比较静态的感受，只有左侧一排似乎在行进的车辆，还有上侧的人物、动物的运动方向很明确，自我与"哥哥"在一起跟随在"母亲"身后，前后各有多只家禽家畜，朝向右上角佛像（实为达摩祖师形象）与几个小和尚的方向行进的样子。而沙箱下侧则是比较安静的场景，左下角的老人们，下侧排列整齐的贝壳，似乎是一条道路，但却没有动态。然而，箱庭场面的形成过程却充满了动态。她把沙子和得很湿，刚开始一直摸沙子或者推倒重建，耗费不少时间。小 Y 能够在第一次箱庭就在中心区挖出大片的水域，表现出水域中丰富多彩的内容，这为下沉到集体无意识提供了一个通道。

第二次与第三次的箱庭，除了中心区的不同外，外围结构非常相似。一方面将各部分分离出来，起到分化的作用，同时使用了大量的连接物，又将各部分整合为一体。而第二次箱庭中心的造型宛如一个吸收能量的黑洞，来访者往里面掩埋了大量的物件，那一大堆的透明玻璃块又使其如同往外喷吐的井口。"掩埋"行为也是混乱阶段的一个特征。然而，在第三次箱庭中，这一构型消失了，中心区变成了非常洁净宽广的水面。而第四次箱庭则非常突出地呈现了第二次箱庭中心区的那个沙环构型。似乎第三次、第四次箱庭是第二次的箱庭场面分化出来的两个单元。第四次箱庭中心区如同一个大水井，而来访者的自我像是一个正往"水井"倾倒的水瓶，如同将瓶中的水倒入"大水井"，自我与自性建立了联结，而右上角正在生长的植物预示着心灵正在发展。第四次箱庭创作过程如同某种仪式，作品没有上下左右之分，给人一种庄严神圣的感觉。从第二次到第四次，似乎越来越往心灵的深层次行进，并接触到了深层次的自性。

　　第五次的箱庭突然回归到了市井的水平，表现一个家园的场景。"雨后"的家园一片清新明朗，场景中没有人物，一片安详静谧的景象。这一次作品最大的动作在于为房子铺设坚实的地基。房子通常是自我的象征，因此，地基的铺设也可以认为是为自我的确立奠定坚实的基础。鸟巢的架设和小鸟栖息以及长颈鹿的出现，为监控这个世界提供了制高点。她很仔细地清洗那座房子以及其他物件，以及"雨后"的主题，都是一种洁净的行动，是心灵发展过程中自我洁净的表现。

　　第六次箱庭的场景是在经过长时间摸沙、反复多次建构之后才完成的，表现的也是陆地上的一幕，具有整体感，然而，其故事情境却具有非常浓郁的下沉至无意识的味道。中心区的大门将场景区分为左下区与右上区，从左下角水域靠岸的船只、往右上区行进的自我，行经大门后，右上区一群动物围绕着一个女孩，这一情景也是自我与人格其他各方面整合的表达，而右上角发光的莲花，将整个场景的时间确定为夜晚，夜晚是无意识的象征，而发光的莲花在夜晚中格外耀眼，成为自性的象征，也使场面兼具现实感与神圣感。其主题"拜访"也投射出自我对自性神圣感的尊崇。Dunn－fierstein（1996）认为，在箱庭的第三阶段，来访者可能会点亮蜡烛等物件，能够感受到一种明显的精神力量的存在。作品中可能会有一种上升感觉的场面，是无意识的意识化过程。此次箱庭由左下角到右上角也是一种上升的表现。

第七次箱庭再次表现了回归市井的场面。表现的是"夜晚"这一时间概念，其主题"回来了"也反映了由无意识回归意识的感觉。到此次箱庭，来访者在箱庭的边框上摆放物件，似乎都有一个从高处监视箱庭内部世界的人物或动物。第一次是右上角的佛像与小和尚，第二次是上边框的公鸡、佛手，第三次是上边框的坚果鸟等、右边框的猫头鹰、女孩等，第四次左下、右下、右上角边框上的物件，如龟、坚果鸟等，第五次上边框、右边框的树与花，还有高高在上的两只小鸟，第六次是右上边框的花盆和小鸟，第七次上边框的小猫和笑佛。正如第七章有关"沙箱外空间的利用"部分所述，这些摆放在边框上的物件，提供了从外界观察沙箱中所发生的视角。

第八次箱庭中，来访者将沙箱里的沙子清空，在纯净的背景上展示出一幕很神圣的仪式。箱庭的主体是中心的大蛇，虽然小 Y 说奶奶属蛇，认为这蛇指代着奶奶，但蛇通常是男性性力量的象征，因此，更像是指代父亲的性力量。这里的蛇既由于儿时事件的影响而隐喻了对男性性欲的恐惧，同时又必须去面对它，劝说自己去认为它应该是善良的，用花朵、小金鱼去修饰，弱化和掩饰了对蛇所象征的男性性欲的恐惧，同时她将自己佩戴的手链套在蛇身上，似乎表达了自我对蛇的掌控、驾驭，这正是象征的超越功能的充分发挥。

第九次箱庭又是回归市井的表现，是现实生活事件的回顾。而第十次箱庭则再一次基本清空沙子，只在沙箱里进行二维的沙画创作，二维的表现更具安全感。山顶上 5 个螺旋，其分布状态与第四次箱庭的构图非常相似。因此，这次的沙画创作可能是来访者对尚未显现的自性的试探性感受。第十一次箱庭具有非常重要的意义。箱庭出现了一个骑马的女性，这个形象不同于先前出现的小女孩，而是一个青年女性，其目的地是中心区，那里曾经是一个女性的面孔，而最终那里是一个村庄，有一个太阳的面孔，太阳是阿尼姆斯原型的表达，还有一对新郎新娘，自我走向与阿尼姆斯的整合。第十二次箱庭以极其简练的表达方式，展示了到达自性的状态。龟是女性尤其是母性的象征，而这只"龟"处于静息状态。而其随意的划圈行为，却在同一次箱庭过程中使女性性的"龟"瞬间转化为男性性的"太阳"。整个场面给人以一种言语无法表达的神圣感。

如同游泳一样，人的心灵不可能一直处于深潜的状态，而是时而深入无意识层面，时而浮出意识层面。当来访者心灵运行到达自性之后，在她第十三次箱庭中再一次表现了对市井的回归，但与先前的场景不同的是，这是一个游乐园，充满了快乐。而随后的第十四次箱庭又一次下沉前往集体无意识，箭号给了明确的方向，场面也井然有序。

来访者第十五次箱庭在中心区堆积了一座高山，上面放置了一个小孩，这是自我得到相当确立的表现，这一场面同样令人感到神圣。然而，小 Y 却将其命名为"包枣"，是本地嫁娶喜庆的风俗。那么，这次箱庭带来的感受就是一种婚庆时的喜悦。第十六次箱庭的左半部分是现实生活情境的表现，右下部分是集体无意识自性的表达，而自我处于海滩处朝向右下角"蓝域"中的那个水晶体，这意味着自我与自性之间建立了联结。第十七次箱庭场面回到了当下的生活，而且整个作品秩序井然、气氛和谐，箱庭所表现的个性化过程得以实现。

从最初的呈现，经多次的下沉至集体无意识、回归市井的反反复复，来访者的自性得以触碰、表现、突显，自我与自性日渐亲近，并得以建立联结，最终回归到有序化的当下。

二、湿沙与水的使用意义

纵观小 Y 的 17 次箱庭，其对沙子和水的使用尤其令人难忘。小 Y 共有 11 次箱庭中使用了湿沙，而且是注入了大量的清水。第一次她特意在左下角预留了一些干沙，尔后从第二次直至第七次全部使用了湿沙，且多次出现沙子中渗出水来，她在第三次、第五次利用渗出的水将"水域"整理得非常洁净，她还利用水来洗手、清洗用于箱庭建构的玩具模型。

除了第九次箱庭，小 Y 的其余箱庭都利用了沙箱的蓝色底部，第十次的蓝色表现的是夜晚的星空，第十一次蓝色表现的是路径，第十七次的蓝色既可能是河流，也可能是界限而已。其他的蓝色表现得也很明确，是"水"的概念，且第八次箱庭场面中将蓝色完全显露出来，一片汪洋的感觉，而且其自我像就是这一片水。以一整片蓝色为背景，蛇的突显、小鱼的朝拜模样，场面益发显得神圣。

水是生命之源，也是希望所在，是自身最原始的能量象征。水可以洁净、荡涤、融解，来访者对水的充分利用，似乎也充分发挥了水的这些功能，融解了心灵中幼时形成的情结，洁净、荡涤了心灵的尘埃。在第三次箱庭的时候，就是在水上出现父亲这个重要角色的。水往低处流，水是下行的，在水这一成分的带领下，小 Y 很好地下沉到集体无意识，并进而触碰到自性，自我与自性建立了联结，实现了心灵的分化与整合。

三、路径的明晰与修饰

在 17 次箱庭中，小 Y 有 14 次在作品中制作了明晰的路径，有 11 次使用彩色玻璃珠或圆形塑料花片来布置或修饰路径。每一次都非常精心地摆放，然而，这 14 次路径，前 4 次箱庭中都是使用现成可作为连接的物件将不同区域连接起来。从第五次箱庭起，小 Y 更喜欢使用玻璃珠、花片来铺路。然而，这些铺设的很美观的路径，只有第六次中代表自我的小孩、第九次一只猫、第十六次代表自我的企鹅行进于其上，其他都没有人物或动物在上行走。这些路径都清晰地指向了行进的方向。

四、时间的意义

在小 Y 的箱庭中，有 8 次作品中明确说明或表达了时间概念。第一次作品表现的是"小时候"家里的画面；第三次是"天亮了"的时候；第五次是"雨后"的情形；第六次因为莲花的点亮，使得场景的时间被确定为夜晚；第七次，来访者则非常确切说是"夏天的某个夜晚 9 至 10 点"；第九次是"实习离开时"；第十次再次出现夜晚，表现的是"星空"；而最后一次作品则是"冬天"。

时间是重要事件的记录节点，也具有重要的象征意义。其初始箱庭直接将思绪拉到小时候的记忆，小 Y 来体验箱庭的原动力或者问题起源就是其童年期，源自对父亲与性有关行为所形成的负面记忆。箱庭疗法的游戏性质以及沙子的儿童化倾向，时常使来访者退行到问题产生时来面对其问题，并探索自我成长、确立以及问题解决之路。小 Y 的初始箱庭也说明了这一点。"天亮了"、"雨后"、"实习离开时"都是一个时间阶段到另一时间阶段的转折点，也意味着生活事件的转变。"冬天"是一年的最后一个季节，也意味着一年的即将结束和下一年的即将开始。

前文已经提及，夜晚是无意识的象征，从第三次"天亮了"的黑夜过渡到白昼、第六次的夜晚、第七次的夏夜、第十次的"星空"，小 Y 总是能从无意识世界中发现其闪光的内容：第三次的鸡鸣、第六次点亮的莲花、第七次的路灯、第十次的星星，都打破了"夜"的沉寂与黑暗。而从第十一次箱庭起，小 Y 很少说起箱庭世界的时间概念，而且，其场景基本处于白昼的可能性，甚至有些作品表现了时空的永恒。

　　总之，要理解来访者的箱庭世界所表达的心灵故事，必须将来访者的箱庭放在整个序列之中，关注内容单元、空间单元、时间单元的变化及其意义，才能走近来访者，理解来访者。张日昇（2001，2009）强调心理咨询师的倾听的态度，以及对来访者共感理解的态度，听要听得明白。箱庭疗法超越了理论和言语性（张日昇，2012），咨询者更主要的工作是陪伴来访者创作箱庭作品，主要是视觉的观察。那么，看就得看个明白，然后才能与来访者达成心灵上的沟通，并在此基础上帮助来访者探索自我，实现自性。

　　　　　　　　　　　　　　　（咨询者：叶家涛　督导者：陈顺森）

第十三章 母爱的祭奠与回归：
一位研究生的成长箱庭

有些来访者创作箱庭并非为了解决什么特定的心理问题、症状，而是只为获得成长、发展。好在箱庭疗法并不直接针对症状本身，而是从促进创作者的自我得以确立，促成其自我与自性建立起联结，从而实现个性化进程的目标。借助箱庭疗法，创作者无意识得以意识化，让那些可能造成心理困扰的因素浮现出来。

第一节 个案简介

一、来访者简况

M是一个男人，一个真正能够承担的男人。刚三十岁，尚未结婚。热衷于心理学的学习研究，某高校心理学研究生。

二、家庭状况

M家中有4个兄弟姐妹。童年时代，M遭遇了母亲离世、父亲再娶，有了一位新妈妈。在他遥远的故乡，有祥和的乡村、慈祥的奶奶始终守护着他。在他遭遇挫折和不幸时，他总能坚持面对并战胜挫折。面对家里的经济状况，他一边工作支持家里，一边坚持自己的梦想——在心理学领域探索。

三、与陪伴者的关系

陪伴者是笔者的研究生。开始陪伴M时，陪伴者学习箱庭刚满一年，最初那种学习的激情只增不减，而且随着学习的不断深入，最初盲目的激情已经在相对理论化的引导下跟真正的探索和实践结合起来。在此之前陪伴者已有了一些箱庭的实践和个人箱庭的体验。在此背景下，陪伴者和M相遇了，二人拥有很友好的人际关系。

四、来访愿景

第一次接待时，进行了半小时面谈。陪伴者了解了 M 做箱庭的动机，他觉得自己身上有些东西要去探索，主要是自我成长，他表示有足够的动力和意愿去坚持一个长期的箱庭过程。陪伴者认为日常关系可能会影响箱庭过程，同时箱庭过程也可能会影响日常关系；但考虑到箱庭中移情和反移情的出现可能不如其他咨询强烈，陪伴者愿意接待他。M 同意接受陪伴者的咨询服务，并且愿意接受陪伴者的一些基本设置，如一次时间大约 50 分钟，由陪伴者决定结束；每周固定一次；按照非言语箱庭制作、言语沟通阶段的程序进行；大约相隔七八次作一次共同回顾。

第二节　箱庭疗法援助过程

陪伴 M 开展了 19 次的箱庭创作，其中第 8 次因保存不当，不慎将箱庭图片照片和记录遗失。从箱庭的场面与内容，大致可将其划分为四个阶段，但这只能是个大概，因为从单元的视角出发，有些场面、内容跨越了箱庭的所谓阶段。

一、呈现阶段——走向心灵深处

回顾 M 的箱庭历程，第一次至第三次使用的是同一个沙箱，且似乎是连续发展的过程，是一只龟与龙会合，然后继续朝前行进走向大海的过程。

第一次箱庭

接待持续了大约 3 小时，包括 2 小时的箱庭制作过程，以及创作前半个小时的会谈、创作后半个小时的分享。

M 以摸沙子开始制作箱庭，摸完之后平整沙子，平整沙子过程大约用了 1 小时。最后 M 请求陪伴者帮助他平沙，尔后勉强接受开始制作。虽然陪伴者给来访者讲过时间由陪伴者控制，但是第一次陪伴者给了来访者充分的表达时间。箱庭场面的制作持续 1 小时，陪伴者没有打断过。

来访者首先挖了沙子，挖成了图 13—1 中的样子，之后自然地放上两座桥。右上角堆起一座石头山，上面的观音俯瞰一切，上部似乎是一幅悠闲的

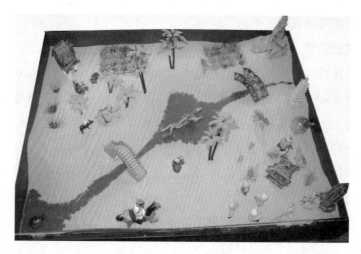

图 13—1　第一次箱庭

乡村图，下面有宝塔、门楼，之间可以来往，中间两个老人在对话，旁边的乌龟安静地听。右下区有 4 个光头的孩子在玩，一个骑马的人朝着右下角的宝塔行进。最中心的水域有一条龙，右下角也有一条龙，M 说其实都是一个，龙行于三界。一条细小河流从左下到中央到右上流过。

　　作品中有两个视点，一个是右上角的观音，另一个是中央的老人。作品还表现出结构上的对称性，比如以左下到右上的一条线为中线的左上乡村与右下朝圣，树木的对称，两只神兽的对称，四个小和尚和四棵树的四字结构的对称。

第二次箱庭

　　M 制作过程持续了 1 小时，约 10 分钟介绍作品，然后陪伴者结束这次箱庭过程。

　　M 细心地先挖出了图中的水域，中间的小沟因为比较细小，花了较长时间。他把多余的沙子放在左上角堆成一座山（图 13—2）。

　　这次依然有一个处于最高位的人物，就是这个老人，他成为箱庭的一个视点。鸡、猪、龙也可以看作视点。右上角有座高高的宝塔。老人的后面用石头堆起一座山，底下有个洞，好像藏着什么，可能是现在还不能现身之物。中央的上部和下部是两幅悠闲的乡村景象，并且用一座桥连接起来。左边是

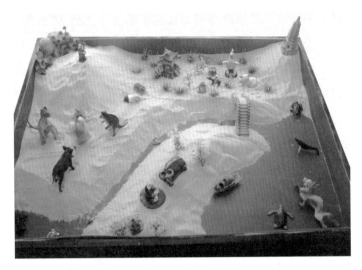

图13－2 第二次箱庭

四只比较凶猛的动物面对面围着中央摆放的一尊佛像，M表示，这四只动物其实是一股能量，佛能调和这股能量，它们其实也不是对立的状态。水域中再次出现了龙和乌龟，上次乌龟朝着龙，朝着观音的方向，这次乌龟和龙在一起，挨得很近。左下角是一黑一红两条金鱼。乡村的景象中，同样重复了上次老人和牛相伴的配置。公鸡的旁边有只猪，场面的中央有几只绿色的青蛙，乡村的左边有两只可爱的仓鼠。四只动物中，M故意将那只猴子的嘴巴朝天空放着，似乎是种呐喊或者表达。龙似乎是朝着老人的方向。这次的宝塔处于和上次观音一样的位置，还是右上角，那似乎是方向、目标。可是上次箱庭中乌龟还远远地朝观音爬去，离观音比较远，这次几乎没有哪个玩具与塔有关系，虽然宝塔的门朝世界开放着，但是现在还看不出谁要走进去。小船作为一个异物突然闯进来了，是停在河边准备启程还是回来了等待休息？它要渡什么呢？

第三次箱庭

整个过程70分钟。也许因为刚刚学习意象对话技术，M要求陪伴者帮他导入，希望能导入到更深的无意识，陪伴者接受了。

M先挖沙子，形成了图中的两座丘陵。M先放的玩具是上次用过的一座桥。船上有个小小的老人，一开始放在丘陵的左边、桥的下面，M说老人可以自由地从桥上来回走，最后他将老人放在了船上。然后 M 放的是宝塔和亭子。之后在下面放了一棵很高的树木，树上放了一只展翅欲飞的漂亮蝴蝶。山上的左边是草地和虫子，M 说自己以前不害怕这些虫子，今天看见这些虫子突然感到比较害怕，尤其最左边的三只，最害怕的是中间那只有白色斑点的。它们在草丛里，就是因为 M 说他怕这些，所以就专门把它们放上去，表达出来。靠上面的那只天牛，M 说是爬到树上吃树叶的，那只老虎看着这几只虫子。一开始是只大老虎，后来换成了小老虎，M 说这只就足够了。宝塔前面的鸟也是展翅欲飞，看着前面。右上角 M 铺了一些沙子，放了一个门厅建筑，后面是座山，前面是个老人，本来山的后面还放了一个半开的珍珠，M 说这是财宝，觉得不必要有财宝，所以最后拿走了。靠近右上角的是一尊佛，M 开始时将佛放在颠倒的瓶子上，佛刚好站在瓶子的三只脚上。水中的瓶子是个传达信息的漂流瓶，可以把中央老者的信息传达到右下面，那里有只乌龟。右下面有个建筑、三块石头，M 说白色的石头里面好像藏着什么。在上次作品中，M 同样表达了在石头的下面藏着什么，这里重复出现了。那么，石头下面、石头里面藏着什么呢？那个建筑是道门，可以通过它到达后面的石头。开始 M 在水域中放了一块红色的石头，后来拿走放在了陪伴者和沙箱的中间，一直放着，后来在放两块石头的时候才想起来，用在了这里。鸟本来在猴子的旁边，后来移到了树下，同样出现了可爱的仓鼠。左下角的乌龟是 M 的自我像，似乎在朝着右上角的佛爬行，这与前两次作品的表达是一致的。M 说乌龟在翘首，就是现在还是在看，在观望，似乎还没有努力朝目标前进。前面两次也是，第一次在慢慢地走，第二次也是看着。这次，M 自己说在翘首，也就是说 M 还需要努力，需要实际的努力。在整个箱庭作品中，表现在看的事物还有很多，M 说蝴蝶站在高高的树上展翅欲飞，它看着宝塔的方向；还有那只鸟也是展翅欲飞，乌龟翘首，似乎也要开始努力，树底下的鸟也在看着。很多的动物都在看，都准备飞，只是尚未开始（图 13—3）。M 自己说，佛不是在看这个世界，佛对这个世界没有欲望。

危险来了，恐怖之物接近了，它是什么？老人上船了，他是渡者吗？有了蝴蝶和鸟，难道还不是花花世界？

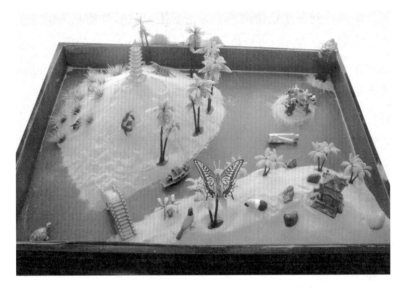

图 13—3　第三次箱庭

二、混乱与转变阶段——母爱的祭奠与回归

从第四次到第十一次箱庭，M 在其箱庭中多次表现了对母亲的祭奠、对母胎回归的冲动，也有对女性性的表达、对家园的表现。其间既有死亡、掩埋等混乱阶段的表现，也有新生、重生等转变阶段的信息。

第四次箱庭

制作时间 1 小时 10 分钟，整个过程 1 小时 30 分钟。

M 讲述了昨晚的一个梦。似乎是一条乡村的路上，有一些人推着车好像要运木材到哪里，M 也坐在车上。前面出了什么事了，好像发生了冲突，死了好些人。M 看见了死人，好像不少。他们躺在地上。看见一个人平躺在车上，被推着，看不见头部，好像被盖起来了，能看见腿。可是一会儿感觉好像这人又弓着腰坐了起来。M 一直在旁边。

梦听起来是比较沉重的，但 M 表达的时候显得很轻松，跟平常一样，并时不时进行解释，好像在他身上没有唤起相应的情感。但是 M 不经意间说："感到有点怕怕的。"陪伴者没有细问，没有打算在释梦上做什么。

开始做箱庭时，M 平整沙子的时间比较长，可能有五六分钟，之后稍微停顿了一会儿。他把沙子刮得很平。然后在玩具架前站了很久，找来了放在中间的那具骷髅，就在沙箱稍微靠上方的位置，然后开始从周围挖，挖成了一个心形，非常小心的将露出蓝色的沙子抹干净，表情比较凝重。之后 M 又把最边上的沙子聚拢起来，好像在蓝色的边缘外面还要加一圈突出的沙子。但是因为沙子比较多，一直未能实现。要么把蓝色的底色弄上沙子，要么围圈不够好，之后索性把所有沙子快速抹平。

接着在中央挖出心形，这次似乎有了经验，做得更好了。M 后来讲到开始想在沙箱上方做这一图像，但是后来觉得在中央做。做好心形后，放上了骷髅，最后把边缘的圈划开，做了图 13－4 中的样子。M 后来说开始想做圆形，为了让圈动起来，于是做了图中的显示像转动的样子。骷髅底下，M 选了一个女性埋在下面，周围插着树。骷髅里面放了一个佛，前面本来一直放着一只小鸡，头高高地昂着，朝着骷髅。放了很久，后来拿来了另一只与它背对着，也是高高地昂着头，反复调换最后放了一只低着头的小鸡。M 说小鸡不必要这样高高地昂着头，就是面对着骷髅就好。

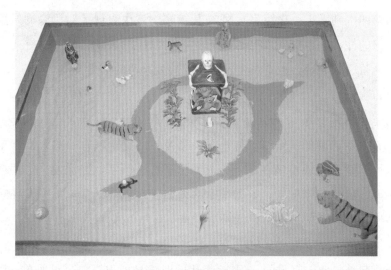

图 13－4　第四次箱庭

M 说，可能因为梦，唤起了难以表达之物，于是表达了中央那部分；中间完成之后，就做了左上角。M 说的好像是一个逻辑，这个逻辑是什么呢？对于 M，好像中央和左上角存在一个逻辑关系。

老人和小鸡在一起，M说自己小时候多数时间和奶奶爷爷一起生活，是以前的现实。前面的两只鸳鸯分开着，每只前面都划了一道弧线，朝向中间的鸭子。M说父母关系不好，有冲突，但是父母还是能通过前面的弧线走到一起。后来母亲去世了。那两只鸭子有一只是半倒着的，另一只站着，还有一只埋在它俩下面。M说，埋着的鸭子是去世的母亲。本来感觉母亲在的时候父亲一直是家里的顶梁柱，但是母亲去世后，M感觉父亲完全垮掉了，也许这个半倒的鸭子形象代表了M的父亲。之后父亲娶了继母。M在说这段家庭历史时，陪伴者虽然感到M有些悲伤，但是似乎更有力量去承担这种悲伤，并且承担起家庭的历史。

左边的小鸡在老虎身上，右边也有一只老虎和小鸡。M说自己以前也想这样表达，即小鸡是自己，老虎也是自己，老虎是厉害的，有力量的，小鸡是比较弱小的，但是小鸡到了老虎背上就不一样了。M说小鸡旁边还有青蛙，本来小鸡在现实中是比青蛙大，但是M说他感觉小鸡就是比青蛙小，所以这次的玩具大小精准地表现了M的内心，M说感到很好，感到以前不知道如何表达的东西，这次却能自然地表达了。右上角四只小鸡在一起，好像在交流，也好像在团聚，似乎很和睦。左下角有只死的贝壳，右上角有只蜗牛，M说左边这只代表死的，右上角这只代表活的。场面中左边有个骑牛的孩子，M说孩子累了，就骑在牛背上走，右边本来是只躺着的小兔子，后来换成这只趴着的，M说这只很天真。正上方，一只猴子在向右走，下面一只袋鼠在观望——箱庭的视点。

从开始到这次，箱庭中总存在一个观看者——箱庭视点。

第五次箱庭

整个过程用了1个小时。

M刚开始就精心在中央挖掘，并且把多余的沙子放在边上，边上也精心修饰成自然滑落的样子，很自然很平整。中央刚开始挖了很小的一点水域，后来逐渐扩大了。M后来说自己刚开始想在中央挖一个桃心形状，然后不知不觉地挖了一个圆。M说自己是那只鸭子，要通过小溪流，一直到达中央的佛像面前，然后通过滑梯，到达右上角快乐的地方。右上角有个小姑娘在荡秋千，一个男孩子在旁边陪着她玩，小狗安详地待着，旁边是房子和牛。右下角的乌龟正在往右上角爬。然而，M 说乌龟虽然可以直接到达右上角但并不是本质上到达，只是表面上到那里。而自己正是那只鸭子，到佛那里之后，又变成骑牛的牧童沿滑梯到达终点（图 13—5）。

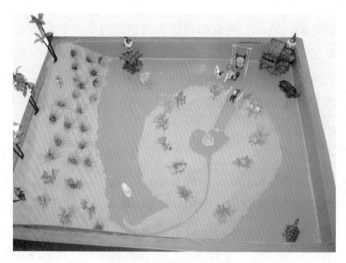

图 13—5　第五次箱庭

　　陪伴者表达了自己的感受。右上角是快乐的童年生活，有童年的孩子，也有古朴古老的房子，通过儿童式的滑梯，又有骑牛的牧童。陪伴者觉得这种参差错落的风格搭配，真是一种超越固定、刻板或者习俗的浪漫，这正是从日常的固定思维中超脱出来，进入更高级的异维度空间。还有佛、儿童，那种童稚却又高级的结合，实在令陪伴者心动。就像对立的两种东西交融在一起，周围的鲜花，M 非常细心地插了一圈。鸭子真正地到达，而乌龟只是表面到达，这很好结合在一起，说明 M 有清楚的自知。那一圈花朵和树交叉配合，也似乎是一种结合。

　　M 精心地在房子上放了两只鸟，陪伴者不能清楚地表达出自己的感受，但是很感动。

　　陪伴者坐在左边，那里栽了一排树，铺了草地。陪伴者说："这高大的树木有点遮住我的视线。"M 说："我只是觉得这儿空，没有想设立什么阻隔。"陪伴者绝对地相信 M 的感受。左下角一只松鼠看着一切。

第六次箱庭

整个过程 1 小时 20 分钟，制作过程 1 小时 5 分钟。陪伴者忘记了上一周原先约定的时间，改为这一周，但陪伴者早晨睡过头又给忘记了，后来是 M 提醒了陪伴者，他们另约了时间。陪伴者感到万分歉疚，并且担心影响到 M。刚开始 M 说上楼来时有些头痛，陪伴者说自己也有些头昏。虽然这么多插曲，但是这次陪伴者却感觉自己和 M 都比以前明显放松很多。

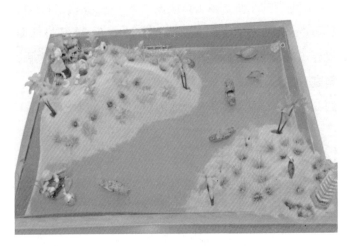

图 13－6　第六次箱庭

M 先拿了一堆光滑的石头，在左上角拼成一起，接着把中央的石头换成了花篮。M 说，其实只是想在中央放一个不同于旁边石头的东西，什么都无所谓，所以自己放了这一个花篮。随后 M 把沙子推开，堆成图中的样子（图 13－6）。左边很快就堆好，并且开始放玩具。左上角的制作相对较快，移动和替换很频繁。起初女孩子处于房子的位置，房子在靠上方些；后来，把女孩子移开，将房子放在那里。特别需要注意的是，M 不断反复调整女孩子的方向和姿态，即使是完成这个动作后摆放其他玩具时，也会再次调整这个女孩子。M 后来说，这个女孩子让他感觉到性的快乐；在 M 摆放玩具的某个瞬间，陪伴者看见女孩子露出的光洁的腿。M 说女孩子在等待，等待某种特别的东西，M 说自己是对面沙堆上那只在观看的鸟，观看着一切。女孩子的身边几只小鸡高昂着头看着她。鸡妈妈和小鸡好像在喂食，或在交流。M 中途拿来了很多桥，上侧边放了一座桥。M 说这里是相对封闭的，自己想在那块做高架桥将这里和外面的海域连起来，但是觉得又不搭调。

M 开始一直在右下角挖坑，说想挖一个比较深的坑，但是沙子可塑性差，一直滑落。然后又开始划螺旋的形状表示很深地向下旋转，后来 M 说觉得不好，就放弃了，如图堆了这么一座山，上面放了塔。M 很早就放了这只鸟，可能是第四、五个动作，而且一直没有移动。左下角是个小孩，M 说很可爱，最后补充了一句，他带的东西太多了，应该放下一些。M 说自己就是这个孩子。

在佛像后面本来放了一座塔，后来拿走了，之后 M 又将佛像放在高高的架子上，又放弃了，M 说觉得佛没有必要那么高，也是接近之物。

第七次箱庭

用时大约 50 分钟，并且由于客观原因更换了箱庭室。

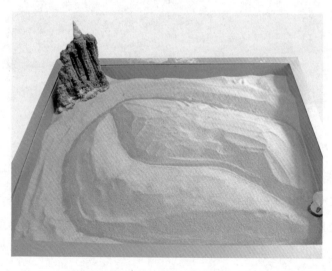

图 13—7　第七次箱庭

第 1 次出现如此简洁又深奥的作品。左上角一座山，山上写着"武夷山玉女峰"，上面放了一座观音。中央是像太极一样的形状，右下角一个蘑菇样的人物（图 13—7）。陪伴者想起上次 M 是牧童（mutong），这次 M 是蘑菇（mogu），箱庭中总有一道目光（muguang）。M 说蘑菇可爱，陪伴者倒觉得有点懵懂（mengdong）、困惑。蘑菇张开双臂，但脚却连在一起，在三岔路口迈不出步。M说到达的路径很多，但最终都是回到起点。M说图形像两片肺。观音在山上看着，一道目光。

第八次箱庭

此次箱庭作品图片丢失了，也因为时间久远，那次箱庭的过程居然也完全遗忘了，只能留下一个空白。

第九次箱庭

整个过程持续了1小时20分钟，制作过程用了1小时。

毫不羞耻地承认，这次陪伴者精神很不集中，头脑中多次自动浮现最近的一些个人情感困扰。后面也努力让自己专心，可仍觉得烦躁和不耐烦。

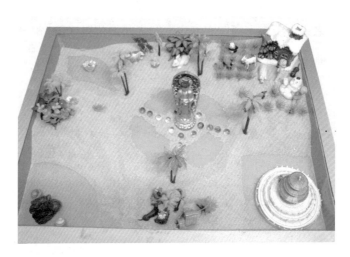

图13—8 第九次箱庭

即使是更换了箱庭室，M依然能够找到自己先前喜欢的玩具，或者同类的新玩具代替先前的玩具，可能表达同样意涵，比如用现在的佛代替以前的佛。作品的整体格局虽然相比先前变化很大，但是作品的内容似乎变化不是很大。中央佛旁边四条珠子铺成的连向周围四棵树的路，这些处于蓝底上。剩下还有三个蓝底，分别是左上角的花，左下角的神兽，右下角的圆形建筑。右上角好像是个家园，有草地、一座房子、几只家畜、一个露出小鸡鸡的孩童和身旁站着的一男一女。中上有几棵树和几只动物；左中有几棵树和水果；

中下也好像一个家园，有一座房子、两个对弈的老者、一位老者和水牛、几棵树。陪伴者注意到，右下角建筑上高高地放了一位老人，看着这一切（图13—8）。很容易看出作品呈现从中心向周围发散或者中心化的结构；同时作品的对称性仍表现突出。

第十次箱庭

这次作品中的钟形曲线给陪伴者留下很深的印象。三座家园通过十字交叉的路口通向中下珠子围起来的老人。左上角圆形蓝底上是一个露出小鸡鸡的咬脚趾的孩童；右上角扇形蓝底上是一个光着屁股的孩子。中上家园里面有一座房子，房子前面两只猫，房子左边一只大猪带着四只小猪，房子右边两只狗。左中两座房子、一对兔子、一只猫和一只羊。右中一座房子，房子前面两排树和一个小男孩，房子左边一对仓鼠，右边四只小鸡围在一起。一对坐在一起的老人处于中上家园和右中家园之间的位置（图13—9）。

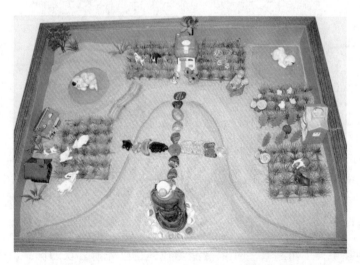

图 13—9 第十次箱庭

第十一次箱庭

这次箱庭作品让陪伴者莫名的感动，也许不是莫名的。M 这次使用了湿沙，中央蓝底一个大大的心形，心形中央高高堆起，上面一只猫头鹰，周围四只青蛙昂首看着上面（也许是猫头鹰吧）。心形左边缘延伸出去至左下角，好像一条细细的小河，小河环绕着两座宝塔和宝塔旁边的三个小和尚。心形边缘的蓝底上有一只大天鹅和一只小天鹅，好像在一起朝中央游去。左上角家园里有一座房子，房子前面放着两只猫，上面一对鸟儿望着前方，还有一条狗和一只鸡。中上两匹低着头的马靠得很近。右上圆形蓝底上放了一个心形支架，支架上面停着一架好像飞向中央的飞机。右下蓝底上有两只乌龟和一只蜗牛，还有一匹马低着头好像在喝水似的。右侧中部在高高的树下有一个老者，老者面前有一只温顺的鹿和一头狮子。如果我们注意到右上角的金属架心形和中央的心形，那么也许会注意到，中央和左下角的蓝底上面的沙子形状，刚好可以整体移动到右边填补蓝底（图13—10）。

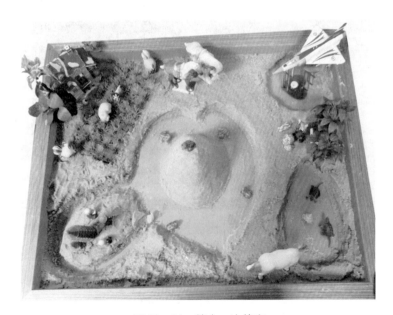

图13—10 第十一次箱庭

三、到达自性阶段——曼陀罗的方圆之间

从第十二次至第十九次箱庭，M多次在作品中呈现抽象的神圣符号、图案，表现出到达自性的神圣感。

第十二次箱庭

这次箱庭也使用了湿沙。作品虽然简单，但用时较长——超过了1小时。

M制作箱庭过程中，有一段时间陪伴者之前的那种不耐烦又出现了。陪伴者觉得M把沙子堆起来，然后沙子又滑下来；又堆起来，沙子又滑下来。这种反复的特征也许反映着一个症状，这个症状在整个个案中也许从来都没有被撼动。因为陪伴者自始至终都没有发现这个明显的症状，而且被这个症状牵动着并促成它。那就是在弹性时间的幌子下，陪伴者自觉或不自觉的总是延长着时间。

M使用湿沙制作了一幅图案。图案的形状让陪伴者想起第六次和第八次里面被围起来的花朵。好像这次作品就表现的是那一个局部一样。中央的两条龙朝向相反，头尾相接，好像形成一个圆形（图13-11）。

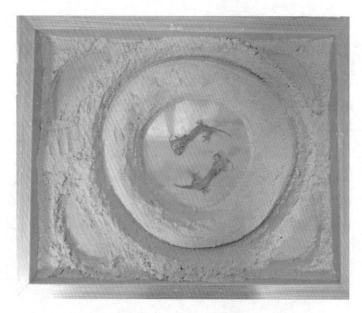

图13-11 第十二次箱庭

第十三次箱庭

此次箱庭使用的玩具也比较少。左上角堆起一座山，山上放一篮鲜花。右下角用沙子和蓝底表现出一个螺旋的形状，螺旋的中央是一篮鲜花。顺着螺旋的是一圈青草，连向右上角的房子。房子前面一个小男孩和小女孩面对面站着，旁边趴着一只狗。再往右上角一座小山，山上栽了几棵树，山顶放着一座亭子。除了螺旋之外，整体上，沙子和蓝底的格局还是呈现出类似前期的作品——比如第一、二、三、六次。蓝底上左下角放着一个松果，中央有一条小船，无法判断这船是不是划向螺旋。右上区蓝底旁边一对鸬鹚相视而立（图13—12）。

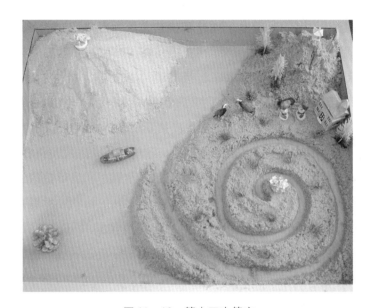

图13—12　第十三次箱庭

第十四次箱庭

这是经过一个寒假后新年里的第一次箱庭。整个过程持续50分钟，制作花去了35分钟。

M进入箱庭室直接去摸沙子，然后在陪伴者邀请下自然地开始了箱庭制作。他表现得非常轻松，开始挖中央的沙子，很小心地挖出从左下角到右上角的梭形湖。这里需要强调的是，湖是M把中央的沙子挖出来小心平整地放在周围未触碰的沙子上，而不是把中央沙子推出去。M制作的过程相当流畅，几乎没有片刻停顿。接着M在左上角和右下角放上房子。他说左上角房子像别墅，比较空、大，而且上面有雪，比较冷；右下角房子小而温馨，虽然主人没有太多的钱，但是日子过得却挺温馨。接着，同时放了两艘船。他说想要表达两只朝着相反方向行驶的船。他补充道，相反有背离和相向，若说背离，那么就已经开很久了，小孩就搭不上船；如若说相向，那么就刚开始，还没有相遇，小孩就能搭上。他说，其实背离还是相向都无所谓，只要是相反的方向就好。这小孩子是最后才放进去的，M说他在看书、地图、图纸或者其他；小孩子可以往两个方向，朝右上或者左下，小孩子清楚这两个方向，只是犹豫不决，不知道该选哪个。

　　放完船，M拿来一桶积木。M仔细挑选出各种形状的放在了湖中，因为他担心放在沙子上破坏了沙子的平整。中间搭了一座桥，从右下到左上跨越湖面，后来又拆除了。M解释说，已经有了两座房子，加上桥就太多了。紧接着M选择了几个积木随意丢在了沙子上，M说自己就想表达随意的感觉，但之后M又调整了积木的姿态。中上，中下，还有黄色的积木都插在沙子上，M说这是一种动态的感觉。他解释说，这些积木表达的是一种基本元素，它们是一些几何形状，是抽象的形式，没有内容的，是基础性的东西。并且它们很重要，不可或缺。接着M放上了作品中所有的植物，然后把梯子放在沙箱右上角，梯子的顶端越出沙箱。之后在湖里放了两只同向游动的金鱼，一只晶莹剔透的海豚。在左岸放了两只面对面的狗，右岸同向的两只猪被调整成侧向（图13—13）。

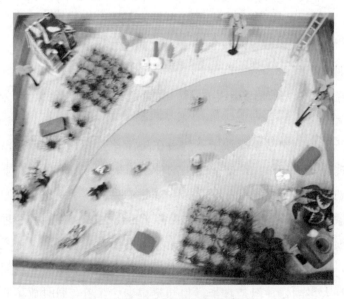

图13—13　第十四次箱庭

很容易看出，M 这次使用玩具的次序是一个类别使用完了再使用另一个类别。其顺序是：挖沙（湖）、房子、船、积木、植物、梯子、动物、人。这一顺序的特征值得我们去思考。一个有趣的事情是，陪伴者上学期末最后一次个人箱庭里面也制作了一幅这样的梭形湖；同时，上学期陪伴者也使用了大量的积木。

第十五次箱庭

本次箱庭过程用去 50 分钟，制作箱庭作品用了 35 分钟。

M 选择湿沙后，在沙箱前迟疑了大约 1 分钟，就动手挖出中间的圆形蓝底，同时把挖出的沙子放在四个角落。他细心地清理中间沙子，并且将边缘描画成很圆滑的弧。起初 M 把四个角落堆成圆圆的小山包，后来做成图中的样子，整个形状就像一朵展开的鲜花。然后 M 把五朵鲜花中的四朵放在四个角，一朵放在中央。紧接着，左边放了一对背对着的脸谱，右边一对面对面的狮子，上面一对上下颠倒的佛。随后拿来了鸟窝和鸟蛋，三个鸟蛋分别置于上左右，鸟窝翻过来倒扣在中央，再将鲜花放在上面。接着摆放了房子、草和树、一对好像正在交谈的猪、可爱的狮子、侧卧的小和尚。最后 M 用彩色积木搭建了中间的建筑，完成这个建筑花费了很长时间。这建筑底下有四根柱子支撑，上面有四条横木围绕，中间有四个木块叠起，上面放了一个三角，形成一座完整的房子。快结束的时候，M 拿雪花片制作了三个拼接的图像，分别放在了左、上、右。结束后，我们站在作品面前一起感受它。M 突然说，还有一步，然后在中央房子上放上那只展开翅膀的凤凰（图 13－14）。

分享过程中，M 久久没有说话。陪伴者说，这次作品有丰富的元素啊。M "嗯" 了一声。沉默很久之后，陪伴者轻轻说："想表达什么？"M 又 "嗯" 了一声。接着又是长久的沉默，估计时间快到了，陪伴者说："给作品取个名字吧！"M 说："名字？"思索片刻，接着说："沉思。"作品拆除之后，M 又补充说："叫'沉思的世界'吧。"他说，作品没有整体的感觉，似乎表达的是不同的元素。后来他又笑着说："叫'雨果的沉思'吧！"

在这次的箱庭作品中，我们看到作品突出地表现出 "1、2、3、4" 的数字概念和家园的形象。

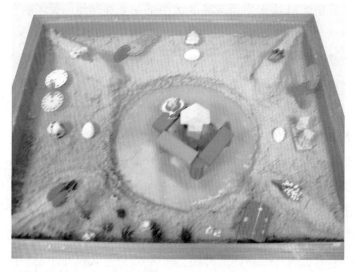

图 13—14　第十五次箱庭

第十六次箱庭

此次箱庭用了 55 分钟。

M 讲述了昨晚的一个梦。梦中出现了死尸，有人好像用筷子一样的东西挑着死尸。他感觉死尸好像变得很小，就像壁虎一样。梦中的人物，M 都不认识。M 说："以前也梦见过死尸，但是不怎么害怕，这个梦还是挺害怕；梦中好像听见什么声音，吱吱声，晚上起床后，发现是老鼠在纸篓里。"

M 选择湿沙，迅速挖出了三片水域。他先用拳头使劲地压下，然后慢慢挖，形成中间的小水域。然后用手掌，像铲子一样挖出右上和中下水域。挖的时候非常细心，这种特殊的挖掘动作，就好像仪式一样，让陪伴者心惊。紧接着，M 非常仔细挖出了小河的中间一段，这时还没有和两边连通。挖出的沙子在左下角堆成山，然后放上几座塔，放塔的动作很轻很轻。紧接着挖出了左上角的水域，细心地把边缘抹平。之后，M 开始种树。先是在山上围着宝塔种了一圈，最后完成中央的几棵树。在这期间，好多次都不能插得很稳，M 反复地将树插好，他的动作十分缓慢，让陪伴者看得都感到有些烦闷了。在这次陪伴中，M 的那份细心和专注于每一个动作，让陪伴者心动又心烦。因为即使 M 非常细心，但是仍然不时碰倒前面的玩具或者影响先前的动作，他又重复去完成之前的。这种相互影响，反复地进行着。所有树都种好了，M立刻放上了中央的小和尚。之后铺设了桥，这几座桥铺得可是艰辛啊。然后用珊瑚堆成右上角的山，上面放了一朵素雅的花朵；左下角的宝塔的后面也放了一小块珊瑚和一朵小花。紧接着M拿来贝壳，一开始放在老虎的位置，反复调整贝壳的开口是朝上或者朝下，最后放在珊瑚山旁边。接着完成了剩下的动作。他在右侧摆放了一只老虎。M说："老虎是威猛的，它朝着右上角的目标，但现在可能有自己的事要做。"M说，右上角是特殊的地方，存在特别的东西；前面的小和尚从那里得到了什么，现在要回到属于自己的水域中的宝塔去了；左下角的宝塔也有些神秘的东西，就像后面藏着的花朵一样；中央的小和尚已经去过那里，所以没有必要再去右上角了，直接就回到中央宝塔。最后M把河道挖通，连接了整幅作品。下面放了一只大的天鹅和一只小的天鹅，好像一同朝右上角游去。右下角是一个家园形象，前面一条路通向中央。家园里有座房子，一只大猪和两只小猪，两个小孩子。中央河道里有一只小船划向中央。整幅作品中，除了那只老虎朝着右上角的目标，其他的玩具几乎都面向中央（图13—15）。

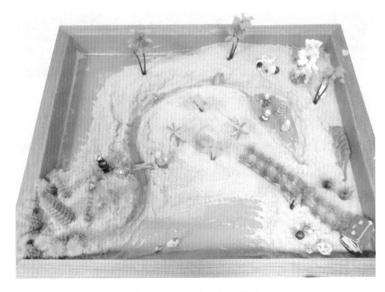

图13—15　第十六次箱庭

第十五次与第十六次箱庭过程中，M 的言语都比较少。

第十七次箱庭

持续了 1 小时，制作时间 55 分钟。这次作品的不断变化让陪伴者应接不暇。M 摸完沙子，然后细致地将沙子抹平，开始创作。这次这个动作给陪伴者印象极深，几乎每一次，M 摸完沙子都必须抹平后开始创作。想起第一次陪伴 M 的时候，M 自己平沙的过程持续了一个多小时。至今，M 依然要在平整沙面上创作。

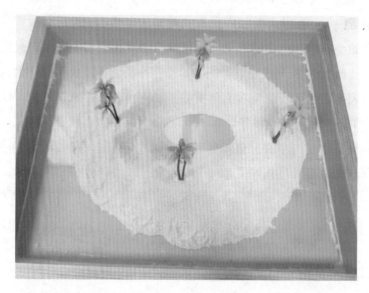

图 13—16　第十七次箱庭

M 找了几只贝壳，把三只连成一条线，放在右上角；中央挖出半圆形的水，把第四个贝壳放在水中，与那三个连成一条线。然后 M 用四个贝壳放在左上角拼在一起充当四朵花瓣，中间有一个圆形贝壳充当花心。M 表述说，自己在这个上面花的时间最长，他非常喜欢这个。随后在左下角挖出一片水，紧接着把左上角贝壳构成的花移到左下角。然后在右下角挖水，一直沟通到右上角、左上角、最后到左下角，围成了一个圈。之前，M 在左下角还制作了六只贝壳构成的五边形，中间有一只贝壳；之后又把这个形状移到中下。挖水时，把它拆除了；左上角也拆除了。然后用这些拆除的贝壳，围绕着中央成一圈。起初这个贝壳构成的圈在周围的水域中，后来移到围绕的沙子上。左下角的花朵一直没有拆。然后 M 拿来了闪亮光滑的宝石，先是用四个围绕着中央的水，对称放着。接着从中央朝左下角用宝石一个接一个铺在沙面上，穿过水域与花朵连起来。陪伴者很惊讶，头脑中浮现一个想法：这明显是一个连着子宫的脐带啊。但是，M 马上就断开了脐带，将其拆除。

之后的制作好像进入高潮一样。M 刚放上几朵向日葵，就立即拆除；放了几棵树，反复调整，又拆除。然后沙箱中的所有玩具几乎全部被拆除拿走，只剩下中央的四棵树。最后，M 反复修饰中央成圆形（图 13－16）。M 说，四棵树感觉很好，其他的太拥挤，所以拆除了。他把这次命名为：水天相接。说周围是天空，而且树木根连着大地，树木的蒸腾作用，水分从根部又蒸发到空气中了。

第十八次箱庭

共持续 55 分钟。M 使用干沙在中央偏左偏下的位置挖了一个半月湖，挖出的沙子在左下角堆成一座山。右上角表现的是家园。一座古旧的房子后面傍着一棵高大的树，树下面一条细细的河流好像从沙箱外面一直到右边中央的小水潭。水潭旁边的一颗光滑的石头上坐着一条美人鱼，水潭边上栽了两棵树。房子的门口站着一对小男孩，一个在读书，一个在拉琴；房子前方一个男人和三个女人围成一圈；房子右边一对老人坐在秋千上；房子上方沙箱边框上有个好像骑着鸭子的小天使，正看着这座家园。房子周围青草遍布，有一条林荫道通向外面的河流。一条细细的河流，从右下角的一个湖通到右上角，然后好像流出沙箱外面，再从右上角回到沙箱。中间有两座桥架在这条细细的河流上。右下角的湖中有一只小天鹅跟在大天鹅旁边，好像一起往上游。这个湖的周围被四棵树环绕着。M 最后在作品左上角放了一个笑着的卡通小孩（图 13－17）。整个作品中的沙子表面处理的非常光滑，偶尔才可看到一些动作的痕迹。

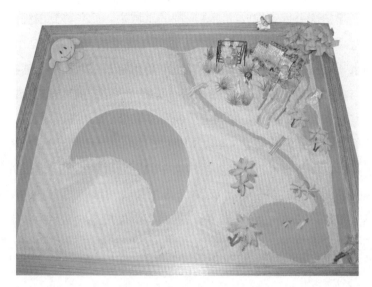

图 13—17　第十八次箱庭

第十九次箱庭

占用了 50 分钟。M 使用了最少的玩具——只有一件，以极度仔细、极度繁复、极度让人迷惑的方式完成了作品。制作的时间并不长，然而 M 动作中的多余和重复让陪伴者再次出现"烦"的感觉。陪伴者觉得显然有更简单有序的安排，为什么一有不合适就要立即处理；为什么一有不平整，就要立即抹平，而且还抹不平；把掉下来的沙子堆上去，又掉下来，这些在陪伴者看来毫无意义，为什么不换种有效地方式完成？难道就不能暂时忍受这稍微的不平整，最后一起处理吗？为什么不能规划好呢？甚至很多动作都显得好像是故意的一样。明明可以一次多拿些沙子过去，几次就可以完成，为什么非得每次用两个手指仅捏一点点沙子，向下撒沙子的时候，陪伴者甚至能数清楚捏起的沙子数量。

这次的主题是：初始。他说，树在中央，就好像刚刚长起（图 13—18）。达到"初始"也许也就实现了一个循环，第十九次之后，M 的箱庭体验就在各种原因下自然结束了。

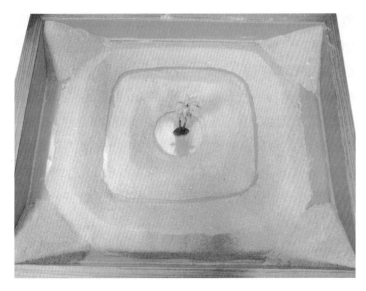

图 13—18 第十九次箱庭

第三节 讨论与思考

陪伴者的介绍不可能完全将 M 的箱庭过程原封不动地呈现给出来，不可避免有个人想象的卷入而多多少少带来歪曲。但是多亏了现代科技，箱庭作品得以客观的保留，并起到了校准的功能。

根据 M 的箱庭过程介绍，读者可能已经沿着很多视角，在头脑中构思出很多想法，去尝试理解这个个案了。在这些众多的想法和理解中，我们总是能发现它们相互补充，也总是发现一些突出的部分或特征得到了共同的注意。

一、单元视角下箱庭作品中的特殊结构

从箱庭的构成上，依照前文有关箱庭的单元确立与理解。我们在整个箱庭的序列背景下、箱庭系统中、箱庭的内容、空间和时间三个单元维度，以关系的视角思考作品。在这一方法论指导下，我们寻找箱庭中的最小结构——单元，而不一定是单一玩具。

按照单元的视角，我们很容易发现 M 系列作品中存在着一个在内容和空间上都一致的单元——暂且称它为"四围一"结构。它表现为周围四个玩具围绕中央的一个玩具（或图像）。它的典型表达是：周围四棵树围绕着中央的蓝底。当然有时候这个单元的表达并非那么完整。回顾整个序列中这个单元，有助于对这一特殊结构的理解。

在初始箱庭中表现为：左上角的四棵树和中央蓝底，右下角的四个小和尚，右下角四棵黄色植物和中央房子，中间的三棵树和蓝底。

第二次箱庭：左下角四只动物和中央人物，中下的四棵植物。

第四次箱庭：中央四棵树和围在里面的单元结构，右上角四只小鸡。

第五次箱庭：中央四朵花围绕蓝底，四个植物围绕蓝底。

第六次箱庭：左上四只小鸡围绕中央花篮，左上四只小鸡围绕，左上两棵树和右下两棵树围绕中央蓝底。

第九次箱庭：中央四个蓝底围绕佛，四棵树围绕中央，周围四个单元围绕中央的整个箱庭结构。

第十次箱庭：右上四只小鸡围绕，松散的四棵树，右上角四只小猪和一只猪妈妈。

第十一次箱庭：四只青蛙围绕中央。

第十二次箱庭：周围四个蓝底围绕中央。

第十三次箱庭：右上角四棵树围绕山塔。

第十四次箱庭：中央四棵树围绕蓝底，四个木块围绕中央。

第十五次箱庭：周围四个花瓣墙围绕中央蓝底房子。

第十六次箱庭：中央典型的四棵树。

第十七次箱庭：整幅作品就是一个四棵树单元。

第十八次箱庭：右下角的四棵树，右上角的四个人物。

第十九次箱庭：四围一单元结构。

如果我们考察"四围一"结构的形式，还能找到更多的变形和松散单元。它从第一次作品就清晰地表现出来，逐步发展，直到在第四次作品中成为核心，最后在第十七次作品中发展到顶峰，然后又在最后一幅作品中以极度抽象的形式表达。可以说"四围一"结构单元是 M 系列箱庭的主题内容，贯穿始终。在某次偶然的交流中，M 谈到他们是四兄弟姐妹。

二、单元确立的意义

除了"四围一"单元，我们还发现了其他单元。如"家园单元"（或者乡村单元），典型表现为乡村的房子、植物、家畜和老人。它体现在第一幅作品左上角，在第五次、第六次、第九次、第十次、第十一次、第十三次、第十四次、第十五次、第十六次。

"山塔单元"，典型表现为山顶上一座宝塔的结构，其变形可表现为山顶上一个观音、一尊佛等，或者沙堆上一个其他玩具等。还有小和尚和宝塔构成的内容单元，也就是考虑这两个内容构成的单元。还有很多内容单元、空间单元，以及内容和空间一致的单元。

由此看来，单元的意义可见一斑。此外，还有一些重复出现的玩具，比如佛、老者、和尚、家畜、树或者植物。在此基础上去探讨它们的变化，进一步放大、探讨它们的象征，能否对作品获得足够的理解呢？我们认为这仍然是很困难的事。因为箱庭表现的是最基本的结构，反映的是制作者最重要的心理，单靠这些单个玩具的考察是不可能获得的，至少是不完全的。

回顾"四围一"单元，它的内容物不断替换，但我们可以认为它的内在内容不变，比如周围四棵树替换为四朵花、四个和尚、四只动物（兽、小鸡）、四颗石头、四个蓝底、四个抽象物，甚至是四个结构完整的单元（根本不是单一玩具）。而中央蓝底替换为房子、和尚、骷髅、佛、花篮、猪、沙堆、圆形抽象物，很多时候也是一个结构完整的单元。那么依靠对这些不同内容的象征探索能否直达这层理解呢？我们对此也持怀疑态度。换句话说，对来访者而言，最需要表达的是这个核心单元结构，而并非构成这个结构的不同元素。虽然不同的来访者都会选择特定的内容来表达单元，但是通过我们的考察，似乎构成单元的这些元素是任意的。当然这种任意性是相对的，它与来访者的心理生活有密切的关系；只是说它相比单元的重要性次之。它们可以相互替代，虽然表面不同，但是却表达着相同的心理内容。而这个心理内容的开采，似乎只能靠单元来完成，很难靠对这些不同元素的象征探讨来实现。

另外，它的空间位置形态也不断变化，我们可认为它是一种拓扑不变量。如，典型的四个均匀分布的点围绕中央圆圈的结构，有时四个点的分布并非均匀分布，甚至是极度变异，都很难发现这个是"四围一"的空间结构；中央的圆圈更是变异纷繁。单元的这个拓扑不变量也不可能靠通过考察玩具的变化、箱庭的动态性等等来发现。

细心地读者除了看到"四围一"单元外，绝对不会错过"母子单元"。虽然它的表现似乎没有四棵树单元那么频繁，但是在第六次作品中，我们发现了一只鸡妈妈和小鸡，之后还有大天鹅和小天鹅，甚至第一幅大龙和小龙；第四幅作品中的大老虎和小老虎，等等。从四棵树中表达的母子关系，我们就决不能错过母子单元。那么透过这几个单元的表达，我们必然对 M 的心理生活有了更丰富的理解。当然，我们绝不否认对单个玩具象征价值的挖掘，通过对单个玩具的表达一样能达到理解，如反复出现的蓝底、动物妈妈的形象、树等母亲元素的表达。但是，如果忽视了单元，就可能使我们忽视一些看似不重要的玩具，如很少有人会这么去思考箱庭作品中经常出现的植物的意义表达，而且，会让我们对来访者的理解有所偏离。

三、单元的变迁与关系

从单元变迁的视角来看，M 整个箱庭序列存在一些特点。

首先，第一幅作品是纲领性的，它表现为整个箱庭序列的浓缩。M 的第一幅箱庭作品中包括的主要单元有：四围一单元、山塔单元、家园单元、小和尚宝塔单元、母子单元。可以说 M 整个箱庭序列的所有单元几乎全部出现在初始箱庭中。但是，如果仅仅从单个玩具的角度考虑，将难以穷尽无数复杂的新鲜玩具。从这个角度来看，初始箱庭就好像一本书的纲要或者简介一样。

其次，两幅箱庭作品间的拓扑放大关系。在序列箱庭中，两个或多个箱庭间时常表现为后一幅或多幅箱庭作品是前一幅作品中某个单元的扩大。如 M 的第一幅作品和第二幅作品的拓扑结构是一致的，只不过河流弯曲了。第二幅作品的内容也表现为第一幅作品的左上角单元一样，就好像第一幅左上角的老者和牛过河到了第二幅的中下，河中的生物扩大了，家园的内容也增多了。同样与第三幅也保持一样的拓扑关系。还比如第九次右上角的家园单元在第十次作品分三个单元来表达。

最后，通过对单元的考察，我们能发现作品之间的很多特殊关系。正如我们发现第一次、第二次、第三次之间存在连续关系，而第四次似乎出现一个跳跃。第四次、第五次之间关系更紧密，第六次似乎既有第二次、第三次的单元，又有第四次、第五次的单元。在之后几次作品里面，也可以看到类似这样的关系。如果我们把第十一次中央蓝底中的两个单元整体移动到右侧蓝底中，其形状刚好填补了右侧蓝底，而移出之后留下的蓝底形状和填补的形状与第十三次的结构却是几乎一样的。

　　总之，将单元的概念引入箱庭作品的理解是非常必要的，也是非常有价值的。我们对其所开采的程度仅仅是冰山一角，希望有更多从事箱庭工作的人能够使用这一概念，并且去探索和发现其更有价值的地方。

（咨询者：高强　督导者：陈顺森）

参考文献

一、中文和中译本文献

［美］霍尔,诺德贝.(1973).荣格心理学入门.冯川译(1987).北京:生活·读书·新知三联书店.

［日］山中康裕.(2004).沙游疗法与表现疗法.邱敏丽,陈美瑛译.台北:心灵工坊文化.

［日］樱井素子,张日昇.(1999).在澳大利亚某重度语言障碍学校进行箱庭疗法的尝试—爱玩砂的8岁男孩的箱庭疗法过程.心理科学,4,350-353.

［瑞士］荣格.(1963).荣格自传.刘国彬,杨德友译.(2005).北京:国际文化出版公司.

［瑞士］荣格.(2011).荣格文集(1-9卷).谢晓健,王永生等译.北京:国际文化出版公司.

［瑞士］荣格.(1964).人及其象征.史济才译(1989).石家庄:河北人民出版社.

［瑞士］荣格.(1997).荣格文集.冯川译.北京:改革出版社.

蔡成后,申荷永.(2005).沙盘游戏模具收集和主题分析.社会心理学,20(2),47-51.

常若松.(1999).人类心灵的神话—荣格的分析心理学.武汉:湖北教育出版社.

陈春玉,陈洁,陈顺森.(2011).箱庭疗法在乙肝病人心理疏导中的应用价值.临床心身疾病杂志,17(2),167-168.

陈顺森,林凌.(2011).团体箱庭疗法缓解大学新生社交焦虑的效果.内蒙古师范大学学报(教育科学版),24(3),81-85.

陈顺森,苏小菊.(2013).一种便携式箱庭设备.中国.专利号:ZL201320103790.7.

陈顺森,苏小菊.(2013).一种箱庭摆放件陈列架的结构.中国.专利号:ZL201320103789.4.

陈顺森,苏小菊.(2013).一种案头箱庭.中国.专利号:ZL201320103807.9.

陈顺森,苏小菊.(2013).一种团体箱庭.中国.专利号:ZL201320102774.6.

陈顺森,徐洁,张日昇.(2006).箱庭疗法缓解初中生考试焦虑的有效性.心理科学,29(5),1186-1189.

陈顺森,张日昇,陈静.(2012).团体箱庭干预大学生学习倦怠的效果.心理与行为研究,10(2),138-142.

陈顺森,张日昇,徐洁.(2006).团体箱庭干预初中生考试焦虑的效果.心理与行为研究,4(4),290-296;中国人民大学复印资料《心理学》全文转载,2007,4,79-84.

陈顺森,张日昇.(2005).儿童原型理论与箱庭疗法.信阳师范学院学报(哲学社会科学版),25(6),23-26.

陈顺森,张日昇.(2006).初中考试焦虑学生箱庭作品特征.漳州师范学院学报(自然科学版),19(3),117-121.

陈顺森,张日昇.(2007).箱庭疗法在聋生心理咨询中的应用价值.中国特殊教育,1,26-29.

陈顺森.(2010).箱庭疗法治疗自闭症的原理和操作.中国特殊教育,3,42-47.

陈顺森.(2005).箱庭治疗者的角色和态度.漳州师范学院学报(自然科学版),18(4),116-120.

陈顺森.(2006).箱庭疗法在学校心理咨询中的应用.漳州师范学院学报(哲学社会科学版),20(3),143-146.

陈顺森.(2006).自杀未遂高三女生箱庭疗法.临床心身疾病杂志,12(6),434-437.

陈曦,张积家.(2003).论系统科学对现代心理学研究的影响.青海师范大学学报(哲学社会科学版),6,73-77.

冯川.(2006).荣格的精神——一个英雄与圣人的神话.海口:海南出版社

高岚，申荷永．(2011)．沙盘游戏疗法．北京：中国人民大学出版社．

高强，陈顺森．(2012)．单元在理解箱庭中的意义．牡丹江师范学院学报（哲学社会科学版），2，107－111．

黄冬梅．(2007)．系统科学对科学心理学研究的意义．吉林师范大学学报（人文社会科学版），1，31－35．

黄欣欣．(2012)．30例儿童初始箱庭基本特征年龄差异研究．淮海工学院（人文社科版），10(5)，46－48．

姜丹．(2010)．张日昇：一沙，一箱，一世界．中华英才，21，86－88．

江光荣．(2009)．心理咨询的理论与实务．北京：高等教育出版社．

李元，陈顺森．(2013)．母性特质在箱庭疗法中的体现及应用．漳州师范学院学报（哲学社会科学版），27(4)，129－133．

林惠彬，陈顺森，刘茂锋．(2010)．箱庭疗法干预女大学生睡眠障碍的效果．漳州师范学院学报（自然科学版），23(1)，175－180．

林雅芳，张日昇，金文亨，王雪婷．(2011)．箱庭疗法治疗中度抑郁大学生的过程和效果．中国临床心理学杂志，19(3)，404－406．

龙细连，陈顺森．(2011)．阿德勒学派视角下的箱庭疗法．漳州师范学院学报（哲学社会科学版），25(4)，122－127．

潘孝富．(1997)．系统科学与心理学哲学方法论．郴州师专学报（综合版），3，19－21．

申荷永，高岚．(2004)．沙盘游戏：理论与实践．广州：广东高等教育出版社．

孙菲菲，张日昇，徐洁．(2008)．对一名受虐男孩的箱庭治疗．心理与行为研究，6(1)：17－22．

王鹏，潘光花，高峰强．(2009)．经验的完形：格式塔心理学．山东：山东教育出版社．

韦淑亭，陈顺森．(2012)．箱庭疗法与意象对话技术比较研究．漳州师范学院学报（哲学社会科学版），26(4)，137－142

徐光兴．(2001)．临床心理学：心理健康与援助的学问．上海：上海教育出版社．

徐洁，张日昇，张雯．(2008)．ADHD儿童的箱庭治疗过程及效果．中国临床心理学杂志，16(4)，440—442.

徐洁，张日昇．(2007)．箱庭疗法应用于家庭治疗的理论背景与临床实践．心理科学，30(1)，151—154.

徐洁，陈顺森，张日昇，张雯．(2011)．复杂哀伤丧亲女孩的箱庭疗法个案研究．心理与行为研究，9(2)，109—114.

徐洁，张日昇．(2011)．箱庭疗法应用于儿童哀伤咨询的临床实践和理论．中国临床心理学杂志，19(3)，419—421.

徐洁，张日昇．(2008)．11 岁选择性缄默症女孩的箱庭治疗个案研究．心理科学．31(1)，126—132.

荀国旗，冉隆锋．(2006)．无序到有序—从耗散结构理论看人的发展．和田师范专科学校学报(汉文综合版)，26(4)，204—205.

杨韶刚．(2002)．精神追求—神秘的荣格．哈尔滨:黑龙江人民出版社．

臧娜．(2010)．从阿德勒的个体心理学谈成人高校学生的教育．湖北大学成人教育学院学报，28(5):9—11.

张日昇，陈顺森，寇延．(2003)．大学生孤独人群箱庭作品特征研究．心理科学，26(6)，1082—1085.

张日昇，杜玉春．(2009)．攻击性青少年的箱庭作品特征与箱庭治疗研究．心理科学，32(1)，213—216.

张日昇，寇延．(2005)．幼儿箱庭基本特征的初步研究．心理科学，28(4)，788—791.

张日昇，寇延．(2007)．儿童箱庭作品的基础研究．心理科学，30(3)，661—665.

张日昇，刘蒙，林雅芳．(2009)．箱庭疗法在灾后心理援助与辅导中的应用．心理科学，32(4)，881—885.

张日昇．(1998)．箱庭疗法．心理科学，21(6)，544—547.

张日昇．(2005)．箱庭疗法在心理临床中的应用与发展．心理发展与教育，21(增刊)，45—52.

张日昇．(2006)．箱庭疗法．北京:人民教育出版社．

张日昇．(2009)．咨询心理学(第二版)．北京:人民教育出版社．

张日昇．（2012）．箱庭疗法在心理临床中的应用．武警医学，23（7），553—556.

张雯，刘亚茵，张日昇．（2010）．团体箱庭疗法对人际交往不良大学生的治疗过程与效果研究．中国临床心理学，18(2)，264—268.

张雯，张日昇，姜智玲．（2011）．强迫症状大学生的箱庭作品特征研究．中国临床心理学杂志，19（4），553—557.

张雯，张日昇，孙凌．（2010）．近十年来箱庭疗法在中国的研究新进展．心理科学，33(2)，390—392.

张雯，张日昇，徐洁．（2009）．强迫思维女大学生的箱庭疗法个案研究．心理科学，32(4)，886—890.

赵守盈，刘旭华．（2003）．从耗散结构理论看心理失调与调适．系统辩证学学报，11(3)，83—87.

郑日昌，江光荣，伍新春．（2006）．当代心理咨询与治疗体系．北京：高等教育出版社．

周念丽，方俊明．（2012）．运用沙箱游戏区分自闭症谱系障碍儿童功能的可行性探索．心理科学，35（6），1507—1512.

朱建军．（2001）．我是谁：心理咨询与意象对话技术．北京：中国城市出版社．

二、英文文献

Allan，J. & Berry，P. (1987). Sandplay. *Elementary school guidance and counseling*，21，300—306.

Amatruda，K.，& Helm Simpson，P.（1997）．*Sandplay：The sacred healing a guide to symbolic process*（1st ed.）. Taos：Sand Dance Press.

American Psychiatric Association.（2000）．*Diagnostic and statistical manual of mental disorders*（DSM-IV-TR）. American Psychiatric Publishing.

Ammann，R.（1991）．*Healing and transformation in sandplay：creative processes become visible*. Chicago：Open Court Publishing Company.

Axline，V.（1947）．*Play therapy：The inner dynamics of childhood*. Cambridge，MA：Houghton Mifflin Company.

Badenoch B (2008) Being a brain-wise therapist a practical guide to inter-personal neurobiology. WW Norton and Company New York.

Bainum, C. R. ,Schneider, M. F. , & Stone, M. H. (2006). An Adlerian model for sandtray therapy. *The Journal of Individual Psychology*, 62(1), 36—46.

Betman, B. G. (2004). To see the world in a tray of sand: Using sandplay therapy with deaf children. *Odyssey*,5 (2), 16—20.

Boik, B. L. & Goodwin, E. A. (2001). *Sandplay therapy: A step-by-step manual for psycho-therapists of diverse orientations*.New York:Norton.

Bowyer, R. (1970). *The Lowenfeld world technique*.London: Pergammon Press.

Bradway, K. (1981). *Sandplay studies: Origins, theory and practice*. San Francisco: C. G. Jung Institute.

Bradway, K. (2001). Symbol dictionary: Symbolic meanings of sandplay therapy. *Journal of Sandplay Therapy*, 10(1), 9—110.

Bradway, K. & McCoard, B. (1997). *Sandplay: Silent workshop of the psyche*. New York: Routledge Sigo Press.

Bradway, K. , Chambers, L. , & Chiaia, M. E. (2005). *Sandplay in three voices: images, relationships, the numinous*. New York : Routledge

Cameron,S. (2003). Recognizing the appearance of the Self in sandplay therapy. *Journal of Sandplay Therapy*, 12(1), 133—141.

Carmichael, K. D. (1994). Sand play as an elementary school strategy. *Elementary School Guidance and Counseling*, 28, 302—307.

Chen, S. & Zhang, R. (2009). Expression and construction: the effective mechanism of sandplay therapy. *Archives of Sandplay Therapy*, 22(1), 75—82.

Cockle, S. (1993). Sandplay: A comparative study. *International Journal of Play Therapy*, 2(2),1—17.

Cunningham, L. (1997). Sandplay therapy. *Journal of Sandplay Therapy*, 6, 23—24.

Cunningham, L. (1997). The therapist's use of self in sandplay: Participation mystique and projective identification. *Journal of Sandplay Therapy*, 5(1), 121—135.

Dale, M. A. , & Lyddon, W. J. (2000). Sandplay: A constructivist strategy for assessment and change. *Journal of Constructivist Psychology*, 13, 135—154.

Dale, M. , & Wagner, W. (2003). Sandplay: An investigation into a child's meaning system via the self-confrontation method for children. *Journal of Constructivist Psychology*, 16, 17—36.

Darr, K. (1994). *Client centered play therapy: An investigation of the therapeutic relationship*. Unpublished doctoral dissertation, Drake University.

De Domenico, G. S. (1999). The legacy of Margaret Lowenfeld: The Lowenfeldworld technique and Lowenfeld sandplay. *Sandtray Network Journal.* 3(4).

De Domenico, G. S. (1995). *Sandtray-worldplay: A comprehensive guide to the use of the sandtray in psychotherapeutic and transformational settings*. Oakland, CA: Vision Quest Into Reality.

De Domenico, G. S. (2002). Sandtray-WorldplayTM: A psychotherapeutic and transformational sandplay technique for individuals, couples, families and groups. *Sandtray Network Journal*, 6(1).

Dean, L. E. (2003). Doing nothing-One more approach to sandplay therapy. *http://www. sandplay. org/doing_nothing. htm*/2003—07—25

Dillard, A. (1999). For the time being . New York: Alfred A. Knoph.

Dinkmeyer, D. & Sperry, L. (2000). *Counseling and psychotherapy: An integrated, Individual Psychology approach* (3rd ed.). Upper Saddle River, NJ: Prentice-Hall.

Draper, K. , Ritter, K. B. , & Willingham, E. U. (2003). Sand tray group counseling with adolescents. *Journal for Specialists in Group Work*, 28 (3), 244—260.

Dunn-fierstein, P. (1996). *Sand, psyche and symbol: an introduction to sandplay therapy*, *workshop*. Sarasota, FL.

Earle, R. H. , Earle, M. R. , & Osborn, K. (1995). *Sex addiction*: *Case studies and management*. New York: Brunner/Mazel.

Eliade, M. (1996). *Patterns in comparative religions*. Lincoln, NE: University of Nebraska Press. (Original work published 1958)

Enns, C. Z. & Kasai, M. (2003). Hakoniwa: Japanese sandplay therapy, *The Counseling Psychologist*, 31(1), 93—112.

Flahive, M. W. (2005). *Group sandtray therapy at school with preadolescents identified with behavioral difficulties*. Unpublished doctoral dissertation, University of North Texas.

Fontana, D. (1994). *The secret language of dreams*: *A visual key to dreams and their meanings* (1st ed.). Chronicle Books: San Francisco.

Gil, E. (1991). *The healing power of play*: *Working with abused children*. New York: Guilford Press.

Grubbs, G. (1997). *The sandtray categorical checklist* (SCC) *for sandtray assessment*. Saratoga, CA: Self published.

Homeyer, L. E. , & Sweeney, D. S. (2011). *Sandtray*: *A practical manual*. New York: Routledge, Taylor & Francis Group.

Hunter, L. (1998). *Images of resiliency*: *Troubled children create healing stories in the language of sandplay* (1st ed.). Palm Beach: Behavioral Communications Institute.

Jacobi, J. (1959). *Complex, archetype, symbol in the psychology of C. G. Jung*. Princeton University Press.

Johnston, S. S. M. (1997). The use of art and play therapy with victims of sexual abuse: A review of literature. *Family Therapy*, 24 (2), 101—113.

Jonas, L. (1994). *Client-centered play therapy*: *A case study*. Unpublished doctoral dissertation, The Chicago School of Professional Psychology.

Kalff, D. M. (1991). Introduction to sandplay therapy. *Journal of Sand-*

449

play Therapy, 1 (1), 1—4.

Kalff, D. M. (2003 /1980). *Sandplay: A psychotherapeutic approach to the psyche*. Cloverdale, CA: Temenos Press.

Kalff, M. (2007). Twenty points to be considered in the interpretation of a sandplay. *Journal of Sandplay Therapy*, 16(2), 17—35.

Kamp,L. N. J. & Kessler, E. S. (1970) . The world test : Developmental aspects of a play technique. Journal of Child Psychology and Psychiatry,11(2), 81—108.

Kenneth, G. M. & Owen, J. J. (2008). Using sandtray in Adierian-based clinical supervision: An initial empirical analysis. *The Journal of Individual Psychology*, 64 (1), 96—112.

Kestly, T. (2001) . Group sandplay in elementary schools. In: A. A. Drewes, L. J. Carey, & C. E. Schaefer (Eds.), *School-based play therapy* (pp. 329—349). New York: John Wiley & Sons.

Khan, L. I. H. (1993) . *Sand play: Meaning, method, and metaphor*. Unpublished doctoral dissertation, Saybrook Institute.

Kottman, T. (2003). *Partners in play: An Adlerian approach to play therapy* (2nd ed.). Alexandria, VA: American Counseling Association.

Landreth, G. L. (1993). Child-centered play therapy. *Elementary School Guidance & Counseling*, 28, 17—29.

Landreth, G. L. , Homeyer, L. E. , Glover, G. , & Sweeney, D. S. (1996). *Play therapy interventions with children's problems*. Northvale, NJ: Jason Aronson Inc.

Landreth, G. , Baggerly, J. , & Tyndall-Lind, A. (1999) . Beyond adapting adult counseling skills for use with children: The paradigm shift to child-centered play therapy. *The Journal of Individual Psychology*, 55 (3), 272—287.

Landreth, G. L. (1991). *Play therapy: The art of the relationship*. Muncie, In: Accelerated Development Inc.

Lowenfeld, M. (1939). The world pictures of children: A method of recording and studying them. *British Journal of Medical Psychology*, 18, 65—101.

Lowenfeld, M. (1950). The nature and use of the Lowenfeld world technique in work with children and adults. *Journal of Psychology*, 30, 325—331.

Lowenfeld, M. (1993). *Understanding children's sandplay: Lowenfeld's world technique*. Great Britain: Antony Rowe Ltd.

Lu, L., Petersen, F., Lacroix, & L. Rousseau, C. (2010). Stimulating creative play in children with autism through sandplay. *The Arts in Psychotherapy*, 37, 56—64.

Mahoney, M. J. (1991). *Human change processes*. New York: Basic Books.

Mathis, C. R. (2001). *The story of a sexually abused child's sandplay: A single case study*. Unpublished Dissertation, Virginia Polytechnic Institute and State University

Meichenbaum, D. (1995). Changing conceptions of cognitive behavior modification: Retrospect and prospect. In: M. J. Mahoney (Ed.), *Cognitive and constructive psychotherapies* (pp. 20—26). New York: Springer.

Miller, C. & Boe, J. (1990). Tears into diamonds: Transformation of child psychic trauma through sandplay and storytelling. *The Arts in Psychotherapy*, 17, 247—257.

Mitchell, R. R., & Friedman, H. S. (1994). *Sandplay: Past, present and future*. New York: Routledge.

Neimeyer, R. A. (1993). An appraisal of constructivist psychotherapies. *Journal of Consulting and Clinical Psychology*, 61, 221—234.

Neimeyer, R. A. (1995). Constructivist psychotherapies: Features, foundations, and future directions. In: R. A. Neimeyer & M. J. Mahoney (Eds.), *Constructivism in psychotherapy* (pp. 11—38). Washington, DC: American Psychological Association.

Neumann, E. (1973). *The child: Structure and dynamics of the nascent personality* (R. Manheim, Trans.). New York: Harper & Row.

Newson, J. & Newson, E. (2000). Six books that influenced our professional development. *Clinical Child Psychology and Psychiatry*,5(2), 284—290.

O'Brien, P. & Burnett, P. (2000). Counseling children using a multiple intelligences framework. *British Journal of Guidance & Counseling*, 28(3), 353—371

Okada, Y. (1972). Studies on the sand play technique: A study on the area of the sand play picture. *Kyoto University Research Studies in Education*, 18, 231—244.

Pearson, M. & Nolan, P. (1995). *Emotional release for children: Repairing the past-preparing the future*. Melbourne: Australian Council for Educational Research.

Pearson, M. & Wilson, H. (2001). *Sandplay & symbol work: emotional healing & personal development with children, adolescents and adults*. Melbourne, Vic.: Australian Council for Educational Research Ltd.

Russo, M. F., Vernam, J., & Wolbert, A. (2006). Sandplay and storytelling: social constructivism and cognitive development in child counseling. *Arts In Psychotherapy*, 33(3), 229—237

Ryce-Menuhin, J. (1992). *Jungian sandplay: The wonderful therapy*. London & New York: Routledge Press.

Samuels, A. (1985). *Jung and the post-Jungians*. Boston: Routledge and Kegan Paul.

Samuels, A., Shorter, B., Plaut, F. (1986). *A critical dictionary of Jungian analysis*. New York: Routledge and Kegan Paul.

Schornstein, H., & Derr, J. (1978). The many applications of kinetic family drawing in child abuse. *British Joural of Projective Psycology & Personality Study*, 23(1): 33—35.

Siegelman, E. Y. (1990). Metaphor and meaning in psychotherapy. New York, London: Guilford Press.

Shaia, A. (2001). Sandplay's unitive view. *Journal of Sandplay Therapy*, 10(2), 83—99.

Shuell, M. (1996). *The theory of sandplay in practice: The correspondence of Sandplay therapists' thinking to the written theory of Sandplay*. Unpublished Dissertation, California School of Professional Psychology at Alameda.

Smith, M. K. (2005). Carl Rogers, core conditions, and education. *http://www.infed.org/thinkers/et-rogers.htm / 2006—06—15*.

Steinhardt, L. (1997). Beyond blue: the implications of blue as the color of the inner surface of the sandtray in sandplay. *The Arts in Psychotherapy*, 24(5), 455—469.

Steinhardt, L. (2000). *Foundation and form in Jungian sandplay*. Jessica Kingsley Publisher Ltd.

Stewart, L. H. (1982). Sandplay and Jungian analysis. In: Stein, M. (Ed.), *Jungian analysis*. La Salle, IL: Open Court Publishing.

Stewart, L. H. (1990). Play and sandplay. In: S. Stermback (Ed.), *Sandplay studies: Origins, theory, and practice* (pp. 21—38). Boston, MA: Sigo.

Sweeney, D. S. (1997). Counseling children through the world of play. Wheaton, IL: Tyndale House Publishers, Inc.

Sweeney, D. S. (2003). Group play therapy. In: C. E. Schaefer (Ed.), *Foundations of play therapy* (pp. 219—242). Hoboken, NJ: John Wiley & Sons.

Sweeney, D. S., Minnix, G. M., & Homeyer, L. L. (2003). Using sandtray therapy in lifestyle analysis. *The Journal of Individual Psychology*, 59(4): 376—387.

Synder, B. A. (1997). Expressive art therapy techniques: Healing the soul through creativity. *Journal of Humanistic Education and Development*, 36, 74—82.

Turner, B. A. (2005). *The handbook of sandplay therapy*. California:

Cloverdale CA: Temenos Press.

Vinturella, L. & James, R. (1987). Sandplay: Atherapeutic medium with children. *Elementary School Guidance and Counselling*, 21 (3), 229—238.

Weinrib, E. L. (1983). *Images of the self: The sandplay therapy process*. Boston: Sigo Press.

Whitmont, E. (1991). *The symbolic quest* (rev. ed.). New York: C. G. Jung Foundation for Analytical Psychology.

Winter, R. (1999). Sandplay and ego development. *Journal of Sandplay Therapy*, 8(1): 91—105.

Zhang, W., Zhang, R., Haslam, D., & Jiang, Z. (2011). The effects of restricted group sandplay therapy on interpersonal issues of college students in China. *The Arts in Psychotherapy*, 38(4), 281—289.

Zhang, R. & Kou, Y. (2005). Sandplay therapy with an autistic boy. *Archives of Sandplay Therapy*, 18, 71—88.

后 记

感恩于上苍让我有幸结识箱庭，从此生活得如此美妙多彩。

有幸能与张日昇教授结下如此深厚的师生缘。刚接触箱庭时，满心怀疑：就这么摸沙摆玩具，能解决心理问题？然而，箱庭的神秘性渐成一股感召力，越是怀疑，就越想去试试。在张老师的鼓励下，我体验了一次箱庭，并从此一发不可收拾。我才发现，如此简便地在沙箱里摆上几件玩具，居然直观地将内心世界展示出来！在张老师的支持下，箱庭逐渐成为我的事业，十余年来执着坚定如初。

箱庭疗法与文学艺术息息相通，都是通达心灵的一条捷径。"化手中方寸天地，为心上万亩良田。"箱庭与中国的园林、盆景、篆刻、书法、绘画、文学艺术形式一样，创作主体或欣赏主体在方寸之中表达情感体验、人生关怀、审美意趣，并通过审美创造建构自己的心灵。箱庭有如无字的诗、立体的画、浓缩的景、有形的歌、静态的舞、无声的剧，由此可观照绮丽的心灵花园。箱庭本质上是一种游戏，如同儿时过家家一样轻松自在，顺其自然，生生不息，此中自有天然味。

当前，箱庭疗法已在中国大陆快速推广应用，张老师的巨著已有专章述及如何陪伴来访者创作箱庭、欣赏来访者的箱庭作品、倾听来访者的箱庭故事。拙著延续张老师的主张，并在此基础上，力求更细致地提醒箱庭过程所需要注意的事项。虽不能一一而足，但已然过于唠叨。

如何解读箱庭作品，并由此读懂人心，几乎所有初学箱庭疗法的人都有这一念想。但这只能是一种妄想。张老师所强调的"不解释、不分析、不判断"是非常英明的主张。河合隼雄也曾告诫人们，人心是最不可能被读懂的，真正的大专家是不去做这些事的。然而，正如面谈咨询一样，共感理解是心理咨询目标达成所不可或缺的，因此，理解来访者箱庭世界中所表达的情感、所建构的心灵世界，就具有了极其重要的意义。为此，拙著力图提出一个简明的关注点体系，从系统的视野将箱庭放在整个序列中来理解箱庭单元的确立与变迁、观照阶段特征和治愈象。虽然，这是一个宏伟的计划，近乎妄想，但我还是尽己所能，疏漏也必不可免。

当拙著即将付梓之际，心里满是感恩与幸福。有太多人的关怀、培养、扶持、陪伴和信任，值得我去感激。

首先感恩我的硕士导师张日昇教授。因有了张老师的引领，我走入了箱庭疗法的万亩心田，播种、成长、收获、珍藏，终于有了自己事业的原点。感谢张老师拨冗为拙著作序，并提出了非常宝贵的意见。能延续张老师的箱庭思想，是弟子的荣耀。

2009年我有幸师事天津师范大学白学军教授。三年博士生涯，得到了白老师的悉心指导和无微不至的关怀。同时，得到了资深教授沈德立先生（已故）的厚爱。想到沈先生，就想起他令人幸福和安宁的笑容。

走进心理学神圣的殿堂，缘于我的老师、闽南师范大学文学院院长黄金明教授在火车上一夜的点拨。在我一片迷茫时，是黄老师的指引使我转向了心理学，才有了后来的箱庭事业。也因有了他的陪伴、勉励和关怀，我才能挺过人生的多个沟沟坎坎。

感谢一直关心、爱护和支持我的老师黄清河先生、郑镛先生、戴琦老师等良师益友。能够在箱庭世界中欢歌笑语，得益于闽南师范大学为我提供的宽松环境和优越条件。感谢学校领导、各部门对我从事箱庭疗法教学科研的鼎力支持，尤其要感谢教育科学与技术系主任张灵聪教授的悉心关怀，为箱庭疗法学研工作营造了一个温馨、自由与受保护的空间。

本书的形成，是我的学生极力推动的结果。我的研究生们参与了本书的校对工作，高强、叶家涛还各自提供了一个案例。他们展示了一代青年学子的热情和真知灼见，与他们在一起，教学相长，很快乐。

书中参阅了国内外大量的文献资料。在获得同意情况下，匿名使用了我的来访者、体验者的箱庭作品图片，丰富了本书的内容，增强了可读性，同时也让我们得以身临其境地见证他们的心灵成长。在此一并致以诚挚的谢意。

后记

  本书得以面世，河北大学出版社翟永兴编辑为此付出了许多辛苦的劳动。正是他的严谨细致工作，使本书避免了若干疏漏，在此谨表谢意。

  感谢闽南师范大学学术专著出版基金对本书出版提供的资助。

  在漫长的求学路中，父母妻儿一直是我最坚实的后盾和前进的不竭动力。有了家人的支持和爱护，我才能在箱庭世界如此执着坚定。

陈顺森　于漳州蝴蝶山下

2013 年 12 月 24 日